国家卫生健康委员会"十三五"规划教材

全国高等职业教育教材

供护理、助产专业用

# 儿童护理学

## 第3版

主　编　许　玲

编　者（以姓氏笔画为序）

王小许（皖西卫生职业学院）（兼秘书）

兰　萌（天津医学高等专科学校）

刘　迎（大庆医学高等专科学校）

许　玲（皖西卫生职业学院）

李　琦（苏州卫生职业技术学院）

张春慧（郑州大学护理学院）

陈晓红（皖西卫生职业学院附属医院）

谢玲莉（长沙卫生职业学院）

人民卫生出版社

**图书在版编目（CIP）数据**

儿童护理学 / 许玲主编 . —3 版 . —北京：人民
卫生出版社，2018
ISBN 978-7-117-27187-5

Ⅰ. ①儿⋯　Ⅱ. ①许⋯　Ⅲ. ①儿科学 – 护理学 – 高等
职业教育 – 教材　Ⅳ. ①R473.72

中国版本图书馆 CIP 数据核字（2018）第 296714 号

| | | |
|---|---|---|
| **人卫智网** | **www.ipmph.com** | 医学教育、学术、考试、健康，购书智慧智能综合服务平台 |
| **人卫官网** | **www.pmph.com** | 人卫官方资讯发布平台 |

**儿童护理学**
**第 3 版**

主　　编：许　玲
出版发行：人民卫生出版社（中继线 010-59780011）
地　　址：北京市朝阳区潘家园南里 19 号
邮　　编：100021
E - mail：pmph @ pmph.com
购书热线：010-59787592　010-59787584　010-65264830
印　　刷：保定市中画美凯印刷有限公司
经　　销：新华书店
开　　本：850×1168　1/16　印张：14　插页：8
字　　数：443 千字
版　　次：2005 年 9 月第 1 版　　2019 年 2 月第 3 版
　　　　　2024 年 1 月第 3 版第 10 次印刷（总第 23 次印刷）
标准书号：ISBN 978-7-117-27187-5
定　　价：45.00 元
打击盗版举报电话：010-59787491　E-mail：WQ @ pmph.com
（凡属印装质量问题请与本社市场营销中心联系退换）

# 修订说明

　　高等职业教育三年制护理、助产专业全国规划教材源于原国家教育委员会"面向21世纪高等教育教学内容和课程体系改革"项目子课题研究，是由原卫生部教材办公室依据课题研究成果规划并组织全国高等医药院校专家编写的"面向21世纪课程教材"。本套教材是我国高等职业教育护理类专业第一套规划教材，第一轮于1999年出版，2005年和2012年分别启动第二轮和第三轮修订工作。其中《妇产科护理学》等核心课程教材列选"普通高等教育'十五''十一五'国家级规划教材"和"'十二五''十三五''十四五'职业教育国家规划教材"，为我国护理、助产专业人才培养做出卓越的贡献！

　　根据教育部和国家卫生健康委员会关于新时代职业教育和护理服务业人才培养相关文件精神要求，在全国卫生职业教育教学指导委员会指导下，组建了新一届教材建设评审委员会启动第四轮修订工作。新一轮修订以习近平新时代中国特色社会主义思想为指引，全面落实党的二十大精神进教材相关要求，坚持立德树人，对接新时代健康中国建设对护理、助产专业人才培养需求。

　　本轮修订的重点：

　　1. **秉承三基五性**　对医学生而言，院校学习阶段的学习是一个打基础的过程。本轮教材修订工作秉承人民卫生出版社国家规划教材建设"三基五性"优良传统，在基本知识、基本理论、基本技能三个方面进一步强化夯实医学生基础。整套教材从顶层设计到选材用材均强调思想性、科学性、先进性、启发性、适用性。在思想性方面尤其突出新时代育人导向，各教材全面融入社会主义核心价值观，体现"敬佑生命、救死扶伤、甘于奉献、大爱无疆"的卫生与健康工作者精神，将政治素养和医德医技培养贯穿修订、编写及教材使用全过程。

　　2. **强化医教协同**　本套教材评审委员会和编写团队进一步增加了临床一线护理专家，更加注重吸收护理业发展的新知识、新技术、新方法以及产教融合新成果。评委会在全国卫生职业教育教学指导委员会指导下，在加强顶层设计的同时注重指导各修订教材对接最新专业教学标准、职业标准和岗位规范要求，更新包括疾病临床治疗、慢病管理、社区护理、中医护理、母婴护理、老年护理、长期照护、康复促进、安宁疗护以及助产等在内的护士执业资格考试所要求的全部内容，力求使院校教育、毕业后教育和继续教育在内容上相互衔接，凸显本套教材的协同性、权威性和实用性。

　　3. **注重人文实践**　护理工作的服务对象是人，护理学本质上是一门人学，而且是一门实践性很强的科学。第四轮修订坚持以学生为本，以人的健康为中心，注重人文实践。各教材围绕护理、助产专业人才培养目标，将知识、技能与情感、态度、价值观的培养有机结合，引导学生将教材中学到的理论、方法去观察病情、发现问题、解决问题，在加深学生对理论的认知、理解和增强解决未来临床实际问题的能力的同时，更加注重启发学生从心灵深处自悟、陶冶灵魂，从根本上领悟做人之道。

　　4. **体现融合创新**　当前以信息技术、人工智能和新材料等为代表的新一轮科技革命迅猛发展，包括护理学在内的多个学科呈深度交叉融合。本套教材的修订与时俱进，主动适应大数据、云计算和移动通讯等新技术新手段新方法在卫生健康和职业教育领域的广泛应用，体现卫生健康及职业教育与新技术的融合成果，创新教材呈献形式。除传统的纸质教材外，本套教材融合了数字资源，所选素材主题鲜明、内容实用、形式活泼,拉近学生与理论课和临床实践的距离。通过扫描教材随文二维码,线上与线下的联动,激发学生学习兴趣和求知欲,增强教材的育人育才效果。

全套教材包括主教材、配套教材及数字融合资源,分职业基础模块、职业技能模块、人文社科模块、能力拓展模块、临床实践模块 5 个模块,共 47 种教材,其中修订 39 种,新编 8 种,供护理、助产 2 个专业选用。

# 教 材 目 录

| 序号 | 教材名称 | 版次 | 所供专业 | 配套教材 |
|---|---|---|---|---|
| 1 | 人体形态与结构 | 第 2 版 | 护理、助产 | √ |
| 2 | 生物化学 | 第 2 版 | 护理、助产 | √ |
| 3 | 生理学 | 第 2 版 | 护理、助产 | √ |
| 4 | 病原生物与免疫学 | 第 4 版 | 护理、助产 | √ |
| 5 | 病理学与病理生理学 | 第 4 版 | 护理、助产 | √ |
| 6 | 正常人体结构 | 第 4 版 | 护理、助产 | √ |
| 7 | 正常人体功能 | 第 4 版 | 护理、助产 | |
| 8 | 疾病学基础 | 第 2 版 | 护理、助产 | |
| 9 | 护用药理学 | 第 4 版 | 护理、助产 | √ |
| 10 | 护理学导论 | 第 4 版 | 护理、助产 | |
| 11 | 健康评估 | 第 4 版 | 护理、助产 | √ |
| 12 | 基础护理学 | 第 4 版 | 护理、助产 | √ |
| 13 | 内科护理学 | 第 4 版 | 护理、助产 | √ |
| 14 | 外科护理学 | 第 4 版 | 护理、助产 | √ |
| 15 | 儿科护理学 | 第 4 版 | 护理、助产 | √ |
| 16 | 妇产科护理学 | 第 4 版 | 护理 | |
| 17 | 眼耳鼻咽喉口腔科护理学 | 第 4 版 | 护理、助产 | √ |
| 18 | 母婴护理学 | 第 3 版 | 护理 | |
| 19 | 儿童护理学 | 第 3 版 | 护理 | |
| 20 | 成人护理学（上册） | 第 3 版 | 护理 | |
| 21 | 成人护理学（下册） | 第 3 版 | 护理 | |
| 22 | 老年护理学 | 第 4 版 | 护理、助产 | |
| 23 | 中医护理学 | 第 4 版 | 护理、助产 | √ |
| 24 | 营养与膳食 | 第 4 版 | 护理、助产 | |
| 25 | 社区护理学 | 第 4 版 | 护理、助产 | |
| 26 | 康复护理学基础 | 第 2 版 | 护理、助产 | |
| 27 | 精神科护理学 | 第 4 版 | 护理、助产 | |
| 28 | 急危重症护理学 | 第 4 版 | 护理、助产 | |

续表

| 序号 | 教材名称 | 版次 | 所供专业 | 配套教材 |
|---|---|---|---|---|
| 29 | 妇科护理学 | 第 2 版 | 助产 | √ |
| 30 | 助产学 | 第 2 版 | 助产 | |
| 31 | 优生优育与母婴保健 | 第 2 版 | 助产 | |
| 32 | 护理心理学基础 | 第 3 版 | 护理、助产 | |
| 33 | 护理伦理与法律法规 | 第 2 版 | 护理、助产 | |
| 34 | 护理礼仪与人际沟通 | 第 2 版 | 护理、助产 | |
| 35 | 护理管理学基础 | 第 2 版 | 护理、助产 | |
| 36 | 护理研究基础 | 第 2 版 | 护理、助产 | |
| 37 | 传染病护理 | 第 2 版 | 护理、助产 | √ |
| 38 | 护理综合实训 | 第 2 版 | 护理、助产 | |
| 39 | 助产综合实训 | 第 2 版 | 助产 | |
| 40 | 急救护理学 | 第 1 版 | 护理、助产 | |
| 41 | 预防医学概论 | 第 1 版 | 护理、助产 | |
| 42 | 护理美学基础 | 第 1 版 | 护理 | |
| 43 | 数理基础 | 第 1 版 | 助产、护理 | |
| 44 | 化学基础 | 第 1 版 | 助产、护理 | |
| 45 | 信息技术与文献检索 | 第 1 版 | 助产、护理 | |
| 46 | 职业规划与就业指导 | 第 1 版 | 助产、护理 | |
| 47 | 老年健康照护与促进 | 第 1 版 | 护理、助产 | |

7

# 数字内容编者名单

主　编　许　玲

编　者（以姓氏笔画为序）

王小许（皖西卫生职业学院）（兼秘书）

兰　萌（天津医学高等专科学校）

刘　迎（大庆医学高等专科学校）

许　玲（皖西卫生职业学院）

李　琦（苏州卫生职业技术学院）

张春慧（郑州大学护理学院）

陈晓红（皖西卫生职业学院附属医院）

谢玲莉（长沙卫生职业学院）

# 主编简介与寄语

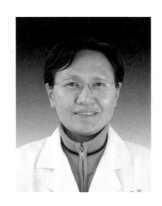

**许玲**  皖西卫生职业学院儿科教授、主任医师。从事护理、助产专业教学及儿科临床工作 36 年。主要研究方向为护理职业教育、儿童卫生与保健。曾获安徽省卫生厅"21 世纪学科带头人""安徽省高等学校教学名师"等多种奖项。主编过国家级、省级高职护理、助产专业规划教材《儿科护理学》《儿科护理技术》《儿童护理学》及配套教材等。主持安徽省教育厅高校人文社会科学研究项目、安徽省高校思想政治教育研究会专项课题、安徽省职业与成人教育学会教育科研规划课题并获奖,在核心期刊发表论文 20 余篇。

**寄语:**

黎明即起,孜孜为善。编写本教材的老师们希望呈献的是一本有趣的、能够让你们循序渐进地获得相关基本知识和实践能力的新教材。它能带给你们启迪,激发学习兴趣,养成主动学习的习惯,让你们更加勤奋努力,深入探索科学知识。我们将永远面带微笑地站在你们身旁。

# 前　言

　　本教材认真落实党的二十大精神,以高职护理、助产专业学生的培养目标为依据,坚持"三基""五性"原则,努力做到以学生未来从事护理岗位的工作过程为主线,结合医疗卫生改革现状和临床护理发展变化趋势,在总结上一版教材编写经验的基础上,对教材的内容进行了修改、增新和扩展。在修订过程中力求以知识的实用性作为取舍材料的依据,体现儿童护理的连续性、整体性、系统性,使学生能够树立"以儿童及其家庭为中心"的护理理念,会运用护理程序对患儿实施整体护理,能熟练掌握儿童护理常用技能操作和危重患儿的监护,能对个体、家庭及社区开展健康教育;并注重学生职业素养和职业精神的培养,为学生今后从事儿科临床护理及儿童保健工作奠定基础。

　　本教材是以人的生命周期为主线的高职护理、助产专业教材之一,教材内容与《母婴护理》《成人护理》《老年护理》相承接。为了实现全套教材的整体优化,在第 2 版基础上增加了部分新生儿疾病、免疫性疾病及小儿常见传染病的护理等,删去了与本套其他教材重复的内容,如与《母婴护理》重复的新生儿和早产儿的特点及护理;增加了人工喂养技术、约束保护技术、口服给药技术、静脉输液护理技术和心肺复苏技术等实训指导。

　　本教材力求通过新颖活泼、趣味性强的编写方式,提高学生的学习兴趣,并附有教学大纲,为教师组织教学、学生参与教学提供必要条件。在编写体例上,突出"以儿童及其家庭为中心,以问题为引导,以护理程序为框架"的模式,引导学生建立整体护理思维。在每章的章首列出学习目标,并以 PPT 形式标出本章的重难点;章末提出思考题并附有思路解析。对各系统重点疾病的护理采用情景导入并提出互动问题、插入典型临床案例并提出主要护理任务。在内容上注重循序渐进、深入浅出、图文并茂,并以"知识拓展"的形式扩充相关知识,以利于学生在学习护理专业知识的同时,提高人文素质素养。

　　全书共十六章,前三章为儿童身心健康的基础知识及相关技能,第四至十五章为儿童常见疾病的护理,第十六章为护理技术实训指导。适用对象为全日制高职高专院校护理、助产专业学生,并可作为成人教育相关专业的教学用书。

　　在本教材编写过程中,得到各位编委所在院校领导和同道的大力支持与帮助,在此一并表示感谢。本教材难免有缺憾和不当之处,恳请广大师生批评、指正。教材中所列出的药物及剂量仅供参考。

许　玲

2023 年 10 月

教学大纲(参考)

13

# 目 录

# 第一章 绪 论

 **学习目标**

1. 掌握儿童年龄分期。
2. 熟悉儿童护理的任务和特点。
3. 了解儿童护理的一般原则；儿科护士的角色。
4. 学会观察分析儿童各年龄期的特点。
5. 具备儿童护理岗位所具有的职业素质。

## 第一节 儿童护理学概述

儿童护理学是研究儿童生长发育规律及其影响因素、儿童保健、疾病防治与护理，培养学生运用现代护理理论和技术对儿童进行整体护理，以保护和促进儿童健康，提高其生命质量的一门专科护理学。

### 一、儿童护理学的任务和范畴

儿童护理学的任务是从体格、智能、行为和社会等各方面来研究和保护儿童，充分利用先进的医学、护理学及相关学科的理论和技术，提供"以儿童及其家庭为中心"的全方位整体护理，以增强儿童体质，维护和改善儿童心理发展和社会适应能力，降低儿童发病率和死亡率，提高疾病的治愈率，保护和促进儿童健康，提高儿童生命质量和人类整体健康素质。

一切涉及儿童时期健康保健和疾病防护的问题都属于儿童护理学研究和实践的范畴。我国规定，从出生至满14周岁的儿童为医院儿科临床服务对象，而儿童护理学研究的对象范畴更广，是从胎儿期至青春期结束（18~20周岁）。随着医学模式的转变，儿童护理学的范围已由单纯的疾病护理转变为"以儿童及其家庭为中心"的全方位整体护理；由单纯对患病儿童的护理扩展为对所有儿童提供有关生长发育、疾病防治和促进身心健康的全面服务；由单纯的医疗保健机构承担任务逐渐发展为由护理人员带动的整个社会共同参与并承担儿童预防保健和护理工作。护理时间和空间也由单纯的住院期间拓展为整个儿童发展阶段。因此，儿童护理学与儿科学、基础医学、心理学、社会学、教育学等多学科都有着广泛的联系，并需要政府的支持和整个社会所有群体的通力协作，才能实现其目标。

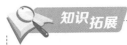

**儿童疾病的三级预防**

Ⅰ级预防　也称基础预防,是疾病发生前的干预、促进性措施,如健康教育、营养指导、心理支持、预防接种、环境保护等。

Ⅱ级预防　是疾病症状前的干预措施,即早发现、早诊断、早干预和早治疗,避免严重后果。包括定期体格检查、生长监测、疾病早期筛查、产前检查等。

Ⅲ级预防　即疾病期的彻底治疗,防止并发症和后遗症,争取全面康复。包括家庭护理、心理治疗、促进功能恢复等。

## 二、儿童护理的一般原则

1. 以儿童及其家庭为中心,提供家庭支持服务　家庭是儿童生活的中心,是儿童心理依赖的重要支托。儿童患病后更需要父母、家长的照顾,而且父母也特别期望自己能参与照顾患病的孩子。因此,必须支持、尊重、鼓励并提高家庭的功能,建立儿童及其家庭独特的自理形式。以家庭为中心的护理服务包括两个方面:①为满足儿童和家庭的需要,护理人员应尽量为儿童家长创造机会和途径,使他们获得照顾和护理患儿的能力;②护理人员和儿童家长之间建立的一种互动关系,使家庭成员获得对家庭生活的把握感,促进家庭的护理能力提高,激励家庭的行为向积极的方向转变。

2. 遵守法律和伦理道德规范,实施身心整体护理　儿童工作者应自觉遵守法律和伦理道德规范,尊重儿童的人格和尊严,保障儿童的权利,促进儿童身心两方面的健康成长。既要满足儿童的生理需要和维护已有的发育状况,又要维护和促进儿童心理行为的发展和精神心理健康;关心儿童机体各系统器官功能的协调平衡,还应使儿童的生理心理活动状态与社会环境相适应,并重视环境带给儿童的影响。

3. 尽可能提供无创性照护,减少创伤和疼痛　儿童护理进展迅速,但目前大多治疗措施是有创的、致痛的,常给儿童带来很大的心理和身体压力,有可能引起儿童焦虑、害怕、愤怒、失望、羞愧等心理压力以及失眠、疼痛、体温变化等身体不适。如何减少医疗措施的损伤性,尽量避免儿童护理操作和程序对儿童身心的伤害,这是儿科护士所面对的问题,必须充分认识并积极采取措施,安全有效地减少或控制压力源,尽可能提供无创性照护。无创性照护包括三个主要的原则:①防止或减少儿童与家庭分离;②帮助儿童建立把握感和控制感;③防止或减少身体的伤害和疼痛。

4. 对儿童负责,进行危险管理和质量保证　患儿及家长希望能得到较好的医疗和护理,护士有责任提高自身知识水平,以识别干预需求,并采取护理措施保护儿童。具体措施:①通过危险管理,使卫生保健机构识别、评估、减少对患儿和护理人员及其他相关人员造成的伤害;②通过质量保证,将护理过程、护理结果与护理标准对照,以监控护理质量;③通过质量促进,检查护理服务的结构和过程,持续研究和改进护理过程和护理结果以提高护理质量,满足患儿及家长需求。对护理文件的管理是进行危险管理和质量保证的核心部分。一旦出现医护纠纷,护理文件记录是唯一的法律依据。应准确、全面、有序地记录护理评估的内容、护理计划、患儿对治疗的反应等,还必须记录治疗和护理过程中所有可能影响儿童康复的意外事件。

5. 多学科协同护理　儿童护理涉及多个学科,需要多个学科的协同来实现保护和促进儿童健康的目标。

## 第二节　儿童健康及疾病照护的特点

### 一、儿童身心发育特点

1. 解剖特点　外观上看,儿童身材大小、身体各部分的比例、头面比例等与成人明显不同,如体重、身高、头围、胸围等的增长以及骨骼的发育、牙齿的萌出等都在不断地发生变化。熟悉儿童的正常发育规律,才能更好地做好护理保健工作。例如:出生后儿童大脑发育地最早、最快,新生儿和小婴儿头部相对较重,颈部肌肉和颈椎发育相对滞后,抱婴儿时应注意保护头部;婴儿胃呈水平位,贲门括约肌较松弛,易发生吐奶;儿童髋关节附近的韧带较松,臼窝较浅,容易发生脱臼及损伤。

2. 生理特点 随着儿童年龄的增长,其神经、消化、呼吸、心、肝、肾等各系统器官的功能也逐渐完善,当其功能尚未成熟时,易发生功能紊乱。如儿童年龄越小,生长越快,需要摄入的热量与液体相对比成人多,但由于消化吸收功能尚未成熟,极易出现消化不良、腹泻、呕吐等;不同年龄的儿童有不同的生理生化正常值,如心率、血压、呼吸、周围血象、血清生化检验值等,熟悉这些特点对收集护理资料、进行护理评估有着重要的意义。

3. 免疫特点 儿童对疾病的防御能力差,对一些病原菌具有易感性。新生儿可从母体通过胎盘和乳汁获得特异性抗体IgG,暂时形成被动免疫,因此在最初的几个月中很少患麻疹、腺病毒感染等传染病;6个月后来自母体的IgG浓度下降,而自行合成IgG的能力一般要到6~7岁时才能达到成人水平。母体IgM不能透过胎盘,儿童易患革兰阴性杆菌感染;婴幼儿期缺乏SIgA,易患呼吸道和胃肠道感染,故护理中应特别注意消毒隔离,并按时预防接种。

4. 心理–社会特点 儿童身心发育尚未成熟,适应能力及满足需要的能力较弱,依赖性强,需特别的保护和照顾;同时,儿童时期是心理行为发育和个性发展的重要时期,可塑性大,也是受教育的最佳时期。儿童心理行为发育过程受家庭、学校、社区的深刻影响,在护理中应以儿童及其家庭为中心,与儿童父母、幼教工作者、学校教师等共同配合,根据不同年龄阶段儿童的心理发育特征和心理需求,采取相应的护理措施。

## 二、儿科临床特点

1. 疾病特点 儿童疾病种类与成人有很大不同,婴幼儿以先天性、遗传性和感染性疾病为多见。由于儿童对于疾病的局限能力弱,所以患急性传染病或感染性疾病时往往起病急,易并发败血症,常伴有呼吸衰竭、循环衰竭和水电解质紊乱。此外,儿童病情发展过程易反复、波动,故应密切观察才能及时发现问题并处理。

2. 病理特点 对同一致病因素,儿童与成人的病理反应和疾病过程会有相当大的差异,不同年龄的儿童之间也会出现这种差异,如由肺炎球菌所致的肺炎,婴儿常表现为支气管肺炎,而成人和年长儿则引起大叶性肺炎病变;维生素D缺乏时,婴儿易出现佝偻病,而成人则出现骨软化病。

3. 临床表现特点 不同年龄阶段的儿童,机体的调节与适应能力亦不同,发生疾病的临床表现也不尽相同。如颅内压增高时,年长儿症状较为典型,表现为头痛、喷射性呕吐、惊厥等;小婴儿则出现脑性尖叫、前囟饱满隆起、颅缝增宽等不典型症状。儿童惊厥在新生儿期大多与产伤、颅内出血有关;在婴幼儿,无热首先应考虑有无手足搐搦症,有热则以高热惊厥或中枢系统感染为多见;发生在3岁以上则以中枢神经系统感染、癫痫可能性大。此外,儿童病情变化多端,应密切观察病情并结合必要的辅助检查,才能及时发现问题,及早做出确切诊断,并给予及时细致的护理。

4. 预后特点 儿童处于生长发育期,各器官组织修复再生能力较强,发生疾病时经过适当的治疗和护理,往往能迅速痊愈,如骨折后儿童比成人易于矫正和恢复,脑炎恢复期较短,后遗症比成人少;但儿童危重病症的病情变化快,可未见明显临床症状而猝死,如儿童败血症、重症肺炎等。因此,临床的早期诊断和治疗显得特别重要,适时正确的处理、细致耐心的护理有助于患儿转危为安,有益于疾病的转归预后。

5. 预防特点 由于儿童的免疫力低下,预防在整个儿童时期显得尤为重要。如及早筛查和发现先天性、遗传性疾病以及视觉、听觉障碍和智力异常,并加以干预和矫治,可防止发展为严重伤残;在儿童时期注意合理营养,积极进行体育锻炼,可防止儿童肥胖症,并可对成年后出现的高血压、动脉粥样硬化引起的冠心病起到预防作用;及时诊治儿童尿路感染,可防止延至成人时发展为晚期慢性肾炎而至肾功能衰竭;由于重视儿童保健工作,也使营养不良、肺炎、腹泻等多发病、常见病的发病率和病死率明显降低。预防措施包括计划免疫和传染病管理、生长发育的监测、新生儿先天性和遗传性疾病

3

的筛查和干预、重视儿童保健、加强卫生宣教等。

### 三、儿童护理的特点

由于儿童处于不断的生长发育之中，无论在解剖、生理、免疫等身体功能方面，还是在患儿、家长的心理及社会方面，或是在疾病的发生、发展、转归和预防等方面，都有与成人护理不同的特征和特殊需要，因此，儿童护理具有自身的特点。

1. 护理评估难度较大

(1)健康史采集困难：因婴幼儿不会诉说病情，多由家长或其他照顾者代述，其可靠性与代述者的既往经验、与其接触的密切程度有关；学龄前期的儿童虽然能够进行简单的陈述，但其时间和空间知觉尚未发育完善，陈述健康史的可靠性也较低；有些年长儿因害怕吃药、打针而隐瞒病情，还有为逃避上学而假报或夸大病情，使健康史的可靠性受到干扰。

(2)身体状况检查困难：做体格检查及相应的辅助检查时大多儿童不会主动配合，影响护理体检的进行，可致检查不全面、结果不满意。

(3)标本采集困难：如留取婴幼儿尿液、粪便、血液等标本，均较成人困难。

2. 病情观察任务较重 由于儿童不能及时、准确地表达自己的痛苦，出现健康问题时大多需要护士认真、细致地观察。而且儿童患病时病情变化快，也常缺乏典型的症状和体征，更需要对病情进行仔细地、系统地观察与分析，能及时处理且措施得当，病情可迅速好转，如不能及时发现处理易恶化甚至死亡。因此，儿科护士病情观察任务重，不仅要有高度责任心和敬业精神，更要有敏锐的观察力、对疾病的正确判断和及时处理的能力。

3. 护理项目繁杂琐碎 由于儿童生活自理能力不成熟，护士除针对疾病进行护理外，还要承担大量的日常生活照顾及教养工作，如饮食、睡眠、排便、保暖及个人卫生等。同时，儿童好奇、好动，但缺乏经验，需特别注意安全管理，防止发生意外伤害。

4. 操作技术要求较高 由于儿童发育尚未成熟，认知水平有限，对他们实施护理操作时多不配合，增加了操作难度，这对护士的操作技术提出了更高的要求。如常用的头皮静脉穿刺的难度比成人大；在口服给药时常需要护士喂服，喂服方法不当时易引起呛咳、呕吐、甚至误吸而引起窒息等。

5. 心理护理责任重大 儿童时期是人格形成的重要时期，具有很大的可塑性，生活中的任何经历包括生病住院，对儿童的心理发展都会造成影响。由于患儿年龄及所患疾病不同，住院时可有不同的身心反应，护士要掌握这些特点和规律，注意评估不同年龄、不同患儿特有的个性心理反应，采用相应合适的护理措施，尽可能减少对患儿心理的负面影响，促进患儿心理健康发展。

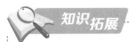

**以家庭为中心的护理**

随着护理学的发展，护理模式不断发生变化，从一般护理、专科护理到系统化整体护理，进而发展为以家庭为中心的护理(family-centered care，FCC)。最早于1972年在美国由Fond及Luciano提出FCC理念。1993年在美国儿科健康护理联合会及各界人士的努力下，美国FCC研究所成立。2003年在泰国举行的亚洲儿科护理学术会议上，有学者提出FCC理念，并就此在亚洲推广开来。我国中华护理学会儿科护理专业委员会于2010年提出在儿科医院开展"以家庭为中心的护理(FCC)"的优质护理服务，努力为患儿提供安全、优质、满意的服务，保障医疗安全。FCC强调护理需要重视家庭的作用，而不是单纯依靠医护人员进行管理和护理，是由医护人员把健康信息与护理经验传授给患儿的父母与家庭，指导他们妥善护理照顾患儿，满足家长和患儿的需要。

# 第三节 儿童年龄分期

儿童处于不断生长发育的动态变化过程中,随着身体形态与功能的逐渐完善,其心理和社会行为亦同步发展。根据儿童身心发育特点,一般将儿童阶段划分为以下七个时期:

## 一、胎儿期

从受精卵形成至胎儿出生前为胎儿期(fetal period),共40周。此期胎儿完全依赖母体生存,孕母的健康、营养、情绪等都直接影响着胎儿发育。若孕母受到有害因素的影响,如感染、营养缺乏、接触放射线、某些药物等均可影响胎儿生长发育,引起早产或各种畸形,甚至导致流产和死胎。此期应加强孕期保健,包括孕期咨询、孕母营养、孕母感染性疾病的防治(如弓形体、风疹病毒、疱疹病毒及梅毒感染等)、高危妊娠的监测及早期处理、胎儿生长的监测和一些遗传性疾病的筛查等。

## 二、新生儿期

从胎儿娩出、脐带结扎至生后满28d为新生儿期(neonatal period)。此期由于新生儿刚脱离母体开始独立生活,身体的内外环境都发生了巨大变化,生理调节和适应能力还不够成熟,抵抗能力差,其生长发育和所患疾病方面都有非常明显的特殊性,发病率和死亡率较高。此期应加强保健工作,如保暖、合理喂养、预防感染等。

胎龄满28周至生后7d为围生期。此期包括胎儿晚期、分娩过程和新生儿早期,是生命经受巨大变化和遭受最大危险的时期。此期死亡率最高,更应加强围生期保健,重视优生优育。

## 三、婴儿期

从出生至满1周岁为婴儿期(infancy)。此期是儿童体格生长、动作和认知能力发育最迅速的阶段,是儿童时期的第一个生长高峰。快速的生长发育需要热量和营养素相对较多,而消化功能尚未完善,易患消化功能紊乱、营养不良等疾病;出生后6个月内,因从母体获得特异性抗体IgG,暂时形成被动免疫,很少感染麻疹等传染病。但从母体获得的抗体逐渐消失,自身免疫功能尚未成熟,故易发生感染性疾病。此期重点是提倡母乳喂养,及时合理地进行食物转换,实施计划免疫,预防感染,并重视养成良好的生活习惯。

## 四、幼儿期

从1周岁后至满3周岁为幼儿期(toddler's age)。此期体格生长速度较前减慢,但随着能走会跑,活动范围增大,接触周围事物增多,智能发育增快,语言、思维和交往能力增强;但儿童对各种危险的识别能力和自我保护能力都有限,最易发生意外伤害和传染性疾病;因乳牙逐渐出齐,消化功能逐渐增强,饮食已从乳汁逐渐过渡到成人饮食。此期应注意加强早期教育,培养良好的饮食习惯和心理素质;注意预防意外伤害,防止各种感染;注意合理喂养,防止营养缺乏和消化功能紊乱。

## 五、学龄前期

从3周岁后至入小学前(6~7岁)为学龄前期。此期儿童的体格发育速度进一步减慢,智能发育增快,自我观念开始形成,求知欲、理解力增强,语言和思维能力进一步发展,好奇、好问、喜欢模仿;防病能力有所增强,感染性疾病减少,但急性肾小球肾炎等自身免疫性疾病开始出现并逐渐增多。由于此期儿童具有较大的可塑性,因此要加强学前教育,培养良好的思想品德及行为习惯;预防自身免疫性疾病,防止意外伤害。

## 六、学龄期

从入小学(6~7岁)开始至进入青春期前为学龄期。此期体格生长相对稳定,除生殖系统外,各器官发育已近成人水平;智能发育进一步成熟,是增长知识、接受科学文化教育的重要时期。此期重点应加强教育,安排有规律的学习生活,保证充足的营养和睡眠,进行适当的体格锻炼,端正坐、立、行姿势,保护视力,预防近视和龋齿。

### 七、青春期

从第二性征出现至生殖功能基本发育成熟为青春期(adolescence)。女孩青春期开始和结束年龄都比男孩早 2 年左右,女孩从 11~12 周岁开始到 17~18 周岁,男孩从 13~14 周岁开始到 18~20 周岁。此期由于性激素的作用使生长发育速度明显加快,出现第二个生长高峰;生殖系统发育加速并趋于成熟,出现第二性征,性别差异显著;由于神经内分泌调节不够稳定,可出现良性甲状腺肿、痤疮、月经失调等,在心理、行为、精神方面也出现许多问题。此期是学习科学文化知识的最好时期,应加强生理、心理卫生教育和性知识教育,培养良好的道德品质,并供给足够的营养以满足生长发育的需要,加强体格锻炼,以保障和增进身心健康。

## 第四节 儿科护士的角色和素质要求

### 一、儿科护士的角色

儿童的身心发展有一定的过程,他们是通过与他人交往,并经过系统的学习,逐渐掌握知识、技能和积累社会经验。儿科护士接触的是正在长身体、长知识的儿童,不仅肩负着保护和促进儿童健康的重任,还肩负着儿童教育的使命。因此,儿科护士被赋予多元化角色。

1. 护理任务的执行者 儿童处于生长发育阶段,各系统功能尚未成熟,生活自理能力不足,儿科护士最重要的角色就是提供各种护理照顾,如合理喂养、游戏教育、预防感染、心理支持等,帮助儿童保持或恢复健康。

2. 护理计划的制订者 为促进儿童身心健康发展,护士必须运用护理专业知识和技能,收集儿童的生理、心理、社会等方面资料,全面评估儿童的健康状况,找出影响其健康的问题,并制订全面的、切实可行的护理计划,采取有效的护理措施,尽快减轻患儿的痛苦。

3. 健康教育者 在护理儿童的过程中,要根据各年龄阶段儿童的智力发展水平,用他们能够接受的方式,向他们传授有关的健康知识,帮助他们树立自我保健意识,培养良好的生活卫生习惯,纠正不良行为。同时对家长进行健康教育,宣传科学的育儿知识,以达到预防疾病、促进健康的目的。

4. 健康协调者 儿科护士应与医生、营养师等专业人员和医院相关部门、社区家庭等机构进行相互联系,维持一个有效的沟通网,如需与医生讨论有关治疗和护理方案,与营养师讨论有关膳食安排,使诊断、治疗、救助以及相关的儿童保健工作能互相协调、配合,保证儿童得到最适宜的整体性医护照顾。护士还需与儿童及其家长进行有效的沟通,让家庭、社区共同参与儿童护理过程,以保证护理计划的贯彻执行。

5. 心理咨询者 当患儿及其家长对疾病及与健康有关的问题出现疑惑时,护士需认真倾听他们的询问,解答他们的问题,提供有关的医疗信息,并给予健康指导,以澄清儿童及家长对有关健康问题的模糊认识,解除疑惑,使他们能找到满足生理、心理及社会需要的最适宜的办法,以积极有效的方式应对压力。

6. 儿童代言人 儿科护士是儿童权益的维护者,作为患儿及家庭的代言人,在儿童不会表达或表达不清自己的要求和意愿时,护士有责任解释并维护儿童的权益不受侵犯。护士还需评估有碍儿童健康的问题和事件,向有关行政部门提出改进意见和建议。同时,护士还应保护儿童和家庭免受不恰当、不道德或违法医疗活动的伤害。

7. 护理研究者 儿科护士应积极进行护理研究工作,探讨在儿童症状及表面行为下的真正问题,以便更实际、更深入地帮助他们。同时,通过研究来验证、扩展护理理论知识,发展护理新技术,指导和改进护理工作,提高儿童护理质量,促进护理专业发展。

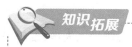

## 二、儿科护士的素质要求

1. 道德品行素质

(1)热爱儿童护理事业,具有敬业奉献精神:儿童护理工作项目多、工作量大,除对疾病的护理外,还要承担大量的生活护理和教养工作。因此,儿科护士必须热爱儿童护理事业,正视现实、面向未来,追求崇高理想,具有为儿童健康服务的敬业奉献精神。

(2)尊重并爱护儿童,具有高度的责任感:儿童的健康成长不但需要物质营养,也需要精神哺育,这就要求儿科护士应具有诚实的品格、高尚的道德情操,要发自内心地尊重儿童、爱护儿童,与儿童建立平等友好的关系,使其具有安全感、信任感、满足感,从而更好地与医护人员合作;同时儿科护士应具有高度的责任感,工作要细心、耐心,态度要和蔼、亲切,护理操作要轻柔、敏捷,观察病情要认真、仔细。

(3)为人师表,具有良好的文明修养:好模仿是儿童年龄阶段的特点,护士的言谈举止、行为作风都对儿童有着潜移默化的影响。因此儿科护士必须具有较高的慎独修养,善于营造适合儿童特点的环境与氛围,注意在儿童面前的仪表和谈话内容,严于律己,以身作则,使儿童受到良好的熏陶。

2. 科学文化素质　儿科护士不但要掌握护理学科的理论和技能,还要掌握其他学科如营养学、预防保健学、儿童心理学、儿童教育学,以及自然科学、社会科学、人文科学等多学科知识,以及基本的计算机应用技术和一门外语,及时了解现代科学发展的最新信息,不断提高自己的文化修养,以满足儿童对知识的好奇和渴求,寓教育于护理之中。

3. 专业素质

(1)具备合理的专业知识结构:儿科护士必须具有系统完整的专业理论知识,熟悉儿童生长发育过程中的变化及生理、心理和社会的需要,从而全面地护理儿童。

(2)具有精湛的护理实践技能:儿科护士必须熟练掌握临床护理技术、抢救技术及协助检查治疗技术,操作准确,动作规范,以减轻患儿的痛苦,从而取得最佳的护理效果。

(3)具有敏锐的观察能力、综合分析的判断能力、快速敏捷的反应能力,能及时有效地解决问题。

(4)具有实施整体护理的能力:儿科护士必须树立整体护理的理念,具有熟练运用护理程序实施整体护理的能力,解决患儿的健康问题。

(5)具有开展护理科研的意识:能了解一定的护理科研方法,积极开展护理教育和科学研究,勇于创新进取。

4. 身体心理素质

(1)具有健康的心理和身体:儿童护理工作任务繁重,护士应有健康的身体、乐观开朗的性格、平和稳定的心态、宽容豁达的胸怀,以及与同仁团结协作的精神。

(2)具有有效的人际沟通技巧:婴幼儿大多通过表情、哭声、手势及动作等表示痛苦和需要,不能或不完全能用言语与成人交流,因此儿科护士必须善于观察、了解他们不同需求的表达方式,与家长建立良好的人际关系,掌握与儿童及家长有效沟通的技巧,同时还要与同事相互尊重、团结协作。

(许玲)

**思考题**

1. 宝宝 6 个月，体重 7.2kg，母乳喂养，已添加鱼肝油、蛋黄等辅食，能独坐，能辨别人声、发出单词。

请思考：

(1) 宝宝现处哪一年龄期？此期的主要特点是什么？

(2) 如何根据此期的主要特点对家长进行健康指导？

2. 今天是 5·12 护士节，护理部王主任正在给新入职的护士做岗前培训，重点讲解儿科护士的角色、儿科护士的素质要求。

请思考：

(1) 儿科护士应承担哪些角色？

(2) 儿科护士必须具备哪些素质？

思路解析

扫一扫，测一测

| 第二章 | 基 础 知 识 |
|---|---|

**学习目标**

1. 掌握儿童生长发育一般规律及体格生长发育的常用指标；儿童能量的需要、母乳喂养的优点、鲜牛奶的家庭改造、全脂奶粉的配制、奶量摄入估计及食物转换的原则；计划免疫的程序、预防接种的反应及处理方法；儿童常见意外事故的种类及预防措施。

2. 熟悉影响儿童生长发育的因素、儿童神经心理行为发育的特点；儿童营养素的需要、母乳喂养的护理及人工喂养的注意事项；各年龄期的保健重点、儿童体格锻炼的方法、预防接种的注意事项及禁忌证、近视和弱视的预防。

3. 了解儿童发展中常见的心理行为问题；幼儿的膳食安排；计划免疫方式及常用制剂；近视及弱视的常见原因、治疗与护理。

4. 学会体格生长发育的测量技术，能对儿童生长发育进行正确评估并制订干预措施；能指导家长进行正确的喂养；学会对儿童进行预防接种。

# 第一节 生 长 发 育

生长（growth）是指儿童身体各器官、系统的增长和形态改变，是量的变化；发育（development）是指细胞、组织、器官的分化及功能逐渐成熟，是质的变化。生长和发育两者紧密相关，在形态增长的同时，也必然伴随着功能的成熟。临床工作中常习惯用"发育"一词来概括生长和发育两方面。

## 一、生长发育的一般规律及影响因素

### （一）儿童生长发育的一般规律

1. **连续性和阶段性** 生长发育是一个连续不断的过程，贯穿于整个儿童时期，但不同年龄时期的生长发育速度不同，呈阶段性，如体重和身长在生后第一年婴儿期时增长很快，为出生后的第一个生长高峰；第二年以后逐渐减慢，至青春期再次加快，出现第二个生长高峰。

2. **顺序性** 生长发育遵循由上到下、由近到远、由粗到细、由简单到复杂、由低级到高级的规律。例如先抬头，后抬胸，再会坐、立、行；先会伸臂，再双手握物；先会用手掌抓握物体，后能用手指捏取；先会画直线，后会画圆、图形；先会看、听等感觉，再发展到记忆、思维、分析和判断等。

3. **不平衡性** 人体各器官系统的发育在不同年龄阶段各有先后，如神经系统发育较早，大脑在生后 2 年内发育较快；生殖系统发育较晚，青春期才开始发育；淋巴系统在儿童期发育迅速，于青春期前达高峰,以后逐渐衰退降至成人水平;皮下脂肪在幼年时较发达;肌肉组织到学龄期发育才加速;其他如心、肝、肾等的增长基本与体格生长平行。

4. **个体差异** 儿童生长发育遵循一定规律,但由于受机体内、外因素(遗传、营养、教养及环境等)的影响,存在较大的个体差异,各有其自己的生长模式。因此,生长发育的正常值不是绝对的,要充分考虑各种因素对个体发育的影响,作出较正确的评价。

**(二) 影响生长发育的因素**

1. **遗传因素**

(1) 父母家族等因素:儿童生长发育受父母双方遗传因素的影响,种族和家族间的差异影响着个体特征,同时也决定了儿童性格、气质和学习方式等方面的特点。

(2) 性别:性别影响儿童的生长发育。女孩的青春期比男孩早约 2 年,但男孩青春期持续的时间长,所以在青春期末男孩的身高、体重高于同龄女孩。因此在评价儿童生长发育时应按性别不同进行评价。

(3) 遗传性疾病:一些遗传性的疾病也会对生长发育造成影响,如染色体畸变或缺陷对生长发育均有显著影响。

2. **环境因素**

(1) 营养:充分和合理的营养是儿童生长发育的物质基础,是保证儿童健康成长极为重要的因素。出生后营养不良,特别是第 1~2 年的严重营养不良,会影响生长发育,并造成身体免疫、内分泌、神经调节等功能的低下。

(2) 孕母状况:胎儿的发育受孕母的营养、疾病、情绪、劳动和生活环境等多种因素的影响。妊娠早期孕母感染风疹病毒、柯萨奇病毒或接触放射线、服用某些药物、抽烟、酗酒等可导致胎儿先天畸形及出生长发育受阻;孕母严重营养不良可以导致流产或发育迟缓、先天性疾病。

(3) 家庭经济、社会背景与文化状况:家庭社会经济水平对儿童的生长起着显著作用。良好的居住环境和生活习惯以及完善的医疗护理服务等都是促进儿童生长发育达到最佳的有利条件。和谐的家庭气氛、父母的爱抚以及良好的学校和社会环境对儿童身心各方面的生长发育也有着深远影响。

(4) 疾病:任何疾病若持续很长一段时间,尤其是在儿童发展的关键时期,都对生长发育造成不可逆的负面影响,如长期使用类固醇激素治疗的儿童会出现生长迟缓的现象。同时长期患病的儿童不断处于疾病所造成的不平衡状态中,承受持续的内在压力,还会影响其独立及自主能力的发展。

## 二、体格生长发育

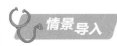

陈女士带 4 个月女儿到医院儿童保健门诊体检。该婴儿出生体重 3kg,身长 50cm,头围 34cm。今门诊体检:体重 6kg,身长 64cm,头围 41cm。

情景互动:

1. 该婴儿体格生长发育是否正常?

2. 如何对该婴儿进行全程动态监测?

**(一) 体格生长发育的指标**

1. **体重** 体重是身体器官、系统、体液的总重量。体重是反映体格生长尤其是营养状况的重要指标,儿科临床多用体重计算药量和补液量。

我国 2015 年九市城区调查结果显示,男婴平均出生体重为 $(3.38 \pm 0.40)$kg,女婴为 $(3.26 \pm 0.40)$kg,生后 1 周内有生理性体重下降,在生后第 7~10d 恢复到出生时体重。年龄越小体重增长速度越快,生后第一个月可增加 1~1.7kg,前 6 个月平均每月增加 600~800g,生后 3~4 月体重约为出生时的 2 倍,后 6 个月平均每月增加 300~400g,12 月龄时体重约为出生时 3 倍(10kg)。生后第二年体重增加 2.5~3.5kg,2 岁时体重约为出生时 4 倍。2~12 岁体重平均每年增长约 2kg。在临床计算儿童用药量和补液量时应以个体儿童的实际体重为依据,当无条件测量体重时可按以下公式粗略估计儿童体重:

3~12个月:体重(kg)=(月龄+9)÷2

2~12岁:体重(kg)=年龄(岁)×2+8

儿童进入青春期后,由于性激素和生长激素的协同作用,体格发育又加快,体重增长迅速,故不能再按以上公式推算。

2. 身高(长) 身高是指从头顶到足底的全身长度,是头部、脊柱与下肢长度的总和。身高是反映骨骼发育的重要指标。3岁以下婴幼儿采用仰卧位测量,称为身长;3岁以后立位测量,称为身高。

身高的增长规律与体重相似,年龄越小增长速度越快。正常新生儿出生时平均身长为50cm,生后前半年增长比后半年快,其中前3个月增长11~13cm,与后9个月的增长量相同,6个月时约65cm,1周岁时约75cm,第2年增长速度减慢,10~12cm,到2岁时身高约87cm。2岁以后稳步增长,平均每年增长6~7cm。2岁以后每年身高增长低于5cm,为生长速度下降。2~12岁儿童身高可按下列公式估计:

$$身高(cm)=年龄(岁)×7+75$$

儿童进入青春期后,其增长速度加快,故不能用此公式估计。

身高(长)的增长受遗传、内分泌、宫内生长水平的影响较明显,短期的疾病和营养不会影响身高(长)的生长。

由于头部、脊柱、下肢三部分的发育速度并不一致,生后第一年头部生长最快,脊柱次之;学龄期下肢生长加快。故各年龄期儿童头、躯干和下肢所占身高比例在生长进程中发生变化,头占身高的比例从婴幼儿的1/4减为成人的1/8(图2-1)。

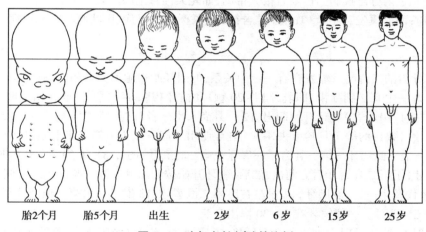

| 胎2个月 | 胎5个月 | 出生 | 2岁 | 6岁 | 15岁 | 25岁 |

图2-1 头与身长(高)的比例

3. 坐高(顶臀长) 由头顶至坐骨结节的长度称坐高。婴幼儿仰卧测量称顶臀长。坐高代表头颅与脊柱的发育。出生时坐高为身高的67%,4岁时坐高为身高的60%,6~7岁时小于60%。

4. 头围 经眉弓上缘、枕骨结节绕头一周的长度为头围。头围的增长与脑和颅骨的发育有关。出生时婴儿的头围平均为33~34cm,6个月44cm,1岁46cm,2岁48cm,5岁50cm,15岁54~58cm。头围过小常提示脑发育不良,头围增长过快往往提示脑积水。在2岁内连续监测头围最有价值。

5. 胸围 自乳头下缘水平经肩胛角下缘绕胸一周的长度为胸围。胸围反映胸廓、胸背肌肉、皮下脂肪及肺的发育程度。出生时平均为32cm,较头围小1~2cm,1岁时胸围与头围大致相等,1岁以后胸围超过头围,其差数(cm)约等于其周岁数减1。

6. 骨骼发育

(1)颅骨:颅骨的发育可根据头围大小、骨缝及前、后囟闭合迟早来衡量(图2-2)。颅骨缝(两块颅骨之间的缝隙)出生时尚未闭合,于3~4月龄时闭合。后囟(两顶骨与枕骨交界处形成的三角形间隙)出生时部分婴儿已闭合或很小,一般于生后6~8周闭合。前囟(两额

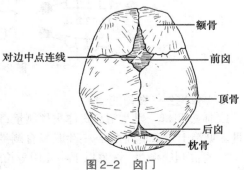

图2-2 囟门

骨与两顶骨交界处形成的菱形间隙)出生时 1.5~2cm(两对边中点连线的长度),以后随颅骨生长而增大,6 个月左右随颅骨逐渐骨化而变小,在 1~1.5 岁时闭合。

检查前囟在儿科临床很重要,大小及张力的变化常提示某些疾病的可能。前囟迟闭或过大见于佝偻病、甲状腺功能减退症等;前囟早闭或过小提示脑发育不良、小头畸形;前囟饱满常提示颅内压增高,多见于脑膜炎、脑炎、脑积水、脑脓肿等;前囟凹陷多见于脱水或重度营养不良。

(2)脊柱:脊柱的增长反映椎骨的发育程度。出生后第一年脊柱增长快于四肢,1 岁以后四肢增长快于脊柱。出生时脊柱无弯曲,仅轻微后凸,3 个月左右抬头动作的出现使颈椎前凸;6 个月后会坐时出现胸椎后凸;1 岁左右开始行走时出现腰椎前凸。至 6~7 岁时这 3 个生理弯曲逐渐被韧带固定。

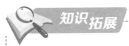

**什么是骨龄?**

骨龄(bone age)是骨发育的年龄。通常医生通过 X 线片观察左手掌指骨、腕骨及桡骨、尺骨下端的骨化中心的发育程度来确定骨龄。

骨发育与生长激素、甲状腺素、性激素有关,骨龄的评估能较准确地反映个体的生长发育水平和成熟程度,可以确定儿童的生物学年龄,及早了解儿童的生长发育潜力以及性成熟的趋势。骨龄在临床上有重要的诊断价值,很多疾病都影响骨骼发育。因此,通过骨龄除可预测儿童的成年身高,对一些儿童内分泌疾病的诊断有很大帮助,如先天性肾上腺皮质增生症或肿瘤、中枢性性早熟等骨龄提前;而卵巢发育不全(Turner 综合征)、生长激素缺乏症、甲状腺功能减退症等骨龄明显落后。

7. 牙齿 牙齿的发育与骨骼发育有一定的关系,但因胚胎来源不完全相同,故牙齿与骨骼的生长不完全平行。人一生有 2 副牙齿,即乳牙(共 20 颗)和恒牙(共 28~32 颗)。婴儿出生时无牙,一般于生后 6 个月左右(4~10 个月)乳牙开始萌出,12 个月尚未出牙者可视为异常。乳牙于 2~2.5 岁出齐。2 岁以内儿童的牙齿数目约等于月龄减去 4~6。乳牙萌出顺序一般为下颌先于上颌、自前向后:下中切牙—上中切牙—上下侧切牙—第一乳磨牙—尖牙—第二乳磨牙(图 2-3)。6 岁左右开始萌出第一颗恒牙即第一恒磨牙,于第二乳磨牙后方萌出,然后,乳牙开始按萌出顺序逐个脱落代之以同位恒牙,其中第一、二前磨牙代替第一、二乳磨牙,12 岁左右出第二恒磨牙,18 岁以后出第三恒磨牙(智齿),但也有人终身不出第三恒磨牙。一般恒牙在 20~30 岁出齐。

出牙为生理现象,出牙时个别小儿会有低热、唾液增多、流涎及睡眠不安、烦躁等症状。食物的咀嚼有利于牙齿生长。

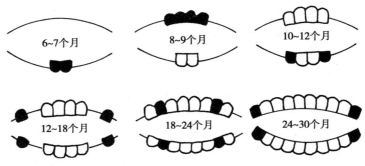

图 2-3 乳牙萌生顺序

(二)体格生长发育的测量

1. **体重测量** 婴儿用盘式体重秤测量;1~3 岁幼儿用坐式体重秤测量;3 岁以上用站立式体重秤测量。见第十六章实训指导一:生长发育测量技术。

2. **身高(长)测量** 3 岁以下小儿用身长测量板卧位测量;3 岁以上小儿用身高仪测量。见第十六

视频:体重
测量

章实训指导一：生长发育测量技术。

3. 头围测量　测量时让小儿取坐位、立位或仰卧位(图2-4)。测量者将软尺"0"点固定于小儿头部右侧眉弓上缘，软尺紧贴头皮绕枕骨结节最高点和左侧眉弓上缘回至"0"点，记录读数至0.1cm。

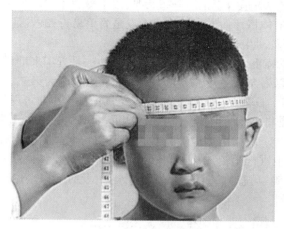

图2-4　头围测量

视频：身高（长）测量

视频：坐高测量

视频：头围测量

4. 胸围测量　测量时小儿取卧位或立位(图2-5)，双手自然下垂或平放，测量者将软尺"0"点固定于小儿一侧乳头下缘(乳腺已发育的女孩，固定于胸骨中线第四肋间)，软尺紧贴皮肤绕至背部两侧肩胛骨下角下缘，再经另一乳头下缘回至"0"点，取平静呼吸时的中间读数，记录读数至0.1cm。

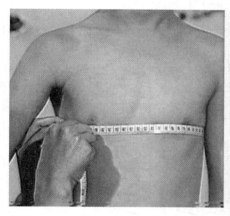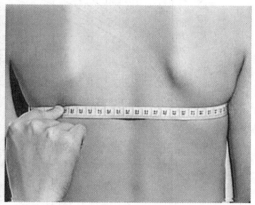

图2-5　胸围测量

视频：胸围测量

**（三）体格生长发育的水平评价**

根据各阶段小儿的生长发育规律及特点，正确评价其生长发育状况，及时给予科学的指导和干预，对促进小儿的健康成长十分重要。

1. 评价内容

（1）发育水平：将特定时间某一个体的各单项体格生长指标如体重、身高（长）、头围、胸围等，与同性别、同年龄人群相应参数进行横向比较，得出该个体该项体格生长指标在此年龄的生长水平，通常以等级表示其结果。

此方法简单、易于掌握与应用，可用于个体或群体儿童的评价。对群体小儿体格发育水平评价可了解该群体小儿的体格状况；对个体小儿评价仅表示该小儿现在的水平，不能预示其生长趋势。

（2）生长速度：定期连续测量某一单项体格生长指标(纵向观察)即得到该小儿该项指标的生长速度。以生长曲线表示生长速度最简单、直观。定期体检是生长速度评价的关键，体检间隔时间不宜过长。通过这种动态纵向观察个体儿童生长规律的方法，可发现每个小儿的生长轨道，体现个体差异，能真实了解小儿生长状况。

笔记

(3)匀称程度:是对小儿体格生长指标之间关系的评价。如以坐高(顶臀长)/身高(身长)的比值反映下肢发育状况,按实际测量计算结果与参照人群的数值比较,结果以匀称、不匀称表示。

2. 评价方法

(1)均值离差法(标准差法):适合于正态分布状况,按年龄的体重、按年龄的身高标准差评估,是我国目前儿童保健领域常用的体格评估方法。此法优点是简单易行,缺点是只能用单项指标评估,不能对小儿整体进行评价,也不能对生长动态进行评价。

(2)百分位法:按年龄的体重,按年龄的身高百分位评估法是近年来世界上常用的方法。适合用正态或非正态分布的状况。以第50百分位($P_{50}$)为中位数,将资料分为第$P_3$、$P_{25}$、$P_{50}$、$P_{75}$、$P_{97}$百分位数5个等级,一般认为在第$P_3$~$P_{97}$百分位(含94%的总体)范围内被检小儿可视为正常儿。

(3)生长曲线评价法:是将小儿的生长发育数值(体重、身高、头围等)作为纵坐标,以年龄为横坐标绘制成的曲线图(图2-6)。对个体小儿从出生至青春期进行全程动态监测,将定期、连续的测量结果每月或每年标记于曲线图上进行比较,以了解小儿的发育趋势及生长速度。此法的优点是方法简便,直观性强,结果明确,能准确、动态的说明小儿的发育水平,及时发现生长偏离的现象,以便及早发现原因并采取措施。

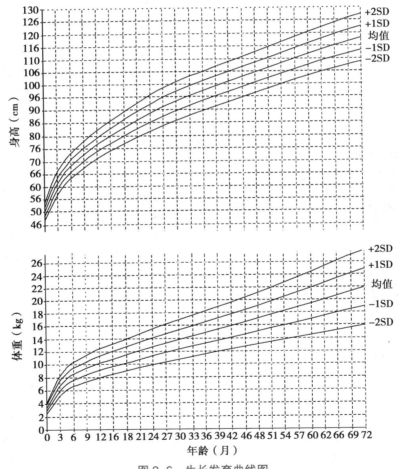

图2-6 生长发育曲线图

(4)指数法:用两项指标间相互关系作比较。

1)Kaup指数,即体重(kg)/身高$(cm)^2 \times 10^4$,其含义为单位面积的体重值,主要反映体格发育水平及营养状况,尤其适用于婴幼儿。15~19为正常,13~15为消瘦,19~22为优良,>22表示肥胖。

2)体质指数(BMI),体重(kg)/身高$(m)^2$,它能较为敏感地反映体型胖瘦,受身高的影响较小,与皮脂厚度、上臂围等反映体脂累积程度指标的相关性较高,常用于区别正常或肥胖和评价肥胖程度。

14

3. 体格生长偏离　小儿在体格生长过程中,由于受到营养、疾病、遗传、内分泌及神经心理等因素的影响,可出现体格生长偏离,故应通过定期纵向观察尽早发现,并积极寻找原因予以干预护理。常见的体格生长偏离有:

(1)体重增长的偏离:体重过重如肥胖症、水肿患儿及因肾脏等其他疾病所致者;低体重如营养不良、家族性矮小等。

(2)身高(长)增长的偏离:高身材如家族性高身材、垂体性肢端肥大症等;矮身材如严重营养不良、家族性矮小、内分泌疾病所致的甲状腺功能减退症、生长激素不足症、骨代谢疾病所致的软骨发育不良及 21- 三体综合征等。

### 三、神经心理发育

#### (一)神经系统的发育

见第十一章第一节儿童神经系统解剖生理特点。

#### (二)感、知觉的发育

1. 视感知的发育　新生儿已有视觉感应功能,但此时不能根据物体远近及时调节晶状体的厚度,故只能看清 15~20cm 距离内的事物;1 个月时可凝视光源;2 个月起可协调注视物体,初步有头眼协调,头可随移动物体在水平方向上转动;3~4 个月头眼协调较好,可追寻活动的物体或人所在的方位;4~5 个月开始认识母亲或奶瓶;5~6 个月可以注视远距离的物体,如街上的汽车、行人等;18 个月时已能区别各种形状;2 岁能区别垂线与横线;5 岁时能区别各种颜色。

视频:视感知的发育

2. 听感知的发育　新生儿出生时中耳内有羊水,听力差;生后 3~7d 听觉已相当好;3~4 个月时可有定向反应(头转向声源),听到悦耳声音时会微笑;6 个月时能区别父母的声音;7~9 个月时能确定声源,区别语气及言语的意义;1 岁时能听懂自己的名字;2 岁时可精确区别不同声音;4 岁时听觉发育完善。听感知发育和儿童的语言发育直接相关,听力障碍如果不能在语言发育的关键期内(6 个月内)或之前得到确诊和干预,则可因聋致哑。

视频:听感知的发育

3. 味觉的发育　新生儿味觉相当灵敏,能辨别不同的味道,如酸、甜、苦、咸等,不同刺激可出现不同的面部表情,其中最明显的是对甜食的"偏爱"。4~5 个月的婴儿对食物的微小改变已很敏感,是味觉发育的关键期,此时应适时添加各类转乳期食品,以适应各种不同味道的食物。

4. 嗅觉的发育　出生时嗅觉已发育完善,新生儿对愉快和不愉快气味刺激会出现不同的表情,能够由嗅觉建立食物性条件反射,如闻到乳品味道就会寻找乳头。

5. 皮肤感觉的发育　皮肤感觉包括触觉、痛觉、温度觉等。新生儿触觉很敏感,其敏感部位是口唇、口周、手掌及足底等,可引出先天的反射动作;6 个月皮肤有定位能力。新生儿已有痛觉,但反应迟钝,2 个月后才逐渐完善。新生儿温度觉很灵敏,环境温度骤降时即啼哭,保暖后即安静。

6. 知觉的发育　知觉的发育与上述各种感觉的发育密切相关。儿童在 6 个月以前,主要是通过感觉认识事物;6 个月后随着运动能力的发育及手眼动作的协调,通过看、咬、摸、闻、敲击等活动,逐步了解物体各方面的属性,对物体的形状、大小、质地及颜色等产生初步的综合性知觉。1 岁以后随着言语的发展,儿童的物体知觉开始在言语的调节下发育,一般儿童 3 岁能辨别上、下,4 岁能辨别前、后,5 岁能辨别左、右。儿童的时间知觉发育较晚,一般 4~5 岁时有早上、晚上、白天、明天、昨天的时间概念;5~6 岁时能区别前天、后天、大后天;6~8 岁时对与学习、生活密切相关的时间概念能较好地掌握;一般 10 岁时能掌握秒、分、时、月、年等概念。

#### (三)运动的发育

运动的发育可分为大运动和细运动两大类(图 2-7)。

1. 大运动发育

(1)抬头:新生儿俯卧时能抬头 1~2s,3 个月时抬头较稳,4 个月时抬头很稳并能自由转动。

(2)坐:婴儿 6 个月时能双手向前撑住独坐,8 个月时能坐稳并能左、右转身。

(3)爬:婴儿 7~8 个月时已能用手支撑胸腹,使上身离开床面或桌面,有时能在原地转动身体;8~9 个月时可用上肢向前爬,但上、下肢的协调性不够好;12 个月左右爬行时可手、膝并用;18 个月时可爬上台阶。

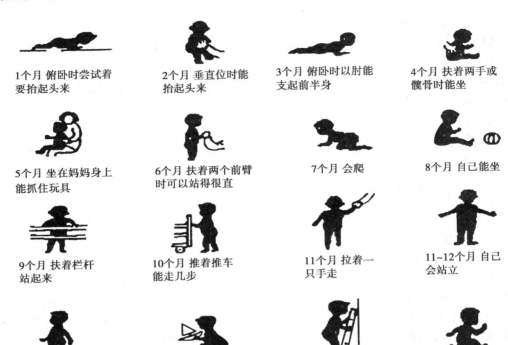

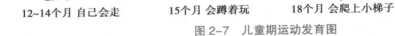

图 2-7 儿童期运动发育图

（4）站、走、跳：婴儿 5~6 个月扶立时双下肢可负重，并上、下跳动；9 个月时可自己扶物站立；11 个月时可独自站立片刻；15 个月可独立走稳；18 个月时能跑动及倒退行走；2 岁时能双足跳；2 岁半能单足跳 1~2 下。

大运动发育过程可归纳为"二抬四翻六会坐，七滚八爬周会走"（数字代表月龄）。

2. 细运动发育 婴儿 3~4 个月握持反射消失时可自行玩手指，开始有意识地用双手取物；6~7 个月时能用单手抓物，9~10 个月时可用拇指、示指取物；12~15 个月时学会用勺子、乱涂画；18 个月时能叠起 2~3 块方积木；2 岁时可叠 6~7 块方积木、会翻书；3 岁时会脱衣服，在成人的帮助下会穿衣服，能画圆圈及直线；4 岁时能独自穿、脱简单的衣服。

（四）言语的发育

儿童言语的发育除受语言中枢控制外，还需要正常的听觉和发音器官，周围人群经常与儿童的言语交流是促进言语发育的重要条件。一般言语发育的重要时期是在出生后 9 个月至 4 岁，此时应有目的地对儿童进行言语训练，提供适于言语发育的环境。

言语发育经过言语准备、言语理解和言语表达三个阶段：①言语准备阶段是从婴儿出生会哭叫到 7~8 个月能发"baba""mama"等，但没有词语的真正意义，也称前言语阶段；②言语理解阶段是从 9 个月开始，能够按照成人的言语吩咐去做相应的动作，如"再见""欢迎""谢谢"等；③言语表达阶段一般从 9~10 个月能说出第一个有特定意义的词语开始。10 个月左右能有意识地喊"爸爸""妈妈""走""不"等；1 岁时能叫出物品的名称；2 岁时能说出自己身体各部分，如手、脚等，能讲 2~3 个字的词组；3~4 岁时能说短小的歌谣，会唱歌，5~6 岁能讲完整的故事，以后不断发展、完善。

（五）儿童心理发展

脑发育的水平及其功能是儿童心理发育的物质基础，生活环境和教养则是对心理发育起决定性作用的外界因素。儿童出生时不具有心理现象，待条件反射形成时开始有心理活动，随着生长发育而逐步发展。

1. 注意的发展 注意是人对某人或某物选择性警觉，或对某一刺激选择性反应，是认识过程的开始。强烈的刺激能让小婴儿产生无意注意，3 个月时开始能短暂地注意人脸和声音，但稳定性比较差。随着年龄的增长、活动范围的扩大、生活内容的丰富、动作语言的发育，儿童逐渐出现有意注意，到 5~6

16

岁以后能较好地控制自己的注意力,注意时间逐渐增长,注意范围也逐渐扩大。

2. 记忆的发展 记忆是将获得的信息"贮存"和"读出"的神经活动过程,可分为感觉、短暂记忆和长久记忆3个阶段。长久记忆又分为再认和重现两种,1岁内婴儿只有再认,比如看到妈妈的脸知道之前见过她,她是自己的妈妈;1岁以后才有重现,比如妈妈不在,脑海中出现妈妈的脸。随着年龄增长,重现能力逐渐增强。幼儿只按事物的表面性质记忆信息,即以机械记忆为主。随着年龄增长和思维、理解、分析能力的发展,儿童有意识的逻辑记忆逐渐发展,记忆内容也越来越广泛,记忆的时间也越来越长。

3. 思维的发展 思维是人运用理解、记忆和综合分析能力来认识事物的本质和掌握其发展规律的一种精神活动,是心理活动的高级活动形式。1岁以后儿童开始产生的思维为直觉活动思维,不能脱离人物和行动来主动思考;3岁以后开始有了初步的抽象思维,尚不能考虑事物间的逻辑关系和进行演绎推理。以后随着年龄增长,6~11岁以后逐渐学会综合分析、分类比较等抽象思维方法,使思维具有目的性、灵活性和判断性,在此基础上进一步发展独立思考的能力。

4. 想象的发展 想象是人感知客观事物后在脑中进行加工、改组,创造出新的思维活动,常常通过讲述、画图等表达出来。新生儿无想象能力;1~2岁儿童仅有无意想象的萌芽,以模仿生活中成人的某些动作为主;3岁以后想象的内容逐渐增多,已有初步的有意想象;学龄期儿童有意想象和创造性想象开始迅速发展。

5. 情绪、情感的发展 情绪是人们对事物情景或观念所产生的主观体验和表达。新生儿情绪反应都与生理需要是否得到满足直接相关,可表现出不安、啼哭,而哺乳、抚摸等则可使其情绪愉快;婴儿可出现愤怒、悲伤、惧怕,以后伴随自我意识和认知的发展,逐步产生羞愧、自豪、骄傲、内疚、同情、嫉妒等。情感是在情绪的基础上产生对人、对物关系的体验,属于较高级且复杂的情绪。幼儿已初步发展情感,可区分好与不好、喜欢与不喜欢,随着年龄的增长和与周围人交往的增加,儿童对客观事物的认识逐步深化,情绪趋向稳定,情感日益增加、分化和完善,从而产生信任感、安全感、同情感、友谊感和荣誉感等。

6. 意志的发展 意志是自觉地、有目的地调节自己的行为,克服困难以达到预期目的或完成任务的心理过程。新生儿没有意志,婴幼儿开始有了意志的萌芽,如能克制自己"不要别人东西",但克制时间不长。此后,随着年龄的增长、言语思维的发展、社会交往增多,在成人教育的影响下,儿童的意志逐步形成和发展,有的表现为自觉、坚持、自制等,也有的表现为依赖、任性、冲动等。因此要注意培养儿童积极的意志品质。

7. 个性和性格的发展 个性是个人所表现出来的与他人不同的习惯行为和倾向性。性格是在人的内动力与外环境产生矛盾和解决矛盾的过程中发展起来的,是重要的个性心理特征。婴儿期由于一切生理需要均依赖成人,逐渐建立对亲人的依赖和信赖感;幼儿期已能独立行走,并能说出自己的需要,故有一定的自主感,但又未脱离对亲人的依赖,常出现违拗言行与依赖行为相交替现象;学龄前期生活基本能自理,主动性增强,但容易失败,易出现失望和内疚;学龄期开始了正规学习生活,重视自己勤奋学习的成就,遇困难易产生自卑;青春期体格生长和性发育开始成熟,社交增多,心理适应能力增强,但容易波动,如遇问题处理不当易发生性格变化。

8. 社会行为的发展 儿童的社会行为是各年龄阶段相应心理功能发展的综合表现。儿童情绪的社会化是在人际交往中逐渐实现的,如新生儿对成人的声音、触摸等可产生愉快反应;6~7个月时形成母婴依赖,同时可产生"分离性焦虑",害怕陌生人;8~18个月时能分辨他人的情绪、表情,并做出相应的情绪和行为反应,特别是母亲的情绪、表情对婴儿有很重要的影响。儿童的社会性交往对其心理和社会性发展有着重大影响,如与母亲的交往影响着儿童认知、言语、情感、个性品质、社会性行为等方面的健康发展;与同伴交往在学习社交技能、情绪情感及认知能力的发展、儿童个性和自我概念的形成及发展等方面有着重要意义。2岁左右时社会性游戏超过单独游戏,与母亲的交往呈明显下降趋势;3岁后人际交往更广泛,与他人同玩游戏时能遵守游戏规则,以后随接触面的不断扩大,对周围人和环境的反应能力更趋完善。

儿童神经心理发育进程见表2-1。

表 2-1 儿童神经心理发育进程

| 年龄 | 粗细动作 | 语言 | 适应周围人和物的能力与行为 |
|---|---|---|---|
| 新生儿 | 无规律、不协调动作;紧握拳 | 能哭叫 | 铃声使全身活动减少 |
| 2个月 | 直立或俯卧位时能抬头 | 能发和谐的喉音 | 能微笑,有面部表情;眼随物转动 |
| 3个月 | 仰卧位变为侧卧位;用手摸东西 | 咿呀发语 | 头可随看到的物品或听到的声音转动180°;注意自己的手 |
| 4个月 | 扶着髋部时能坐;可在仰卧位时用两手支持抬起胸部,手能握持玩具 | 笑出声 | 抓面前物体;自己玩弄手,见食物表示喜悦,较有意识地哭闹 |
| 5个月 | 扶着腋下能站得直;两手各握一玩具 | 能喃喃地发出单音节 | 伸手取物;能辨别人声;望镜中人笑 |
| 6个月 | 能独坐一会儿;用手摇玩具 | | 能认识熟人和陌生人;自拉衣服;自握足玩 |
| 7个月 | 会翻身,自己独坐很久,将玩具从一手换入另一手 | 能发"爸爸""妈妈"等复音,但无意识 | 能听懂自己的名字;自握饼干吃 |
| 8个月 | 会爬;能自己坐起来、躺下去;能扶栏杆站起来;会拍手 | 重复大人所发简单音节 | 能注意观察大人的行动;开始认识物体;两手会传递玩具 |
| 9个月 | 试独站;能从抽屉里取出玩具 | 能懂几个较复杂的词句,如"再见"等 | 看见熟人会伸手要人抱;或与人合作游戏 |
| 10~11个月 | 能独站片刻;扶椅或推车能走几步;拇指、示指对指拿东西 | 开始用单词,一个单词表示很多意义 | 能模仿成人的动作,招手、再见;抱奶瓶自食 |
| 12个月 | 独走;弯腰拾东西;会将圆圈套在木棍上 | 能叫出物品的名字,如灯、碗;指出自己的手、眼 | 对人和事物有喜憎之分;穿衣合作;用杯喝水 |
| 15个月 | 走得好;能蹲着玩;能叠一块方木 | 能说出几个词和自己的名字 | 能表示同意、不同意 |
| 18个月 | 会爬台阶;有目标地扔皮球 | 能认识和指出身体各部分 | 会表示大小便;懂命令;会自己进食 |
| 2岁 | 能双脚跳;手的动作更准确;能用勺子吃饭 | 会说2~3个字构成的句子 | 能完成简单的动作,如拾起地上的物品;表达喜、怒、怕、懂 |
| 3岁 | 能跑,会骑三轮车;会洗手、脸;脱、穿简单衣服 | 能说短歌谣,数几个数 | 能认识画上的东西;认识男、女;自称"我";表现自尊心、同情心、害羞 |
| 4岁 | 能爬梯子;会穿鞋 | 能唱歌 | 能画人像;能初步思考问题;记忆力强、好发问 |
| 5岁 | 能单脚跳;会系鞋带 | 开始识字 | 能分辨颜色;数10个数;知物品用途及性能 |
| 6~7岁 | 参加简单劳动,如扫地、擦桌子、剪纸、泥塑、结绳等 | 能讲故事;开始写字 | 能数几十个数;可简单加减;喜独立自主 |

### (六) 神经心理发育水平评估

儿童神经心理发育的水平表现在感知、运动、言语和心理过程等各种能力及性格方面,对这些能力和特征的检查称为心理测验。

1. 筛查性测验 是一种比较简单、快速、经济的方法,可在较短时间内筛查出在生长发育或智力方面有问题的儿童。

(1) 丹佛发育筛查测验(Denver development screen test,DDST):是测量儿童心理发育最常用的方法。

视频:3岁神经心理发育

主要用于 6 岁以下儿童的智能筛查,共 105 个项目,分为应人能、细动作能(应物能)、语言能、粗动作能 4 个发育方面。最后评定结果为正常、可疑、异常及无法测定 4 个类别。初测结果为后 3 项,2~3 周后复试,可疑或异常者应进一步作诊断性检查。

(2)绘人测验(drawn-a-person test,GDPT):是一种简便快速的智力测试,不需要特殊培训,适用于 3~10 岁儿童。要求儿童根据自己想象在一张白纸上用铅笔画一全身人像,然后根据身体及各部比例和表述方式等进行评分。此法不需言语交往,可用于不同语言地区。

(3)图片词汇测验(peabody picture vocabulary test,PPVT):适用于 4~9 岁儿童。共有 150 张图片,每张图片上有 4 个图画,其中一个图画与某一词的词义相符合。测试者说一个词汇,要求儿童指出其中相应的一幅画。此试验现已广泛地用于研究正常的、智力落后的、情绪失调的或生理上有障碍的儿童的智力。

2. 诊断性测验 测试范围广,内容详细,所需时间较长,可得出发育商或智商。

(1)Bayley 婴儿发育量表:适用于 2~30 个月婴幼儿。内容包括精神发育量表(162 项)、运动量表(81 项)和婴儿行为记录(24 项)等。

(2)Gesell 发育诊断量表(Gesell developmental schedules,GDS):适用于 4 周 ~3 岁的婴幼儿。从大运动、细动作、个人 - 社会、语言和适应性行为 5 个方面测试,结果以发育商(DQ)表示。

(3)Standford-Binet 智能量表:适用于 2.5~18 岁儿童。测试内容包括幼儿的具体智能(感觉、认知、记忆)和年长儿的抽象智能(思维、逻辑、数量、词汇),用以评价儿童学习能力和对智能迟滞者进行诊断及程度分类,结果以智商(IQ)表示。

(4)Wechsler 儿童智能量表:①学前及初小儿童智能量表(WPPSI)适用于 4~6.5 岁儿童;②儿童智能量表修订版(WISC-R)适用于 6~16 岁儿童。测试内容包括词语类及操作类两部分,得分综合后可评估儿童的全面智力才能,客观反映学前儿童的智能水平。

## 四、常见的心理行为问题

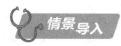

乐乐今年 5 岁,已经上幼儿园了。今天早晨因为天冷妈妈给他加厚衣服,他坚持要穿昨天穿的薄衣服,在妈妈没有满足他的意愿时,突然头部猛烈撞击床头、大哭大叫,妈妈惊慌失策,不知所措,特到门诊咨询。在和妈妈交谈中发现乐乐平时喜欢自己玩耍,无意间经常弹弄手指,不愿跟人说话,记忆不如同龄小朋友。

情景互动:

1. 乐乐出现了什么问题?

2. 如何为乐乐妈妈提供教育与训练的建议?

(一)孤独症

孤独症又称自闭症(autism),是一种广泛性发育障碍。原因至今尚未明了,有人提出与遗传因素、围生期脑器质性损伤、免疫系统异常或多种神经内分泌和神经递质功能失调有关。流行病学调查证明,其发生率与家庭经济条件及父母的教育程度无关。孤独症的表现差异很大,轻者常认为是性格问题,重者常有以下五种表现:

1. 语言沟通障碍 语言与交流障碍是大多孤独症儿童就诊的主要原因。通常在 2~3 岁时仍不会说话,或出现倒退现象,有言语能力者也不会与人交谈,常有模仿言语、代名词用法错误,或用只有患儿自己能懂的某一词汇表达,语调平板,语速节奏不当。对非语言性交流理解表达也有障碍,患儿常用手势、姿态及表情表达自己的感受和需求,如想要自己够不着的玩具时,只是拉着母亲到玩具旁边,既无言语表达,也无表达性手势。

2. 社会交往障碍 婴儿期缺乏情感联系,对家人亲情淡漠,与人无目光对视,不会对亲人笑,即使对父母也不依恋,很难有满足的表现;幼儿期对言语及非言语表达理解能力仍有障碍,不能领会别人的感情,不会表达自己的情感,即使自己遭到打击也不会寻求别人的同情;学龄前期对集体游戏缺乏兴趣,喜欢独处,常自娱自乐,在与人交往过程中,不看对方的脸,回避目光的接触,不帮助别人也不让别人帮助。随年龄增长,几乎没有社交行为,对他人的感受没有反应,对机械性事物的兴趣远大于对人的兴趣,不能与他人建立正常的人际关系。

3. 兴趣局限、行为刻板　对于正常儿童所热衷的游戏、玩具都不感兴趣,常出现刻板的重复性活动,如反复给玩具排队、反复转动汽车轮子等;日常生活模式化,如吃饭时坐的位置及碗筷的位置、平时走的路线等都不能改变,若模式被打乱会引起情绪变化,甚至出现反抗行为;患儿常有自我刺激行为,如摇摆、旋转、在眼前弹弄手指、摩擦皮肤、旋转桌上物体等,有些可有自伤行为,如咬手、撞头等;有的对某一物品产生强烈的依恋,每时每刻都带着它,如果被拿走就会大发脾气。

4. 感觉 - 知觉障碍　表现对某一刺激反应过弱或过强,有时对某些声音感觉过敏;也有对别人的抚摸感觉为疼痛而不愉快;有时对环境中有些部分选择性关注,而忽略其他重要部分,使他们的视觉或听觉范围狭窄,在认识世界方面出现困难。

5. 智力异常　智力水平表现很不一致,大多有不同程度的智力障碍。但有些儿童在某些方面智力超常,如音乐、绘画、算术、日期计算等方面具有较强的能力,尤其是机械记忆较好。本症的预后与智力水平有关,智力正常者在年长后能适应社会生活,智力障碍严重者大多数预后不良,不能独立生活。

因此,对孤独症患儿应早期给予干预。目前的干预方法很多,但尚无最优的治疗方案。主要采用的最佳方法是个体化的治疗,其中教育和训练是最有效、最主要的治疗方法,目标是促进患儿语言发育,提高社会交往能力,掌握基本生活技能和学习技能。患儿在学龄前一般因不能适应普通幼儿园生活,而在家庭、特殊教育学校、医疗机构中接受教育和训练。学龄期以后语言能力和社交能力会有所提高,部分可到普通小学与同龄儿童一起接受教育,还有部分可能仍然留在特殊教育学校。药物治疗尚无法改变孤独症的病程,也缺乏特异性药物,但药物可以改善患儿的一些情绪和行为症状,有利于维护患儿自身或他人安全,顺利实施教育训练及心理治疗。

(二) 多动症

多动症(hyperactivity disorder)又称注意缺陷多动障碍,可由生物因素、环境因素、社会心理因素等多种因素引起,是儿童时期常见的一种行为障碍。主要表现出与年龄不符的注意力不集中、不分场合的过度活动或情绪冲动,常伴有学习困难、品行障碍及情绪障碍等心理问题,大多出现于 7 岁以前,男童多于女童。

1. 注意障碍　主要是注意力集中困难、持续时间短暂,其特点是主动注意明显减弱而被动注意亢进,往往对无关的刺激给予过多的注意,具体表现为学习时容易分心,周围有一点动静都要探望,常东张西望或凝神发呆;经常记错或漏记老师布置的作业,做作业也马马虎虎、差错百出;做事常有始无终,即使是自己喜欢的活动专注的时间也短,不能很好地完成父母及老师分配的任务。

2. 活动过度　大多自婴幼儿起就易兴奋,好哭好动,喜欢在户外活动,到处跳跃、乱跑。越是在需要保持安静的环境中越表现突出,上课时坐立不安,好讲话做小动作,撩拨邻座的同学,甚至离位走动、喧闹;下课时总是在教室里追追打打,高声喊叫;做作业时双手不停地把书页边卷来卷去,或咬铅笔、手指和指甲,或摸摸这、动动那,一会喝水、一会上厕所;在家里翻箱倒柜,爬上跳下,常弄坏物品;言语过多,爱插嘴,好争吵,好出风头。

3. 冲动任性　开始主要表现为耐心差,不能等待,常对别人的话没听完就插嘴,在集体游戏或比赛中不能遵守游戏规则,轮流活动时迫不及待,经常与同伴发生冲突,遭到周围人的反感和歧视。由于缺乏控制能力,遇事易冲动,不考虑后果,同时由于他们的行为不能符合大人的要求,难于接受社会性规范的约束,经常违反校规校纪,而外界环境又给他们过高的压力与批评指责,从而产生情绪问题,出现烦躁不安、发脾气等,甚至出现逃学、说谎、偷窃、打架、纵火、虐待动物及破坏性行为,以致伤人。而且这些错误经常重复发生,难以纠正。

4. 学习困难　患儿智力水平大多都正常或接近正常,但由于注意力不集中,学习时容易分心且兴奋好动,甚至逃学,给学习带来一定的困难,学习成绩差。

因此,应提高对多动症的早期识别水平和诊治水平,尽早给予干预,实施教育引导、心理治疗、行为治疗及药物治疗。药物治疗能改善患儿的注意缺陷,降低活动水平,可在一定程度上提高学习成绩,改善与家庭成员的关系,但必须与教育、行为指导相结合,不可忽视家庭和学校方面的适当教育和管理。对患儿要有耐心,给予关怀和爱护,多启发和鼓励,避免家庭、学校或社会对患儿的歧视、惩罚和责骂。对患儿的不良行为及违法举动要给予正面的纪律教育,当行为治疗有成绩时应及时给予奖励;对有不良习惯和学习困难的患儿,应多给具体指导,帮助他们克服学习的困难,不断增强信心。部分患儿成年后仍有症状,明显影响学业、身心健康以及成年后的家庭生活和社交能力。

(三)感觉统合失调

感觉统合是指大脑的各种感觉刺激信息(如视觉、听觉、触觉、本体感觉、平衡觉等),在中枢神经形成有效组合的过程,即大脑对身体内外的感、知觉进行组合分析,综合处理,最后形成有意识的协调行动。统合正确,身体的不同部位就能一起和谐有效的运作,使人得以顺利地完成学习和活动,如手、眼配合完成写字、绘画,耳、眼配合完成看书听讲等。当大脑对感觉信息的统合发生问题时,就会使机体不能有效运作,称为“感觉统合失调”,一般表现为:

1. 对自己身体的知觉能力差　对自己身体各部分的位置和动作把握不准,对自己及物品间的关系判断错误,如虽看到了却仍常常碰桌椅、撞旁人,或手脚笨拙,容易跌倒等。

2. 身体双侧协调能力差　一只手配合另一只手做附属动作时不协调,如吃饭、敲鼓、画画时双手协调不良。

3. 精细运动协调能力差　如手的准确性差,扣扣子、系鞋带等动作笨拙。

4. 构音、言语器官协调差　表现为言语不清,发音不佳,上学后常出现阅读掉字、抄写漏字、漏行、写字笔画颠倒等。

5. 视觉–空间知觉障碍　不能由视觉正确判断距离和高低,手眼协调能力差,常将水注入杯子以外,将文字写于格子外等。

6. 前庭平衡功能障碍　手脚笨拙,平衡反应过强或迟钝,反应过强者对任何高度都害怕,旋转、摇晃易头晕;反应迟钝者,强烈旋转或摇晃也不害怕、不头晕,喜欢爬高。

7. 触觉防御障碍　即触觉神经和外界环境协调不足,触觉敏感者,讨厌或者害怕别人接触,喜欢熟悉的事物和感觉,排斥新信息;触觉迟钝者动作不灵活,小肌肉运动笨拙,自我意识差,缺乏自信,学习能力很难发展。

感觉统合失调的儿童智力一般在平均水平以下,但由于上述现象的存在,他们的智力水平没有得到充分的发展,出现“智商高,成就低”的现象。明显异常的儿童,不仅影响学习,而且易出现一系列心理问题乃至社会问题,甚至影响到一辈子的生活。故应加强感觉统合训练,由于儿童大脑正在发育,可塑性强,通过训练可获较好效果。

(四)遗尿症

正常儿童在2~3岁时已能控制排尿,如在5岁后仍发生不随意排尿即为遗尿症。原发性遗尿症较多见,无神经系统或泌尿生殖系统器质性疾病,多因控制排尿的能力迟滞所致,可能与遗传因素、发育迟缓、尿流动力学因素或心理因素有关;继发性遗尿症大多由于全身性或泌尿系疾病如糖尿病、尿崩症等引起。目前认为遗尿症的发病机制可能是膀胱逼尿肌与括约肌之间神经调节功能不平衡造成,当逼尿肌强烈的收缩力超过括约肌阻力时可出现遗尿现象。

遗尿多在夜间发生,偶见白天午睡时。自每周1~2次至每夜1次、甚至一夜数次不等。其健康状况欠佳、疲倦、过度兴奋、紧张、情绪波动等都可使症状加重,有时会自动减轻或消失,亦可复发。约50%的患儿可于3~4年内发作次数逐渐减少而自愈,也有一部分患儿持续遗尿直至青春期,往往造成严重的心理负担,影响正常生活与学习。继发性遗尿症在处理原发疾病后症状即可消失。

原发性遗尿症的治疗首先要取得家长和患儿的合作,避免在儿童发生遗尿时加以责骂、讽刺、处罚等,否则会加重患儿心理负担。应从小为儿童建立良好的作息制度和卫生习惯,掌握夜间排尿规律,定时唤醒或使用闹钟,使儿童逐渐形成时间性的条件反射,并培养儿童生活自理能力。在训练儿童排尿时,要先让其懂得“尿意”后有排尿的意愿,在尿湿后有不快的感觉。训练患儿将排尿间隔逐渐延长,每次排尿务必排尽;晚餐后应控制入水量,不宜过度兴奋;睡前排尿,睡熟后父母可在其经常遗尿时间之前唤醒,使其习惯于觉醒时主动排尿。此外,应提供良好的生活环境,避免不良的环境刺激。儿童的排尿训练要与其发育水平相协调,指导父母注意儿童对排尿训练的反应,如儿童拒绝,父母不要强制性地干预,应适当推迟训练时间。当儿童面临挫折和意外时,家长应善于疏导,帮助儿童消除心理紧张,并积极寻找原因,对症治疗。

# 第二节 营养与喂养

营养(nutrition)是指人体获得和利用食物维持生命活动的整个过程。食物中经过消化、吸收和代谢能够维持生命活动的物质称为营养素(nutrients)。营养素分为:能量、宏量营养素(蛋白质、脂类、糖类)、微量营养素(矿物质及维生素)、其他膳食成分(膳食纤维、水)。由于儿童的消化功能尚未成熟,因此,在喂养过程中应根据儿童的生理特点提供合适的饮食,保证其获得合理的营养。

## 一、能量的需要

1. 基础代谢　婴幼儿基础代谢较成人高,所需能量约占总能量的50%~60%,随年龄增长逐渐减少。如婴儿约需230kJ(55kcal)/(kg·d),7岁时约需184kJ(44kcal)/(kg·d),12岁时约需126kJ(30kcal)/(kg·d),成人需105~126kJ(25~30kcal)/(kg·d)。

2. 食物热力作用　指人体摄取食物而引起的机体能量代谢的额外增多,主要用于食物消化、吸收、转运、代谢和储存。此作用与食物成分有关,蛋白质的热力作用最高,其次为糖类、脂肪。婴儿食物含蛋白质较高,此项能量需要占总能量的7%~8%,而年长儿约占5%。

3. 生长需要　为儿童时期所特有的能量需要,与儿童的生长速度成正比。婴儿此项能量需要占总能量的25%~30%,以后逐渐减少,至青春期又增高。

4. 活动消耗　活动所需能量与身体状况、活动强度及持续时间、活动类型有关,个体差异较大。当能量摄入不足时,儿童可表现为活动减少。

5. 排泄丢失　正常情况下未经消化吸收的食物排出体外所丢失的能量。一般不超过总能量的10%,腹泻时增加。

以上五方面能量的总和即为儿童能量的总需要量。常用的估算方法为,1岁以内婴儿约需能量为460kJ(110kcal)/(kg·d),以后每增加3岁能量需要量约减少42kJ(10kcal)/(kg·d),至15岁时为250kJ(60kcal)/(kg·d)。长期能量摄入不足可引起营养不良,长期能量摄入过多则引起肥胖。

## 二、营养素的需要

1. 糖类　为能量的主要来源。婴儿需糖类10~12g/(kg·d),所产能量占总能量的50%~60%,2岁以上儿童膳食中,糖类提供的能量应占总能量的55%~65%,如>80%或<40%都不利于健康。糖类主要来源于乳类、粮谷类、薯类等。

2. 脂类　包括脂肪和类脂,为机体的第二供能营养素。婴幼儿需脂肪4~6g/(kg·d),所产能量占总能量的35%~50%。脂肪主要来源于乳类、肉类、植物油或由体内糖类和蛋白质转化而来。

3. 蛋白质　是维持生长发育最重要的营养素,也是保证各种生理功能的物质基础。婴儿需蛋白质1.5~3.0g/(kg·d),优质蛋白质应占50%以上,蛋白质所产能量占总能量的8%~15%。蛋白质主要来源于动物和大豆蛋白质。

4. 维生素　是维持人体正常生理功能所必需的营养素,但不能供给能量。一般体内不能合成或合成量不足,必须由食物供给。其中脂溶性维生素(A、D、E、K)可储存于体内,过量易引起中毒,缺乏时症状缓慢出现;而水溶性维生素(B族和C)溶于水,不易储存,必须每日供给,过量一般不易发生中毒,但缺乏时症状迅速出现。

5. 矿物质　为非供能物质,但参与机体的构成,具有维持体液渗透压,调节酸碱平衡等作用,可分为常量元素及微量元素。常量元素为每日膳食需要量在100mg以上者,有钙、磷、镁、钠、钾、氯等;微量元素有碘、锌、铜、硒、铁等,其中铁、锌为最容易缺乏的必需微量营养素。

6. 膳食纤维　包括纤维素、半纤维素、果胶等,为不能被小肠酶消化的非淀粉多糖。功能为吸收水分,软化大便,增加大便体积,促进肠蠕动,降解胆固醇,改善肝代谢等。膳食纤维主要来自植物的细胞壁。

7. 水  水的需要量与能量摄入、食物种类、肾功能成熟度、年龄等因素有关。婴儿新陈代谢旺盛，所需水 150ml/(kg·d)，以后每增加 3 岁减少 25ml/(kg·d)，成人则每日需水 45~50ml/(kg·d)。水主要来源于饮水和食物。

## 三、婴儿喂养

### （一）母乳喂养

母乳能够满足 4~6 个月内婴儿的营养需要，是婴儿最理想的天然食物。

1. 母乳的成分  按产后不同时期乳汁成分的变化分为：

（1）初乳：分娩后 7d 内分泌的乳汁。量少，质稠色黄，含蛋白质较多（主要为免疫球蛋白）而脂肪少，有丰富的矿物质、牛磺酸及维生素 A，并含有初乳小球（充满脂肪颗粒的巨噬细胞及其他免疫活性细胞），有利于婴儿的生长及抗感染。

（2）过渡乳：7~14d 的乳汁。量逐渐增多，含脂肪高，而蛋白质及矿物质逐渐减少。

（3）成熟乳：14d 以后的乳汁。量最多，但蛋白质含量更低。

2. 母乳喂养的优点

（1）营养丰富，最适合婴儿的需要：母乳营养生物效价高，易被婴儿利用。蛋白质、脂类和糖类产能比适宜（9∶50∶41）。母乳中乳清蛋白和酪蛋白的比例为（4∶1），乳清蛋白在胃内形成的乳凝块较小，易被消化吸收。脂肪颗粒小，含较多的不饱和脂肪酸和脂肪酶，利于消化吸收。母乳中乳糖含量丰富，主要为乙型乳糖，可以促进双歧杆菌、乳酸杆菌生长。母乳中钙、磷比例（2∶1）适宜，矿物质含量低，肾负荷小；铁含量虽与牛乳相似，但吸收率高；含有低分子的锌结合因子 – 配体，易吸收，锌利用率高。

表格：各期母乳成分

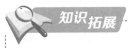

**多不饱和脂肪酸与脑发育和学习记忆的关系**

不饱和脂肪酸分为单不饱和脂肪酸和多不饱和脂肪酸。对婴幼儿健康和生长发育具有重要意义的是 n–3 和 n–6 系列的多不饱和脂肪酸。包括花生四烯酸（AA）、二十碳五烯酸（EPA）、二十二碳六烯酸（DHA）、亚油酸（LA）等。

DHA、AA 和 EPA 是人的大脑、视网膜等细胞膜的重要成分，它们选择性地渗入大脑皮质、视网膜、睾丸等重要器官和精子中，参与构成乙醇胺磷脂和神经磷脂。DHA 占大脑皮层和视网膜总脂肪酸含量的 30% ~45%，脑的神经元触突、视网膜的光感器视盘中含有大量的 DHA。DHA 的主要功能是促进视网膜的成熟和视觉皮层的发育，丰富的 DHA 能够提高视觉敏感度和促进大脑发育，同时 AA 和 DHA 均具有促进海马神经细胞生长发育的作用，可以改善记忆。

母乳与牛乳宏量营养素产能比（100ml）

（2）提高婴儿抗感染力：母乳中含有免疫球蛋白尤其是 SIgA，能有效抵抗病原微生物侵袭机体；母乳中含有大量的免疫活性细胞，有免疫调节作用；母乳中双歧因子、低聚糖可促进双歧杆菌、乳酸杆菌的生长，抑制大肠埃希菌的生长，减少腹泻的发生；母乳中的催乳素可促进新生儿免疫功能的成熟；母乳中乳铁蛋白对铁有强大的螯合能力，能夺走大肠埃希菌、大多数需氧菌和白色念珠菌赖以生长的铁，从而抑制它们的生长；母乳还含有巨噬细胞、溶菌酶、补体等，也有抗感染作用。

（3）利于神经系统发育：母乳含优质蛋白质、必需氨基酸、牛磺酸、乳糖、卵磷脂、长链不饱和脂肪酸等，能促进婴儿神经系统的发育。

（4）喂养简便：母乳经济方便，温度适宜，不易污染，且乳量随婴儿生长而增加。

（5）促进良好的心理 – 社会反应：母乳喂养时，母亲与婴儿的直接接触，增进了母婴感情，有利于婴儿心理的发育及建立良好的亲子关系。

（6）利于母亲康复：哺乳能促进母亲子宫收缩、复原，促进康复，抑制排卵，减少乳腺癌和卵巢癌的发病率。连续哺乳 6 个以上可使乳母孕期贮备的脂肪消耗，促使乳母体型恢复到孕前状态。

笔记

3. 母乳喂养的护理

(1)产前准备:宣传母乳喂养的优点,树立母乳喂养的信心,保证合理营养,使孕期体重适当增加(12~14kg),贮存足够脂肪,供哺乳能量消耗,做好乳房、乳头的护理,从妊娠后期每日用清水擦洗乳头,并按摩乳房。

(2)指导哺乳技巧:

1)三早及按需哺乳:正常新生儿应早开奶、早接触、早吸吮,生后 15min 至 2h 内哺乳,可以促使乳汁早分泌、多分泌。1~2 个月内的婴儿"按需哺乳",以促进乳汁的分泌;以后则根据婴儿的饮食、睡眠等规律"按时哺乳",一般 2~3h 喂一次,每次哺乳 15~20min。

2)掌握正确的喂哺方法:喂哺前,先给婴儿更换尿布,然后母亲清洁双手及乳头;喂哺时,母亲取舒适体位,一般采用坐位,将婴儿抱在胸前,将乳头和大部分乳晕送入婴儿口中,注意观察婴儿吸吮和吞咽情况;哺乳后,将婴儿竖起,头伏于母亲肩上,轻拍其背,使胃内空气排出,然后将其右侧卧位半小时,以防溢乳。哺乳时应两侧乳房轮流排空,即每次哺乳时让婴儿吸空一侧再吸另一侧乳房,下次哺乳时则先吸未排空的一侧。

3)保证合理营养,保持心情愉快:乳母营养充足,可使乳量充分;乳母保证心情舒畅、睡眠充足、劳逸结合,可促进乳汁的分泌。

4)不宜哺乳的情况:母亲感染 HIV、患有严重疾病如癌症、活动性肺结核、精神类疾病及重症心、肾疾病均不宜母乳喂哺,患乳腺炎者暂停患侧哺乳。

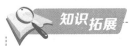

**母乳喂养乳量充足的表现**

喂奶前妈妈乳房丰满,喂完后乳房较柔软;喂奶时可听见宝宝吞咽声(连续几次到十几次);婴儿每日能够得到 8~12 次较为满足的母乳喂养;从出生后第 3d 开始,婴儿每日排尿 6~8 次;婴儿大便软,呈金黄色、糊状,每日达 4(量多)~10 次(量少);在两次喂奶之间婴儿很满足、安静,且一次睡眠时间可达 3h 左右;6 个月内婴儿体重平均每日增长 25~30g 或每周增加 125~210g,6 个月内婴儿每月增加 600g 以上。

视频:婴幼儿营养与喂养

(3)指导断奶:婴儿生后 6 个月开始引入半固体食物,并逐渐减少哺乳次数,增加引入食物的量,继续母乳喂养至 2 岁。

(二)部分母乳喂养

母乳与配方奶或动物乳同时喂养者称部分母乳喂养,有两种情况:

1. 补授法 即每次喂哺母乳后再适当补充配方奶或动物乳。常用于母乳不足者,此法有利于婴儿的生长及刺激母乳分泌。

2. 代授法 即每日有几次完全以配方奶或动物乳代替母乳喂哺。常用于为断奶做准备。

(三)人工喂养

4~6 个月以内的婴儿由于各种原因不能进行母乳喂养,完全用配方奶或动物乳喂养者称人工喂养。常用的动物乳有牛乳、羊乳、马乳等。

1. 鲜牛乳 人工喂养常用牛乳,但成分不适合婴儿。

(1)鲜牛乳的特点:①牛乳蛋白质含量较人乳高,但以酪蛋白为主,在胃内易形成较大的凝块;②脂肪中以饱和脂肪酸为主,脂肪颗粒较大,且缺乏脂肪酶;③乳糖含量低,以甲型乳糖为主,有利于大肠埃希菌的生长;④含矿物质较多,增加肾脏的溶质负荷,钙磷比例不当,磷含量高,影响钙的吸收;⑤含有 β 乳清蛋白和牛血清清蛋白,可以使某些婴儿过敏、腹泻;⑥缺乏各种免疫因子,且易污染。

(2)鲜牛乳的家庭改造:①稀释:降低蛋白质及矿物质的浓度,减轻婴儿消化道、肾的负荷,出生 1~2 周的新生儿可用 2:1 乳(牛奶 2 份,水 1 份),以后逐渐增至 3:1 或 4:1 乳,满月后可用全乳;②加糖:使三大供能物质比例适宜,易于吸收,一般每 100ml 牛乳中加蔗糖 5~8g;③煮沸:灭菌,并使蛋白质变性,减小乳凝块。

2. 牛乳制品

（1）婴儿配方奶粉：是以牛乳为主要原料经过加工而成的乳制品，除去了大量饱和脂肪酸及矿物质，加入乳糖、不饱和脂肪酸及微量营养素，调整了清蛋白与酪蛋白的比例，使成分更接近母乳，适合于婴儿的消化能力和肾功能。不同月龄的婴儿应使用不同的婴儿配方奶粉。

（2）全脂奶粉：由鲜牛乳经浓缩、干燥而制成。按重量 1∶8（1g 奶粉加水 8g）或按容积 1∶4（1 平勺奶粉加 4 平勺水）配成纯牛奶，其成分与鲜牛乳相似。

3. 羊乳 成分与牛乳大致相似，但缺乏叶酸和维生素 $B_{12}$，长期单独喂养易致营养性巨幼细胞性贫血。

4. 其他乳类和代乳品 豆浆、豆浆粉等。

5. 奶量摄入的估计

（1）配方奶粉摄入量估计：一般市售配方奶粉 100g 供能约 2029kJ（500kcal），按婴儿的能量需求，婴儿配方奶粉约 22g/（kg·d）可满足生长发育需要。

（2）全牛奶摄入量估计：100ml 牛奶可产生热量 280kJ（67kcal），8% 糖牛奶 100ml 供能 418 kJ（100kcal），婴儿的能量需要为 460kJ（110kcal）/（kg·d），故婴儿需 8% 糖牛奶 110ml（kg·d）。全牛奶喂养时，因蛋白质与矿物质浓度较高，应在两次喂哺之间加水，使奶与水总液量为 150ml/（kg·d）。

6. 人工喂养的注意事项 ①选择适宜的奶瓶和奶头，保持奶具清洁，定期消毒；②乳液最好现配现用，定时、定量喂养；③喂奶时，婴儿斜卧于喂哺者怀中，乳头充满乳汁，喂毕竖抱婴儿，拍背排气；④根据婴儿的食欲、体重增减以及粪便性质而随时增减奶量。

（四）婴儿食物转换

1. 目的 补充乳类营养素的不足；改变食物的性质，为断奶做准备；逐步培养良好的饮食习惯。

2. 食物转换的原则 ①由少到多，由稀到稠，由细到粗，由一种到多种；②天气炎热或患病期间，应减少辅食量或暂停辅食；③辅食应单独制作。

3. 换乳期食物 是除母乳或配方乳外，为过渡到成人固体食物所添加的富含能量和各种营养素的食物。引入顺序见表 2-2。

表 2-2 过渡期食物的引入

| 月龄（月） | 食物性状 | 食物种类 | 餐 数 | | 进食技能 |
| --- | --- | --- | --- | --- | --- |
| | | | 主餐 | 辅餐 | |
| 6 | 泥状食物 | 含铁配方米粉、配方奶、菜泥、水果泥、蛋黄、鱼泥 | 6 次奶（断夜间奶） | 逐渐加至 1 次 | 用勺喂 |
| 7~9 | 末状食物 | 稀饭、烂面、饼干、菜末、豆腐、全蛋、鱼、肝末 | 4 次奶 | 1 餐饭，1 次水果 | 学用杯子 |
| 10~12 | 软碎食物 | 粥、软饭、面条、豆制品、带馅食品、碎肉 | 3 次奶 | 2~3 餐饭，1 次水果 | 断奶瓶、手抓食、自用勺 |

## 四、幼儿膳食安排

幼儿的主食已由乳类变成谷类，需要增加优质蛋白的供给。食物以固体为主，制作宜细、软、易消化，并逐渐增加食物品种及花色。注意培养孩子良好的饮食习惯，定时进餐、不挑食、不吃零食等。饮食一日三餐加 2~3 次点心或乳品，食物组成以蛋白质、脂肪和糖类产能之比是 10%~15%∶25%~30%∶50%~60% 为宜。

# 第三节 儿童保健

儿童保健（child health care）是儿科学与预防医学的交叉学科，主要任务是研究儿童各年龄期生长发育的规律及其影响因素,以通过对儿童群体和个体采取有效的干预措施,保障儿童健康成长。

## 一、各年龄期儿童保健重点

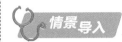

6床的宝宝要出院了。她是足月顺产,今天刚好是生后第7d。妈妈的奶很充足,她吃饱了就睡觉。已注射了卡介苗和乙型肝炎疫苗,还进行了先天性遗传代谢病筛查和听力筛查。

情景互动:

1. 请您针对新生儿期保健重点,指导家长进行居家保健。

2. 如何进行家庭访视?

（一）胎儿期保健

胎儿的发育与孕母的躯体健康、心理健康、营养状况和生活环境等密切相关,因此胎儿期保健重点是孕母的保健。

1. 预防遗传性疾病　大力提倡和普及婚前遗传咨询,禁止近亲结婚,有遗传病家族史者应做好疾病风险率预测和产前诊断。

2. 预防先天性畸形　孕妇早期应预防弓形虫、风疹病毒、巨细胞病毒及单纯疱疹病毒的感染,避免放射线照射和铅、苯、汞、有机磷农药等化学毒物,勿吸烟酗酒等,以免造成胎儿畸形及宫内发育不良;患有严重的心、肝、肾疾病及糖尿病、结核病等慢性疾病者应在医生指导下决定是否怀孕以及谨慎用药。

3. 保证充足营养　胎儿的营养物质完全依靠孕母供给,如果孕母出现营养不良,胎儿的生长发育就会受到影响。胎儿最后3个月生长发育迅速,在妊娠后期应加强铁、锌、钙及维生素D等重要营养素的补充,但也应防止营养摄入过多而导致胎儿体重过重,影响分娩和健康。

4. 保持良好的生活环境　孕母的生活环境要阳光充足、空气流通,避免环境污染;要注意生活规律、劳逸结合;保持愉快的心情,减少精神负担和心理压力。

5. 预防流产、早产　做好产前检查,重视妊娠期合并症的处理;对高危产妇应加强随访,一旦出现异常情况,应及时就诊,预防流产、早产的发生。

6. 预防产伤和产时感染　帮助孕母选择正确的分娩方式,权衡各种助产方式的利弊,合理使用器械助产。凡有胎膜早破、羊水污染、宫内窒息、胎粪吸入、脐带脱垂以及产程延长及难产等情况,胎儿感染的机会明显增加,可预防性使用抗生素,以避免感染的发生。

（二）新生儿期保健

新生儿期是适应宫外环境的过渡时期,特别是生后1周内的新生儿发病率和死亡率极高,占新生儿死亡数的70%左右,婴儿死亡中约2/3是新生儿,故新生儿保健是儿童保健的重点,而生后1周内新生儿的保健是重中之重。

1. 产后保健

（1）新生儿娩出后应迅速清理口、鼻腔内黏液,保持呼吸道通畅;严格消毒、结扎脐带,记录出生时Apgar评分、生命体征、体重与身长。

（2）产房温度应保持在25~28℃,娩出后擦干全身皮肤,用柔软的包被包裹,注意保暖。

（3）生后评估为正常足月儿给予母婴同室,尽早母乳喂养;早产儿、低出生体重儿、宫内感染及产时异常等高危儿送入新生儿重症监护室;预防并及时处理新生儿缺氧、窒息、低体温、低血糖、低血钙和颅内出血等。

（4）出院前应根据要求接种卡介苗和乙型肝炎疫苗,进行先天性遗传代谢病筛查(目前开展的有先天性甲状腺功能低下和苯丙酮尿症)和听力筛查。

2. 居家保健

（1）保持环境适宜:新生儿房间应空气新鲜、阳光充足、通风良好、清洁卫生,减少亲友探视,保持新生儿用具清洁卫生,接触新生儿前应洗手避免交叉感染。

(2)注意保暖:有条件的家庭在冬季应使室内温度保持在22~24℃,相对湿度55%~65%,并根据季节和气温变化增减衣被,保持新生儿体温正常恒定。

(3)提倡母乳喂养:指导母亲正确的哺乳方法;无法进行母乳喂养的,应指导家长采用科学的人工喂养方法。

(4)日常护理:新生儿皮肤娇嫩,新陈代谢旺盛,应每日沐浴。注意脐部护理,确保脐部清洁干燥。及时更换尿布,每次大便后用温水清洗臀部,肛周涂少许植物油以防红臀。

(5)预防疾病和事故:出生后满2周起应口服维生素D,预防佝偻病的发生。防止意外事故,如包被蒙头过严、哺乳时堵塞新生儿口鼻等造成窒息。

(6)早期教育:提倡母婴同室,鼓励父母多与婴儿交流,培养亲子感情,对其抚摸、拥抱有利于早期的情感交流,促进神经心理发育。

3. 家庭访视　家庭访视是新生儿期保健工作的重要形式之一,每次访视重点不同,应根据新生儿、家长以及家庭的具体情况进行有针对性的保健指导。

(1)访视时间:一般访视4次,分别为初访(生后1~2d)、周访(生后5~7d)、半月访(生后10~14d)、月访(生后27~28d),建立新生儿健康管理卡和预防接种卡,高危儿或检查有异常的新生儿应增加访视次数。

(2)访视内容:了解喂养及生活护理情况,测量体重,进行全面的体格检查,指导家长继续进行生长发育监测和定期的体格检查。及时发现异常情况,早期诊断,早期治疗。

**(三) 婴儿期保健**

婴儿期是儿童生长发育最迅速的时期,从母体获得的抗体逐渐消失,需注意合理喂养,保证足够的营养,预防感染。

1. 合理喂养　母乳是婴儿前4~6个月最合适的食物,应提倡纯母乳喂养,人工喂养则应选择强化铁元素的配方奶粉。6个月以上婴儿要及时引入其他食品,由以乳类为主要食物逐渐向固体食物转换,同时应注意训练婴儿的进食能力,培养良好的进食习惯。并根据具体情况指导适时断奶。

2. 睡眠和活动　婴儿的睡眠习惯有个体差异,6个月内每日睡15~20h,到1岁每日睡15~16h,应保证儿童睡眠时间,养成单独入睡的习惯,入睡前不要逗乐,以免过度兴奋影响睡眠。侧卧是最安全和舒适的方式,但应两侧轮流,以免头部变形。每日最少户外活动1h,呼吸新鲜空气和接触阳光,预防佝偻病。家长应为1~6个月婴儿进行必要的肢体被动运动,每日为6~12个月的婴儿进行大运动(如爬、扶站、走等)和精细运动(如取物)的训练。

3. 日常护理　4~10个月乳牙开始萌出,会吮指、流涎、咬东西,甚至出现烦躁不安、拒食等表现,应注意口腔护理,每天可用湿润的纱布擦洗牙齿和牙龈,并教育家长不要让婴儿含着奶头入睡,以防因奶汁中的糖形成龋齿。每日早晚应给婴儿擦洗或沐浴,沐浴后注意皮肤护理。婴儿衣服应简单、宽松,选用柔软、吸水透气性好的棉布制作,不宜穿着过多,以两足温暖为宜。衣服上不应有纽扣,防止误吸。兜尿布时要保证大腿和髋关节能自由活动不受限。

4. 早期教育　婴儿期是感知觉发展的快速时期。3个月内的婴儿床上可悬吊颜色鲜艳、能发声转动的玩具,逗引婴儿注意,每天定时放悦耳的音乐,经常面对婴儿说话、唱歌。3~6个月婴儿可逗引其看、摸和听这些玩具,培养婴儿分辨声调、好坏的能力,如用温柔的声音表示赞许、鼓励,用严厉的声音表示禁止、批评。6~12个月婴儿应培养稍长时间的注意力,引导其观察周围事物,逐渐认识和熟悉常见的事物,可以询问方式让其看、指、找、摸,从而使视觉、听觉与心理活动紧密联系起来。

5. 预防疾病和事故　因免疫力低,对传染性疾病普遍易感,应按计划免疫程序完成基础免疫。并坚持户外活动,定期体格检查,6个月前每月1次,7~12个月每2~3个月1次,尽早发现健康问题,及时干预。常见的意外事故包括窒息、烫伤、跌落、中毒等,婴儿窒息的原因有异物吸入、捂被过严、各种绳带绕颈等,应加强防范措施,防止跌落,远离药品,远离火源、电源、热源。

**(四) 幼儿期保健**

幼儿期是社会心理发育最为迅速的时期,应加强早期教育,培养良好的行为方式和生活自理能力。此期儿童模仿力强,成人要做好榜样。

1. 合理膳食　幼儿期儿童的生长速度减慢,能量需求有所下降,此时变得挑食,并有较强的口味偏好。应帮助家长了解儿童进食特点,指导家长掌握合理的喂养方法和技巧。每日 4 餐的营养要均衡,食物细软、易于消化吸收,注意食物的色香味,同时还要鼓励孩子自己进食,培养良好的就餐习惯和就餐礼仪。成人要树立榜样,不挑食、不偏食,不吃零食,不要在吃饭时惩罚、责骂儿童。

2. 睡眠和活动　保证儿童睡眠时间,每日 12~14h,其中白天 1~2h。睡前可陪伴,读童话书,或抱玩具入睡,但不要给孩子阅读紧张的故事书或玩激烈的游戏。可根据不同的年龄选择合适的玩具,成人可引导或帮助幼儿玩耍,鼓励其独自活动,以促进动作的协调发展。

3. 日常护理　鼓励幼儿自己进食、洗手、穿脱衣服、系鞋带;指导其早晚刷牙、饭后漱口,少吃甜食,避免喝完牛奶、果汁后立刻入睡,以防龋齿;训练大小便时应选择合适的坐便器,穿着易脱卸或穿开裆裤,并让他们观察他人的大小便行为等,训练时要以鼓励安慰为主,不要叱责;并注意品德教育,培养良好的卫生和生活习惯。

4. 早期教育　幼儿期是语言发育的关键时期,应经常与其交谈,鼓励多说话交流,通过游戏、讲故事、唱歌等促进语言发育和动作发展,并借助于动画片等电视节目扩大词汇量,纠正其发音。

5. 预防疾病和事故　坚持户外活动,继续按程序计划免疫,定期进行生长发育监测,每 3~6 个月健康检查 1 次,检查听力、视力及牙齿。此期儿童具有一定的活动能力,但对危险事物识别能力差,玩耍时家长要注意看护,远离火源、电源、热源及药品。门窗、阳台、床都要牢固且有栏杆,同时应注意防治常见的心理行为问题,如违逆、发脾气和破坏性行为等。

**（五）学龄前期保健**

学龄前期儿童体格增长速度相对较慢,智力发育增快,是性格形成的关键时期,应加强学前教育,培养良好的学习习惯,为进入小学打好基础。

1. 生活护理　合理安排膳食,保证充足营养,食物应多样化、粗细荤素搭配合理,注意色、香、味、形,以引起孩子对食物的兴趣。学龄前儿童喜欢参与食品制作和餐桌的布置,家长可利用此机会进行营养知识、食品卫生知识的健康教育,并注意培养饭前便后洗手的卫生习惯。保证良好的睡眠环境和睡眠质量,每日睡眠时间 11~12h。

2. 学前教育　学龄前儿童智力发展快、独立活动范围大,是性格形成的关键时期。应加强学前教育,通过讲故事、做游戏、绘画、欣赏音乐、郊游等方法,培养儿童的学习习惯及学习能力,激发儿童的好奇心和求知欲,使之具有良好的心理素质和品格毅力。学龄前儿童已有部分自理能力,如进食、洗脸、刷牙、穿衣、如厕等,但动作缓慢不协调,常需要成人花费更多的时间和精力。可有意识地引导儿童进行较复杂的智力游戏,增强其思维能力和动手能力,鼓励儿童自理。

3. 预防疾病和事故　每年应进行 1~2 次体格检查,进行视力、龋齿、缺铁性贫血等常见病的筛查与矫治,同时注意防治常见的心理行为问题,如咬手指、遗尿、攻击性或破坏性行为。学龄前儿童意外事故发生率较高,应开展安全教育,预防溺水、外伤、误服药物、食物中毒及交通事故等。

**（六）学龄期保健**

学龄期儿童认知和心理发育迅速,脑的发育基本完成,是接受科学文化教育的重要时期。此期应进一步加强素质教育,提供适宜的学习条件,培养良好的学习习惯。

1. 生活护理　合理安排生活,重视早餐和课间加餐,注意营养充分而均衡,以保证体格生长发育,要特别重视补充强化铁食品,以降低贫血发病率。生活基本自理,保证每日睡眠时间 9~10h,夏季应午睡。每天需要进行户外活动和体格锻炼,如做操、参加团体游戏或比赛等。

2. 预防近视和龋齿　此期应注意保持正确的坐、立、行及看书写字的姿势,避免写字时弯腰、歪头、扭身,站立和行走时歪肩、驼背等。读书的地方要有适当的光线,课桌椅的高度应适合儿童的身高、坐高,书本和眼睛应保持 33cm 左右的距离,禁止卧位看书,预防近视。培养每天早晚刷牙、饭后漱口的习惯。指导儿童正确清洁牙齿,限制含糖量高的零食摄入,定期口腔检查,预防龋齿。

3. 防止意外事故　学龄期儿童常发生的意外事故有溺水、活动时的外伤、骨折、车祸等,必须学习交通规则和意外事故的防范知识,以减少意外伤害的发生。

4. 防治心理行为问题　学龄儿童对学校不适应是比较常见的问题,可表现为焦虑、恐惧或拒绝上学。其原因较多,例如不愿意与父母分离,产生分离性焦虑;不喜欢学校的环境,害怕某位老师,与同伴关系紧张或害怕考试等。家长首先要查明原因,采取相应措施。同时,需要学校和家长的相互配合,帮助儿童尽快适应学校生活。

**知识拓展**

**学校的心理健康教育**

心理健康教育是学校素质教育的重要组成部分,对学生身心健康成长和全面发展具有重要的意义。主要根据学生心理发展特点和身心发展的规律,面对全体学生开展预防性和发展性的心理健康教育,使学生不断正确认识自我,增强调控自我、承受挫折、适应环境的能力,塑造健全的人格和良好的个性心理品质;向少数有心理困扰和心理障碍的学生,开展补救性和矫治性的心理咨询和辅导,使他们尽快摆脱障碍,调节自我,提高心理健康水平,增强发展自我的能力;面对教师和家长开展心理健康教育工作,推进学校素质教育全面实施,有利于实现教育目标、减轻学习负担、实施创新教育;同时优化社会心理环境,推动社会文明与进步,有利于社会主义精神文明建设和社会局面的安定与和谐。

**(七)青春期保健**

青春期是体格发育的第二个高峰期,是性格、体质、心理、智力发育和发展的关键时期。

1. **供给充足营养** 此期青少年体格增长迅速,食欲旺盛,需要充足的营养,但易受大众传媒的鼓动和同伴的影响,还有女孩对摄入的饮食影响体重、使脂肪增加有疑虑,容易形成偏食、挑食和厌食,所以要指导青少年保持良好的饮食习惯,选择适当的食物,以满足营养的需要。

2. **性教育及卫生指导** 青少年生殖系统开始发育且逐渐成熟,开始有了身体变化及对异性产生好奇。因此,性教育是青春期健康教育的一个重要内容。此期应结合生理卫生课,举办青春期卫生专题讲座,进行正确的性教育,使其了解青春期特点及第二性征发育的规律。加强少女经期的卫生指导,避免受凉、剧烈活动和重体力劳动,注意会阴部卫生。保证充足的睡眠,每日睡眠不少于9h。

3. **加强心理健康教育** 青春期心理发育已达到一个新的水平,但身心发展处在一种非平衡状态,容易出现心理矛盾和冲突,如反抗性与依赖性、闭锁性与开放性、自满和自卑等,男孩可能会学成人吸烟、酗酒,甚至吸毒和滥用药物,因此要进行系统的法制教育和品德教育,告知这些不良行为的危害,树立正确的人生观、价值观,形成健康向上的生活方式。青少年最常见的心理行为问题是由多种原因引起,如出走、自杀、网瘾及对自我形象不满等,其中自杀多见于女孩,家庭及社会应给予重视,并采取积极的干预措施。

4. **预防疾病和事故** 由于内分泌调节不稳定,会有痤疮、甲状腺肿、痛经等。男孩还容易出现运动创伤、打架斗殴所致损伤,应继续进行安全教育。

## 二、体格锻炼

体格锻炼是指利用阳光、空气、水等自然条件,结合日常生活护理,以促进儿童生长发育增进健康、增强体质的一系列积极措施。儿童体格锻炼有多种形式,可根据儿童年龄、体质和环境等特点,选择合适的方式进行锻炼。

**(一)体格锻炼方式**

1. **空气浴** 空气浴是一种最简单易行、作用温和的方法,不受季节和物质条件的限制,任何不同健康状况的儿童均可进行。主要是利用气温和人体皮肤表面温度之间的差异形成刺激,使交感神经更趋活跃,促进新陈代谢,健壮呼吸器官和增强心脏活动。

(1)室内空气浴:可从 2~3 个月开始,最好选择从夏季开始,先在室内进行,室温不低于 20℃。开始时可穿衣,然后逐渐减少衣服,最后只穿短裤进行。以饭后 0.5~1h 进行为宜,每日 1~2 次,开始每次持续 2~3min,夏季逐渐增加至 2~3h,冬季持续 20~25min。整个过程 7~10d,适应后由室内的空气浴转到室外空气浴。

(2)室外空气浴:其步骤与室内空气浴相同。开始持续几分钟即可,随后逐渐延长到20~30min,最长可达2~3h。冬季可在室内利用开窗来掌握室温,一般3岁以下婴幼儿和体弱儿不低于15℃;3~7岁可降低至14~12℃;学龄儿童12~10℃。儿童脱衣后先用干毛巾摩擦全身皮肤至微红,可结合皮肤抚触、按摩、主动操和被动操进行,要随时观察儿童的反应,如遇天气骤变应暂停。同时,培养儿童少着衣、冷水洗脸等习惯,经常给居室通风换气。

2. 日光浴 婴儿出生后应尽早进行户外活动,呼吸新鲜空气,户外活动时间由开始每日1~2次,每次10~15min,逐渐延长至1~2h。1岁以上的儿童即可进行日光浴,夏季可安排在上午8~9时,冬季可在上午10~12时,气温在最高为30℃(阴凉处的气温),最低为24℃时进行。不宜空腹和饭后1h内进行。照射时间原则上由短到长,让儿童睡在草地或小床上,仅穿三角裤,头戴宽边帽子或白色小帽、墨镜。第一次日光浴时间先仰卧1min,然后俯卧1min,以后每隔2天再各增加照射时间1min,最后可延长到10~15min,较大幼儿可延长到20~30min。

3. 水浴 利用身体表面与水的温差来锻炼身体。

(1)温水浴:新生儿脐带脱落后即可进行温水浴,冬春季每日1次,夏秋季可每日2次,室温20~21℃时,水温以35~37℃为宜,水量以婴儿半卧位时锁骨以下全浸入水中为宜,每次浸泡5min左右。浴毕可用低1~2℃的水(33~35℃)冲淋身体,随即擦干,用温暖毛巾包裹,穿好衣服。

(2)擦浴:因刺激作用较温和、操作方法也较简单,可用于7~8个月以上的任何体质的儿童。室温不低于16~18℃。开始水温32~33℃,以后每隔2~3天降1℃,婴儿可降至26℃,幼儿可降至24℃,学龄前儿童可降至22~20℃。一般在床上进行,先将吸水性强的软毛巾或连指手套浸到温度适宜的水中,拧水半干,自四肢做向心性擦浴,擦毕用干毛巾擦至皮肤微红。

(3)淋浴:全身皮肤除水温刺激外还有水流的机械压力所起的按摩作用,对机体的锻炼作用较强,适用于3岁以上的儿童。室温保持在18~20℃,水温35~36℃,幼儿可逐渐降至26~28℃,年长儿可降至24~26℃。淋浴时儿童站在有少量温水的盆中,先冲上肢、背部和下肢,后冲淋两肋、胸部和腹部,不要冲头部。每日1次,每次冲淋时间为20~40s。

"三浴"的顺序:空气浴－日光浴－水浴。在气温适宜的地区,当儿童适应后,"三浴"可同时进行,如早上进行空气浴与日光浴,水浴可在睡前进行。

4. 游泳 婴儿游泳是指出生后即可进行的一项特定的、阶段性的水中早期健康保健活动。需有安全保护措施,由经过专门培训的人员操作和看护。天然浴场游泳对儿童体格发育及健康极为有利,可同时结合水、空气、日光的作用。学龄前儿童下水时气温不应低于24~26℃,水温不低于25℃,最初游泳持续时间不超过2~5min,以后逐渐延长到每次10~15min。游泳时先浸湿头部和胸部,然后逐渐浸入水中,注意空腹或刚进餐后不得进行。出水后先擦干身体、穿好衣服,并进行柔软运动使身体产生热量。

5. 婴儿体操

(1)被动体操:适合于2~6个月婴儿,在成人的帮助下进行四肢伸屈运动,可促进婴儿大运动的发育、改善全身血液循环。注意不要在婴儿饥饿和刚喂饱时做操,最好在喂奶后1h清醒状态下进行,每日1~2次,动作要轻柔,如婴儿有对抗力量时,可待肢体放松后再做。

(2)主被动操:适用于7~12个月的婴儿,在成人的适当扶持下,进行爬、坐、仰卧起身、扶站、扶走、双手取物等,可扩大婴儿视野,促进智力发育。每天可做1~2次,做操时动作要轻柔而有节奏,可配上音乐,也可在户外锻炼。

6. 体育运动 各种球类活动(如乒乓球、篮球、足球)、滑冰、赛跑、投掷等,可增强体质,增强身体的协调性和灵活性。并可培养儿童对体育运动的爱好,培养机智、勇敢、坚毅等品质。

7. 游戏 游戏是儿童与他人进行沟通的一种重要的方式。通过游戏,儿童能够识别自我及外界环境,发展智力及动作的协调性,初步建立社会交往模式,学会解决简单的人际关系问题,有助于儿童创造力的发展。如通过滑滑梯、骑木马、坐转椅、摇旱船等游戏,锻炼攀登动作及平衡动作;通过投球游戏锻炼动作灵活性和协调性。对住院患儿来说,游戏还有一定的辅助治疗作用,还便于护理人员了解患儿病情变化,向患儿及家长进行健康教育。

（二）体格锻炼的注意事项

1. 循序渐进，持之以恒　根据幼儿的生理特点，逐步提高各种因素对人体的刺激强度，逐步延长锻炼时间，锻炼的方式由简单到复杂，使人体各器官逐渐产生良好适应。

2. 结合年龄，注意个体差异　不同健康状况的儿童选择锻炼的方法、时间、强度应有所区别。如对体弱儿的体格锻炼应较健康儿缓慢，时间应短并要仔细观察。

3. 要有充足营养及合理生活制度　体格锻炼会增加热能的消耗，因此体格锻炼应适当增加各种营养素。锻炼内容要多样化，强度要符合年龄特点，时间要有所控制，否则会造成各生理功能的不协调，达不到锻炼的目的。

4. 要有准备活动和整理活动　开始做适当的准备活动，运动量逐渐增加，使心血管系统有足够时间提高其活动水平，同时消除肌肉、关节的僵硬状态，以减少外伤的发生。锻炼后的整理活动可使神经系统由紧张恢复到安静，以防止"运动性休克"的发生。

5. 仔细观察儿童对锻炼的反应　观察儿童锻炼时或锻炼后有无不适反应，如出现不适应及时采取措施，进行相应调整。

## 三、计划免疫

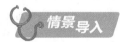
情景导入

张女士怀抱婴儿来保健门诊咨询：女儿笑笑生后 3d 已接种过卡介苗、乙肝疫苗，2 个月口服过脊髓灰质炎减毒活疫苗糖丸，现已 4 个月，想知道有关孩子接种疫苗的相关问题。

情景互动：

1. 4 个月的笑笑现在应该接种的疫苗是什么？

2. 接种前后需注意哪些事项？

3. 如出现异常反应如何处理？

计划免疫（planned immunizations）是根据免疫学原理、儿童免疫特点和传染病发生情况制订的免疫程序，是有计划地、针对性地将生物制品接种到儿童体中，使之产生免疫力的过程，以达到控制和消灭传染病的目的。

（一）免疫方式及常用制剂

1. 主动免疫　主动免疫指给易感者接种特异性抗原，以刺激机体产生特异性抗体，从而产生主动免疫力，是预防接种的主要内容。主动免疫制剂在接种后经过一定期限才能产生抗体，持续时间较久，一般为 1~5 年。故在完成基础免疫后，还要适时地安排加强免疫，巩固免疫效果。常用制剂有菌苗、疫苗、类毒素等。多采用一种以上的预防接种制剂联合应用，同时对几种传染病产生抵抗力，即联合免疫接种。如百白破三联（百日咳菌苗、白喉类毒素、破伤风类毒素）效果好，可减少接种次数，增加协同作用。

2. 被动免疫　未接受主动免疫的易感儿在接触传染源后，可给予相应的抗体，使机体立即获得免疫力，称为被动免疫。这种免疫抗体在体内存留时间一般 3 周左右，只能作为暂时性的预防和治疗。如给未注射麻疹疫苗的麻疹易感儿注射丙种球蛋白以预防麻疹、受伤时注射破伤风抗毒素以预防破伤风。被动免疫制剂是用人工被动免疫的生物制品，包括特异性免疫血清、丙种球蛋白及胎盘球蛋白等，其中特异性免疫血清又包括抗毒素、抗菌血清和抗病毒血清，此类制剂来自于动物血清，对人体是一种异性蛋白，注射后容易引起过敏反应或血清病，尤其是重复使用时，更应慎重。

（二）计划免疫程序

计划免疫包括基础免疫和加强免疫，人体初次接受某种疫苗的全程足量预防接种称为基础免疫；基础免疫后，机体产生的相应抗体会随着时间的推移逐渐降低乃至消失，必须进行同类疫苗的复种，称为加强免疫。

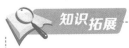

**五 联 疫 苗**

五联疫苗（pentaxim）是由吸附无细胞百白破和灭活脊髓灰质炎联合疫苗和B型流感嗜血杆菌结合疫苗组成的联合疫苗,用于预防白喉、破伤风、百日咳、脊髓灰质炎和B型流感嗜血杆菌感染等五种疾病。推荐的免疫程序为:在儿童2、3、4月龄或3、4、5月龄分别进行三剂基础免疫,在18月龄再注射一剂加强免疫。

该疫苗使原本为预防这五大疾病所需要的接种针次由12针降至4针,但属于需要自费的二类疫苗,应在知情告知的情况下由受种者家长自愿选择。此前通常有国产免费的百白破、脊髓灰质炎灭活疫苗或减毒活疫苗等一类疫苗和单支进口二类疫苗两种选择,B型流感嗜血杆菌结合疫苗为自费选择的二类疫苗。

根据我国卫生健康委规定,儿童在1岁内必须完成乙肝疫苗、卡介苗、脊髓灰质炎减毒活疫苗、白百破疫苗、麻风疫苗、流脑疫苗、乙脑减毒活疫苗的接种,见表2-3。并根据流行地区和季节或根据家长自己的意愿,对适龄儿童进行甲肝疫苗、水痘疫苗、腮腺炎疫苗、风疹疫苗、流感疫苗、B型流感嗜血杆菌疫苗、肺炎疫苗、轮状病毒疫苗等接种。

表2-3 儿童计划免疫程序

| 疫苗 | 预防疾病 | 接种对象 | 接种次数 | 接种部位 | 接种途径及剂量 | 备注 |
|---|---|---|---|---|---|---|
| 乙肝疫苗 | 乙肝 | 0、1、6月龄 | 3 | 上臂三角肌 | 肌内注射 5μg | 出生后24h内接种第1剂次,第1、2剂次间隔≥28d |
| 卡介苗 | 结核病 | 出生时 | 1 | 上臂三角肌中部略下处 | 皮内注射 0.1ml | |
| 脊灰减毒活疫苗 | 脊髓灰质炎 | 2、3、4月龄 4周岁 | 4 | 口服 | 1粒 | 第1、2剂次,第2、3剂次间隔均≥28d,冷开水送服,并在吞服后1h内禁饮热开水 |
| 百白破疫苗 | 百日咳白喉破伤风 | 3、4、5月龄 18~24月龄 | 4 | 上臂三角肌 | 肌内注射 0.5ml | 第1、2剂次,第2、3剂次间隔均≥28d |
| 麻风疫苗 | 麻疹风疹 | 8月龄 | 1 | 上臂三角肌下缘附着处 | 皮下注射 0.5ml | |
| 乙脑减毒活疫苗 | 乙型脑炎 | 8月龄 2周岁 | 2 | 上臂三角肌下缘附着处 | 皮下注射 0.5ml | |
| A群流脑疫苗 | 流行性脑脊髓膜炎 | 6~18月龄 | 2 | 上臂三角肌下缘附着处 | 皮下注射 30μg | 第1、2剂次间隔3个月 |

（三）预防接种的禁忌证

1. 患免疫缺陷病、恶性肿瘤;在接受免疫抑制治疗(如放射治疗、糖皮质激素、抗代谢药物和细胞毒性药物)期间。

2. 患有活动性结核病、急性传染病(包括有接触史而未过检疫期者)、严重心、肝、肾疾病或慢性疾病急性发作者。

3. 有明确过敏史者禁止接种白喉类毒素、破伤风类毒素、麻疹疫苗(尤其是鸡蛋过敏)、脊髓灰质炎糖丸疫苗(牛乳或乳制品过敏)、乙肝疫苗(酵母过敏或疫苗中任何成分过敏)。

4. 发热及严重腹泻的儿童暂缓服脊髓灰质炎疫苗糖丸;因百日咳菌苗可产生神经系统严重并发症,故患癫痫、神经系统疾病、有抽搐史者禁用百日咳菌苗。

5. 患严重湿疹及其他皮肤病者不予接种卡介苗;近1个月内注射过丙种球蛋白者,不能接种活疫苗。

### (四) 预防接种的反应及处理

1. 局部反应　接种后数小时至24h左右,接种局部会出现红、肿、热、痛等炎症表现,有时伴有淋巴结肿大。红肿直径 < 2.5cm 为弱反应;2.6~5cm 为中等反应; > 5cm 为强反应。反应持续 2~3d 不等。接种活菌(疫)苗局部反应出现晚、持续时间长。个别儿童接种麻疹疫苗后 5~7d 出现皮疹等反应。局部反应较重时,可用干净毛巾热敷。

2. 全身反应　主要表现为发热,一般于接种后 5~6h 至 24h 内体温升高,持续 1~2d,但接种活疫苗需经过一定潜伏期才有体温上升。体温 37.5℃ 左右为弱反应,37.5~38.5℃ 为中等反应,38.6℃ 以上为强反应。此外,还可伴有头晕、恶心、呕吐、腹痛、腹泻及全身不适等反应。有全身反应时可对症处理,注意休息,多饮水。如局部红肿继续扩大,高热持续不退,应到医院诊治。

3. 异常反应　发生于少数人,临床症状较重,故接种后一般要在医生或护士的监护下观察 30min,确定没有不良反应后才能离开。

(1)过敏性休克:一般于注射后数秒或数分钟内发生,出现烦躁不安、面色苍白、口周青紫、四肢湿冷、呼吸困难、脉搏细速、恶心呕吐、惊厥、大小便失禁,甚至昏迷,严重者可危及生命。一旦出现,立即让患儿平卧,头稍低,立刻皮下或静脉注射 1:1000 肾上腺素 0.5~1ml,必要时可重复注射,同时给予吸氧,注意保暖,待病情稳定后,立刻转至医院抢救。

(2)晕针:儿童常由于空腹、疲劳、室内闷热、紧张或恐惧等原因,刺激引起反射性周围血管扩张导致一过性脑缺血,故在接种时或接种后几分钟内出现头晕、心慌、面色苍白、出冷汗、手足冰凉、心跳加快等症状,重者知觉丧失、呼吸减慢。一旦出现,立即使患儿平卧,头稍低,饮少量热开水或糖水,短时间内即可恢复正常。数分钟后不恢复正常者,可针刺人中穴,也可皮下注射 1:1000 肾上腺素,每次 0.01~0.03ml/kg。

(3)过敏性皮疹:以荨麻疹最为多见,一般于接种后几小时至几天内出现,经服用抗组胺药物后即可痊愈。

(4)全身感染:有严重原发性免疫系统缺陷或继发性免疫防御功能减低(如放射病)者,接种活菌(疫)苗后可扩散为全身感染,应积极抗感染处理。应注意避免。

### (五) 预防接种的准备及注意事项

1. 接种环境及心理准备　接种场所必须光线明亮、空气流通、室温适宜;接种用品、抢救设备及药品处于备用状况。最好在儿童饭后进行,并做好宣传解释工作,消除紧张、恐惧心理,争取家长和儿童的合作。

2. 严格执行检查核对制度　检查制品标签,包括名称、型号、有效期、生产单位,并做好登记;检查安瓿有无裂缝,药液有无发霉、异物、凝块、变色或冻结等;按规定稀释、溶解、摇匀后使用。仔细核对儿童姓名和年龄;严格按照规定的剂量接种;注意预防接种的次数,按使用说明完成全程免疫和加强免疫;按各种制品要求的间隔时间接种,一般接种活疫苗后需间隔 4 周,接种死疫苗后需间隔 2 周,再接种其他活疫苗或死疫苗。

3. 局部消毒及无菌操作　消毒皮肤,待干后再注射,否则会降低疫苗活性;接种活疫苗、活菌苗时只用 75% 乙醇消毒,以免活疫苗、活菌苗易被碘酊杀死,影响接种效果。一人一副无菌注射器一个无菌针头,预防疫苗交叉感染。抽吸后如有剩余药液,需用无菌干纱布覆盖,空气中放置不能超过 2h;接种后剩余药液应废弃,活疫苗应烧毁。

4. 严格执行免疫程序　按免疫程序,保证接种及时、全程及足量,做好记录及预约时间,避免重复

0214

视频:婴儿
计划免疫

接种及遗漏，未接种者须注明原因，必要时进行补种。

5. 严格按照使用说明执行　各种制品的特殊禁忌证应严格按照使用说明执行。2个月以上婴儿接种卡介苗前应做 PPD 试验，阴性才能接种；脊髓灰质炎疫苗冷开水送服，服后 1h 内禁止热饮；接种麻疹疫苗前 1 个月及接种后 2 周避免使用胎盘球蛋白、丙种球蛋白制剂。

## 四、意外伤害的预防

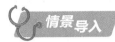

李先生怀抱婴儿紧急来院，夜班护士小王见患儿面色苍白、呼吸呈叹息状，立即通知医生抢救。小王边协助医生抢救边询问：其母一觉醒来，发现被褥盖住了 2 个月大的宝宝口鼻，掀开被子见女儿面色发青、大汗淋漓、呼吸微弱，故急诊来院。

情景互动：

1. 宝宝发生了何种意外情况？

2. 导致此种意外情况的主要原因是什么？如何预防？

伤害可分为非故意伤害和故意伤害两大类。非故意伤害即意外伤害（unintentional injury），指外来的、突发的、非本意的、非疾病的事件导致身体受到的伤害，如道路交通伤、溺水、烫伤或烧伤、跌落伤、动物咬伤、中毒、窒息等。由于儿童缺乏自我保护意识，可因各种意外而引起人体损伤。预防意外是儿童保健工作中的一个重要部分。

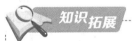

### 儿童非故意伤害的预防控制

伤害的发生均由个体因素、环境因素、致病原和媒介物等三方面因素综合促成。Haddon 认为伤害的预防主要是根据其发生前、发生中和发生后这三个不同阶段，每个阶段均从促成伤害的这三方面因素开展针对性的预防和干预（Haddon 模型）。

主动干预是指个体自身主动选择某种安全设备或采取某些行为，以避免伤害发生，如骑车佩戴头盔，针对的是全人群，无论是否会发生事故，这是防止非故意伤害最有效的措施。

被动干预则指通过改变环境来减少风险。如"四 E 干预"是指：教育干预（education）是通过对家长、儿童的安全教育，增加安全行为；技术干预（engineering）是指通过设备、产品的设计与革新，减少伤害风险，如汽车配备安全气囊；强制干预（enforcement）是指通过立法，如禁止酒后驾车；急救护理（Emergency）是指建立完善的急救系统，开通绿色通道，提高急诊救护水平，尽量减少伤害性死亡和永久性功能损伤。

（一）窒息

1. 常见原因　婴幼儿因呼吸道被堵或有异物吸入而易致机械性窒息。呼吸道被堵主要见于 3 个月以内的婴儿，多发生在严冬季节，如包裹过严、被褥掩盖口鼻、哺乳时母亲乳房堵塞婴儿口鼻。异物吸入窒息多见于 6 个月以上婴幼儿，玩耍时将小物品如豆类、硬币、纽扣、塑料小玩具等放入口中导致误吸；或儿童进食时哭闹、嬉笑或强迫灌药，或将异物含在口中，当哭笑、惊恐而深吸气时，将异物误吸。

2. 预防措施　婴儿睡眠时注意观察有无口鼻被堵的现象；母亲尽量不要躺着哺乳，防止乳房堵住婴儿口鼻，喂乳后应轻拍婴儿背部，防止溢乳造成窒息。注意培养孩子良好的饮食习惯，细嚼慢咽，进餐时勿责骂、惊吓儿童，避免儿童大哭、大笑、嬉闹、追跑。不给婴幼儿瓜子、花生、豆子、果冻及带刺、带核、带骨的食物，不给儿童玩耍体积小的玩具或物品。

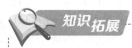

**婴儿捂热综合征**

多发生于 1 周岁以下的婴儿,特别是刚出生不久的新生儿。虽然此时婴儿的生理活动已开始,但呼吸、体温调节中枢还不健全,对外界环境适应力差,由于过度保暖和捂闷过久,如衣被过多、包裹过严以及室内温度过高,导致缺氧、窒息、不能有效散热而发病。常表现为高热,体温达 41~43℃,全身大汗,面色苍白,哭声低弱。若未及时处理可进一步加重,大汗过后体温突然下降,出现烦躁不安、抽搐、尿少、呼吸暂停、全身皮肤发花等,呈呼吸循环衰竭状态,同时因脑缺氧引起脑水肿。严重者可留下癫痫、瘫痪等后遗症甚至导致死亡。

**(二)中毒**

1. 常见原因　儿童中毒多发生在婴幼儿至学龄前期。引起儿童中毒的物品较多,有药物、工业用的化学品、有毒动植物、生活中使用的消毒剂、去污剂、杀虫剂及有毒气体如一氧化碳等。由于儿童年幼无知,通过误服、吸入、接触等方式引起,最多见的是误服药物,经呼吸道吸入一氧化碳中毒、有机磷农药吸入中毒等也较多。

2. 预防措施　保证儿童食物的卫生,防止食物在制作、储备、出售过程中处理不当导致细菌性食物中毒;避免食用有毒的食物,如毒蘑菇、含氰化物的果仁(苦杏仁、桃仁、李仁等)、河豚;药物或灭虫、灭鼠的剧毒物品要放置在儿童无法拿到的地方;冬季使用火炉要注意室内通风,经常检查家中煤气是否漏气,用后要及时关闭。

**(三)外伤**

1. 常见原因　常见的外伤有骨折、关节脱位、烧伤、烫伤及电击伤等。如婴儿会翻身后有坠床的可能;幼儿独立行走后,可能发生楼梯坠落、窗口坠落;学龄儿童常爬高、攀登等,跌落损伤增多。由于取暖时温度过高(如热水袋过热)、喂食时食物过热、婴儿接触热锅或热汤碗、触摸烧热的器物或玩火等引起烫伤、烧伤。

2. 预防措施　儿童居室的窗户、楼梯、阳台、床等都应有栏杆,防止跌落;避免将婴儿放到未加保护的高台上;年长儿要系好鞋带,避免衣裙或裤脚拖地,以免绊倒;取暖用品温度不能过高,取暖设备要加防护网;避免开水、油等烫伤;调洗澡水时先倒凉水后倒热水;教育儿童不可玩火柴、打火机、煤气等危险物品;室内电器、电源应有防止触电的安全装置,或者安装在儿童触摸不到的地方。

**(四)溺水与交通事故**

1. 常见原因　幼儿会走后随时都有溺水的危险,如坠入池塘、沟渠、粪坑、无盖水井及江河湖泊等,年长儿多是在水中玩耍或游泳而溺水。交通事故也是儿童意外死亡的重要原因。由于幼儿在车内未系好安全带,或在户外活动,尤其是公路上玩耍时不能意识到危险,易发生交通事故。

2. 预防措施　教育儿童不可擅自去无安全措施的江河、池塘玩水;在接近水源时,密切注意幼儿活动,避免坠落淹溺。婴幼儿应坐在汽车后座系好安全带,不能将婴儿直接放在汽车座位或抱在大人膝上;教育儿童要遵守交通规则,不要在街上追逐打闹;幼儿外出活动时要有成人监护。

## 五、近视与弱视的防治

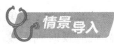

孙先生带儿子小明来到医院眼科门诊,说小明这学期因为看不清楚黑板上的字而导致学习成绩急速下降。

情景互动:

1. 小明的眼睛可能出现了什么问题?

2. 如何预防该种疾病?

正常眼球在调节松弛的情况下,来自 5m 以外的平行光线入眼后,经过屈光系统(由角膜、房水、晶状体和玻璃体组成)恰好聚焦于视网膜上并形成清晰物像,这样的光学状态称为正视眼(emmetropia)。当眼的屈光力与眼轴不相适应时,会出现不正常的屈光状态,焦点不落在视网膜上或根本不能形成焦点,这样的眼睛统称为非正视眼,又称屈光不正,它包括近视、远视和散光三种类型。近视在儿童中最为多见,弱视也较常见,危害较大,故本节重点介绍近视和弱视的防治。

(一)近视的防治

近视是指眼睛在调节放松时,平行光线通过眼的屈光系统后,焦点落在视网膜之前的一种屈光状态。真性近视是由于眼轴过长或眼的屈光力大,在眼调节松弛的状态下,平行光线聚焦于视网膜前;假性近视是由于调节痉挛,导致物像焦点落在视网膜前,为暂时性近视。近视眼的临床特征是只能看清近距离物体而不能看清远物,且容易出现视疲劳,高度近视者还可并发玻璃体异物、视网膜脱离、青光眼、白内障等。我国青少年近视眼发病率有逐年增多的趋势,已经成为一个严重的公共卫生问题。

1. 近视的常见原因　近视是由多种因素导致的。近年来许多证据表明环境和遗传因素共同参与了近视的发生。

(1)遗传因素:高度近视眼(屈光度 >-6D 者)具有一定的遗传倾向已被公认。调查表明,高度近视眼的双亲家庭,其下一代近视的发病率较高;而一般低、中度近视眼(屈光度 ≤ -3D 者为低度近视,-3D~-6D 者为中度近视)以环境因素的作用为主,而遗传因素所起的作用较小。

(2)环境因素:青少年的眼球正处在生长发育阶段,调节能力很强,眼球壁的伸展性也比较大。由于不良的用眼习惯,如长时间近距离地看书写字、看电视电脑、用眼环境光线过强或过弱、走路时或在晃动的车厢里看书、或躺着看书等,使眼的调节力增加,睫状肌痉挛,晶状体的屈光力过强,看远时肌肉不能正常放松,导致只能看清近距离物体不能看清远距离物体。看近物时,两眼球向内转动,眼球外面附着的眼外肌压迫眼球壁,使之向后延伸,时间久了,眼轴增长,导致近视。

(3)其他因素:近视眼的形成还与营养、食糖过多、大气污染、早产等因素有关,特别是过量糖的摄入。

2. 近视的预防　大多数的近视眼是可以预防的。一般青少年的近视眼,开始多为"假性近视",是由于用眼过度、调节紧张而引起的一种功能性近视,如果不及时进行解痉矫治,日久就发展成真性近视。因此,近视的预防必须从小就开始。

(1)提倡优生优育,减少遗传因素的影响:近视眼与遗传有明显关系,如父母双方均为高度近视,则婚后子女的遗传概率很高。所以,有条件的地方应建立眼科遗传咨询门诊。

(2)注意用眼卫生,培养良好的用眼习惯:

1)看书写字时姿势端正,桌椅高低应适合,不要趴在桌子上或扭着身体看书,保持眼睛与书本合适距离(30~35cm),书本与桌面最好倾斜 30°~40°,视线与书本接近直角。身体距离课桌应保持成人一个拳头的距离,手应距离笔尖 3~3.5cm。不要躺着或在吃饭、走路和乘车时看书。

2)看书写字或看电视、用电脑时间不宜过长,50min 左右应闭目休息或眺望远处约 10min,并多看绿色植物。看电视时应注意高度与视线相平;眼与荧光屏的距离不应小于荧光屏对角线长度的 5 倍。

3)教育儿童写字不宜过小、过淡、过密,更不要写斜体字、草字。写字时间不要过长。

(3)改善视觉环境,合理采光与照明:写字、阅读光线要柔和且充足,光线最好从左边照射过来。白天最好采用散射日光;晚上,照明灯可选用白炽灯或日光灯,保持桌面的照度在 100lux 以上,不要在太暗或者太亮的光线下看书、写字,保证课间 10min 休息,减轻视力疲劳。

(4)加强眼保健操制度,定期检查视力:眼保健操每天做 1~2 次,每 3~6 个月检查一次视力。如果家长发现儿童看东西时喜欢靠得很近、眯眼睛、皱眉头、常用手揉眼或成绩下降等,就应及时到医院就诊。

(5)增强体质,保证营养,生活规律:保证学生每天有一小时体育活动,如打羽毛球、乒乓球。多吃含维生素 A 较丰富的食物,如各种蔬菜、胡萝卜及动物的肝脏、蛋黄等。多吃一些含锌较多的食物,如黄豆、杏仁、紫菜、海带、羊肉、黄鱼、奶粉、茶叶、肉类、牛肉、肝类等,保证足够的蛋白质、脂肪、维生素 D 和钙的摄入,限制食用含糖过高的食物。

3. 近视的治疗及护理　目前儿童近视尚无特别有效的治疗方法,原则是积极矫治和防止深度发展。真性近视者可采用配镜、手术、药物、物理疗法等治疗手段,儿童一般首选配镜治疗,基本不用手术治疗;同时,改善用眼环境,纠正不良用眼习惯,加强营养等。假性近视常用放松疗法,如散瞳疗法、远眺法等。

如果确诊为真性近视,配戴一副合适的眼镜是目前治疗近视最有效而可靠的方法。配镜的原则是用最低度数的凹球镜片获得最佳视力。配一副合适的眼镜一般要经过验光、复验、测量瞳距、配镜等流程。儿童一般用阿托品散瞳,可能会引起暂时性的怕光、看近物不清楚等,少数人可出现中毒症状,如面色潮红、口干等。如用阿托品眼药水,应压迫泪道防止药物吸收。因此在验光前应向儿童及其家长交代清楚。因药效持续 2~3 周,为了不影响儿童学习,可利用假期进行。复验应在瞳孔复原后进行,根据儿童主观视力情况及耐受程度适当调整眼镜度数,直至儿童能接受为止。配镜前要测量瞳距,使镜片光学中心与瞳孔一致。配镜后要坚持戴镜,掌握正确戴镜方法,了解眼镜的保养与保存方法,注意保持镜片的清洁。每年至少检查视力 1 次,随着视力的改变及时更换合适的眼镜。儿童一般不主张戴角膜接触镜,因为角膜接触镜的取、戴需要一定的技巧,且卫生要求较高,儿童不容易做到。

### (二) 弱视的防治

弱视由于眼睛在发育期间发生异常而引起的一种儿童常见的眼病。是指眼球无器质性病变,而单眼或双眼远视力经矫正后仍不能达到正常者。一般矫正视力 ≤ 0.8,常伴有斜视、屈光参差或高度屈光不正等。它不仅使儿童视力低下,还使儿童缺少完善的立体视,从而影响儿童的高级视功能。该病的疗效与年龄密切相关,年龄越小疗效越好,若不及早治疗,可发展为终身视力低下。

**1. 弱视的常见原因**

(1)斜视性弱视:以内斜视最容易引起弱视。斜视眼因为眼位偏斜出现复视,皮层视中枢为消除或克服复视,对斜视眼传入的视冲动进行抑制,久之,则出现斜视眼弱视。

(2)屈光参差性弱视:因双眼屈光不正而且参差较大(>2.5D),引起视网膜物像大小不等,大脑皮质不能进行有效融合,只对清晰的物像产生反应,久而久之,屈光度较高的眼形成屈光参差性弱视。

(3)屈光不正性弱视:多见于近视 800 度以上、远视 400 度以上或散光 200 度以上的屈光不正且未戴过矫正眼镜者。儿童如果有高度屈光不正,并且长时期未能矫正,那么视觉中枢就长期不能获得清晰物像,造成视觉发育障碍,从而形成屈光不正性弱视。这类弱视多为双眼性的,双侧视力相等或相似。

(4)形觉剥夺性弱视:婴幼儿由于患有先天性白内障、重度上睑下垂、角膜浑浊等,或儿童因治疗眼病长时间遮盖一眼,使黄斑部接受光线的刺激机会丧失,从而产生视功能发育障碍,引起形觉剥夺性弱视。此种弱视最严重。

**2. 弱视的预防**

(1)早期发现:平时注意观察儿童视物异常的表现:①斜眼或一只眼视物,异常头位;②眯眼或近距离视物,常揉眼;③不喜欢彩色图书;④经常跌倒或碰撞物体等。做到早发现、早治疗。

(2)定期检查视力:通过检查发现屈光不正、屈光参差和斜视等,应及时治疗。对于年满周岁的儿童。都应按常规由专业眼科医生做一次全面检查。学龄前期应每 6 个月检查一次视力,以便早期排查儿童弱视。

(3)注意用眼卫生:看电视电脑久了需要远眺调节,每分钟眨眼 6 次。慎用眼药水。其他同近视。

**3. 弱视的治疗及护理**

(1)配戴眼镜:由屈光问题以及斜视引起的弱视,首先应在专业人士的指导下正确配戴合适度数的眼镜,通过光学镜片让目标物像重新回到视网膜上,使儿童的视觉系统得到刺激而正常发育。眼镜要坚持戴用,能帮助孩子形成正常的视觉习惯,是治疗的关键环节,摘摘戴戴不仅会影响治疗效果,有时甚至会加重病情。

(2)遮盖健眼:配镜后要严格遮盖健眼,双眼弱视要交替遮盖,强迫弱视眼注视,如用红线穿针或穿珠子。告诉儿童遮盖的重要性,以便自觉遵守。除睡眠、洗脸外,不要随便打开眼罩。同时告知儿童弱视治疗的一般知识,以免因遭受讥笑而不能坚持治疗。弱视眼视力恢复正常后可逐渐减少遮盖时间或改为部分时间遮盖,持续 3~6 个月以巩固治疗。因健眼被遮盖,而弱视眼视物模糊且开始不能完全适应一眼视物,儿童容易发生磕碰、撞伤等,应注意安全防护。按时检查双眼视力,警惕健康眼睛发生弱视。

（3）手术及其他疗法：先天性白内障、眼睑下垂、部分斜视引起的弱视需要手术治疗。其他如后像疗法、红色滤光胶片疗法、光学药物压抑疗法、穿针训练等。

（4）复诊：家长应按医嘱定期带患儿到医院复诊，一般每月复诊 1 次。视力恢复正常后半年仍要求每月复查，防止弱视复发，以后逐步改为 3 个月、半年复诊 1 次，直到视力保持 3 年正常，弱视才算完全治愈。复诊时要同时携带有关检查、治疗的病历记录，供医生判定疗效和随时调整治疗方案。

（陈晓红　谢玲莉　王小许）

### 思考题

1. 家长带 8 个月的宝宝来儿童保健科体检。体格检查结果：体重 8.5kg，身长 69cm，头围 45cm，前囟约 1cm×1cm，萌牙 2 枚。

请思考：

（1）宝宝的体格发育正常吗？

（2）宝宝的大运动、细运动及言语发育应达到什么水平？

2. 宝宝 4 个月，健康男婴，因无母乳，寻求喂养指导。

请思考：

（1）该婴儿应选用什么乳品？

（2）如何进行喂养？

3. 宝宝 7 岁，因怕上学迟到早饭时只喝了一点牛奶，上午放学前在学校注射乙脑疫苗，5min 后出现头晕、心慌、面色苍白、出冷汗、心跳加快。

请思考：

（1）宝宝发生了什么情况？

（2）如何针对宝宝的情况及时进行处理？

4. 宝宝 9 岁，因本学期看不清楚黑板上的字而导致学习成绩急速下降。经眼科医生检查，告知为"假性近视"，如果不及时进行矫治，日久就发展成"真性近视"。

请思考：

（1）什么是假性近视和真性近视？

（2）引起近视眼的相关因素是什么？如何指导患儿及家长预防近视眼？

思路解析

扫一扫，测一测

**学习目标**

1. 掌握儿童健康评估的内容；住院患儿的一般护理及心理护理；儿童药物剂量的计算及给药的方法。
2. 熟悉儿童健康评估方法及注意事项；儿童沟通特点与患儿及家属沟通的途径和技巧。
3. 了解儿童医疗机构的设置及护理管理；各年龄期儿童用药特点。
4. 学会对儿童进行身体状况评估；口服给药及抽取药物剂量时的换算。
5. 在儿童护理技术操作中，态度要和蔼、亲切，动作要轻柔、熟练、准确。

## 第一节　儿童医疗机构

我国儿童医疗机构可分为三类：各省市儿童医院、省市县妇幼保健院、综合医院中的儿科。其中，儿童医院的设置最为全面，包括急诊及小儿内科、小儿外科、五官科等不同科别的门诊和病房。

### 一、儿科门诊

儿科门诊设置与一般门诊类似，但又具有儿科的独特性：

1. 根据儿童就诊的特殊性，门诊各处室内外布置应符合心理特点，如候诊大厅里布置成小型游乐场，设候诊椅，大屏幕投影电视放映儿童电视片，放置玩具、悬挂彩色气球、张贴卡通图画等营造使患儿欢乐的气氛，使患儿在娱乐中愉快地等待就诊，并消除患儿的不安。

2. 预诊室应设在医院内距大门最近处，或儿科门诊的入口处，出口即可通向普通门诊候诊室，也可通向急诊抢救室、传染病隔离室。设置预诊室主要目的是及时发现危重患儿、鉴别及隔离传染病患儿、协助患儿家长选择就诊科别。当遇有急需抢救的危重患儿时，预诊护士要立即护送到抢救地点；如遇有较重的传染病患儿，应立即收入传染病医院。因此，预诊工作要求动作迅速，处理果断，人员要求经验丰富、责任心强、决断能力强。主要采取简单扼要的问诊、望诊及体检，力求在较短的时间内迅速作出预诊判断。

3. 儿科门诊流动量大，且患儿家长的焦急程度往往大于其他科别的就诊人员。因此，儿科门诊护士应注意维护就诊秩序、密切观察病情变化，发现异常情况要及时处理；因儿童抗病能力差，做好消毒隔离，严格执行无菌操作技术，预防院内感染；严格执行核对制度，杜绝事故差错；宣传普及儿童保健知识，开展健康教育。

图片：儿科门诊设置

## 二、儿科急诊

儿科急诊是患儿入院抢救的第一线,许多危重患儿须经急诊抢救,待病情稳定才能移至病房。急诊抢救应把握五要素:医护人员、医疗技术、急救药品、仪器设备及抢救时间,其中人起主要作用。

1. 急诊护士应有高度的责任心,较强的组织抢救能力,熟悉儿童各种急诊抢救的理论与技术,迅速配合医生抢救;能严格执行岗位责任制度,建立急诊抢救护理常规,规范急诊文件管理。

2. 儿科急诊一般应设有抢救室、观察室、治疗室、隔离观察室等。此外,因儿童发病急,病情变化快,突发情况多,应随时做好紧急抢救的准备,药品种类、仪器设备应配备齐全,在时间上争分夺秒都是保证抢救成功的重要环节。许多医疗单位的儿科急诊部已与社区救护中心建立密切联系,开通绿色通道,使危重患儿在转运至儿科急诊前已得到及时的急救护理,为进一步救治赢得宝贵的时间。

3. 急症的就诊顺序应根据病情轻、重决定,如危重儿童的就诊顺序应特殊安排,由导诊员引导,先抢救后挂号,先用药后交费,及早进行抢救。

4. 儿童疾病的种类及特点有一定的季节规律性,如:冬末春初易发生流行性脑脊髓膜炎,夏秋季多发生中毒性痢疾、腹泻,冬季常发生肺炎等,应按照儿童疾病发病的规律做好充分准备。

## 三、儿科病房

我国儿科医疗机构按其类型不同,设置有所不同。主要设有住院病室、重症监护室、护士站、医护人员办公室及值班室、治疗室、配膳(奶)室、游戏室、卫生间与浴室等。规模较大的病房还设有家属接待室、新患儿入院观察室、隔离室、检验室、库房及备用房等。

病室里的环境要适合儿童心理、生理特点。新生儿适宜的室温为 22~24℃,婴幼儿室温 20~22℃,儿童室温为 18~20℃,相对湿度为 55%~65%。根据患儿年龄不同、疾病与病情的不同,合理安排其活动与休息的时间;患儿的饮食不仅要符合疾病治疗的需要,也要满足其生长发育的要求;因患儿防范意识差,应加强病房安全管理,以免发生意外;病室之间采用玻璃隔壁,便于医护人员观察患儿及患儿间彼此交流;儿童在患病期间身体抵抗力降低,易发生各种感染,护理人员要高度重视,严格执行消毒隔离制度,加强感染性疾病的管理,防止传染病在病房中蔓延。

# 第二节 儿童健康评估

随着健康观念和现代医学模式的转变,为患儿实施系统化、个体化的整体护理是儿科护理工作者面临的重要任务。护理评估是儿童健康评估的最初阶段,是整个护理程序的基础。主要通过交谈、观察、体格检查及阅读等方式收集患儿各项资料,进行健康评估。

## 一、健康史的采集

儿童处在不断生长发育的动态变化时期,在生理、心理方面均不成熟,特别容易受环境的影响。因此,在收集资料时,要掌握其身心特点,运用多方面知识,以获得全面、正确的资料。

（一）采集内容

1. 一般情况 包括姓名(乳名)、性别、年龄(实际年龄:新生儿记录到天数、婴儿记录到月数、1岁以上记录到几岁几个月)、民族、入院日期,父母或抚养人的姓名、年龄、职业、文化程度、家庭住址、联系电话、病史叙述者与病儿的关系等。

2. 主诉 来院就诊的主要原因及其持续的时间。如:"间歇腹痛 3d""持续发热 5d"。

3. 现病史 为病历的主要部分。详细描述此次患病的情况,包括发病时间、起病过程、主要症状、病情发展、严重程度,以及接受过何种处理等。还应包括其他系统和全身有无伴随症状,以及同时存在的疾病等。

4. 个人史 包括出生史、喂养史、生长发育史、预防接种史、过敏史、日常活动情况等。

（1）出生史:包括胎次与产次,是否足月顺产,母亲怀孕期情况,分娩时情况,出生时体重、身长、出

图片:儿科
急诊设置

图片:儿科
普通病房设置

图片:儿科
重症监护病
房设置

笔记

生时有无窒息、产伤、Apgar 评分等。

(2)喂养史：包括是母乳喂养还是人工喂养，人工喂养以何种乳品为主，添加辅食及断奶情况，近期进食食品的种类、就餐次数、食欲等。年长儿应注意询问有无挑食、偏食、贪吃零食等不良饮食习惯。

(3)生长发育史：包括体格生长和神经心理发育两方面，是儿童健康评估所特有的。询问儿童体格生长发育指标如体重、身高(长)、头围增长情况；前囟闭合时间；乳牙萌出时间、数目；发育过程中何时会抬头、翻身、独坐、站立、行走；语言的发展；对新环境的适应性；认知情况及心理社会等方面的发育情况；学龄儿童还应询问在校学习成绩和行为表现等。

(4)预防接种史：对常规接种的疫苗均应逐一询问，何时接受过何种预防疫苗、具体次数、有无反应。接种非常规的疫苗也应记录。

(5)过敏史：是否有过敏性疾病，认真了解有无对药物、食物或某种特殊物质(如植物、动物或纤维)的过敏史，并详细记录，以供治疗时参考。

(6)日常活动情况：主要包括儿童日常生活环境、卫生习惯、睡眠、休息、排泄习惯，是否存在特殊行为问题，如吮拇指、咬指甲等。

5. 既往史　需详细询问既往患过何种疾病，患病时间、住院情况及治疗结果；应着重了解传染病接触史和传染病病史；在年长儿或病程较长的疑难病例，应对各系统进行系统回顾。

6. 家族史　家族中有无遗传性疾病或慢性病患者。父母是否近亲结婚、母亲分娩情况、同胞的健康状况(死亡者应了解原因和死亡年龄)。必要时要询问家庭成员及亲戚的健康状况。

7. 心理－社会状况　了解患儿性格特征，是否开朗、活泼、好动或喜欢静、合群或孤僻、独立或依赖；儿童及其家庭成员对住院的反应，是否了解住院的原因、对医院环境是否适应、对治疗及护理能否配合、对医护人员是否信任。若为学龄儿童，询问其在校学习情况及与同伴间的关系。家庭经济情况、居住环境、父母对患儿的关爱程度和对患儿所患疾病的认识等。

(二) 注意事项

1. 收集健康史最常用的方法是交谈、观察。通过与患儿及其家长、照顾者的交谈，了解患儿的健康状况及生活习惯与特点等。

2. 在交谈前，护士应明确谈话的目的，拟定所需资料的项目，安排适当的时间、地点，并记录于儿科护理病历。

3. 交谈中护士应注意倾听，有重点地询问，态度要和蔼亲切，语言通俗易懂，以取得家长和孩子的信任，获得准确、完整的资料，但避免使用暗示的语言来引导家长或孩子作出主观期望的回答。

4. 与患儿交谈要考虑儿童的理解程度及语言表达能力，幼儿只能使用一些简单的句子，学龄前期儿童能够使用较完整的句子，但常注意力不集中，言语表达不完整，直至学龄期才能用语言表达自己的情感，逐渐提供一些资料等，但要注意分辨真伪。

5. 与患儿家长交谈时要考虑他们对患儿住院的心理反应，耐心解答他们提出的各种问题。对年长儿可让其补充叙述病情，以取得直接的感受。

6. 病情危重时，应简明扼要，边抢救边询问主要病史，以免耽误救治，详细的询问可在病情稳定后进行。

## 二、身体状况的评估

(一) 评估内容

1. 一般状况检查　包括儿童发育与营养状况、精神状态、面部表情、对周围事物的反应、哭声、语言应答、活动能力、体位或行走姿势等。通过这些观察，可初步判断儿童的神态状况。

2. 一般测量　包括生命体征测量和生长发育指标测量，生命体征测量包括体温、脉搏、呼吸、血压；生长发育指标测量包括体重、身高、头围、胸围等(详见体格生长的测量)。

3. 其他部位及系统检查　包括皮肤的颜色及毛发，淋巴结，头部包括头颅、囟门、眼、鼻、口腔、耳的检查等，其他包括颈部、胸部、腹部、外生殖器与肛门、脊柱与四肢、神经反射的检查等。

(二) 注意事项

1. 检查室内应安静、光线明亮、温度适宜；检查用品齐全、适用。

2. 开始检查前(如询问病史时)就应该注意取得患儿的信任,面带微笑、呼唤患儿的名字或乳名、用表扬的语言鼓励患儿或用手轻轻抚摸患儿均可使患儿消除紧张心理,也可用听诊器或其他玩具逗患儿玩耍以消除或减少恐惧,取得患儿的信任和合作,与患儿建立良好的关系,以便观察与检查。

3. 检查时应注意观察患儿的精神状态、对外界的反应及智力情况,尽量让孩子与亲人在一起,增加患儿的安全感。按儿童年龄及所需检查的部位,采取顺应患儿的体位、姿势,如为较小婴儿检查肺部,可由父母抱于怀中,横坐在父母腿上进行。对年长儿还要照顾他(她)们的害羞心理和自尊心。

4. 检查顺序可根据患儿当时的情况灵活掌握。如检查小婴儿时,可先听诊心肺,后检查咽部;幼儿可先检查四肢后再检查其他部位,以减少儿童的恐惧;有疼痛的部位也应放在最后检查。对急症或危重抢救病例,应先重点检查生命体征或与疾病有关的部位,全面的体检最好在病情稍稳定后进行,也可边抢救边检查。

5. 儿童免疫功能差,检查过程中既要全面仔细,又要注意保暖,不要过多暴露身体部位以免着凉,冬天时双手及所用听诊器胸件应先温暖;检查尽可能迅速,动作轻柔;检查前后均应清洗双手,工作衣和听诊器要勤消毒,使用一次性或消毒后的压舌板,避免交叉感染。

### 三、家庭评估

家庭成员与儿童的关系是影响其身心健康的重要因素。家庭评估包括家庭结构评估和家庭功能评估,是儿童健康评估的重要组成部分。

（一）家庭结构评估

家庭结构是指家庭组成及有关家庭的社会、文化、宗教和经济特点,对儿童及家庭成员身心健康的影响较大。评估内容包括:

1. 家庭及社区环境　家庭环境包括住房类型、居住面积、室内布局、安全性以及近期家庭变迁等。社区环境资料包括邻里关系、学校位置、上学交通状况、娱乐空间、有无潜在危险因素等。

2. 家庭组成　狭义的家庭组成是指目前与儿童共同居住的家庭成员,广义的范围应该包括整个家庭的支持系统。评估中应涉及父母目前的婚姻、职业及教育状况,此外还应涉及家庭的经济、医疗保险状况;同时应了解患儿对家庭现实情况的反应。

3. 文化及宗教特色　有关家庭文化传统及宗教信仰方面的信息对制订护理计划十分重要,此方面评估应注重在家庭育儿观念、保健态度、饮食习惯等。

（二）家庭功能评估

家庭功能是家庭成员之间彼此的影响力以及相互关系的质量,它是决定家庭健康的重要因素。评估内容包括:

1. 家庭成员的关系及角色　家庭成员的关系是指他们之间的亲密程度,是否彼此亲近、相互关心,有无偏爱、溺爱、冲突、紧张状态,能否使儿童从中获得爱与安全;家庭角色是指每个家庭成员在家庭中所处的地位及所承担的责任。

2. 家庭中的权威及决策方式　父母的权力分工对家庭健康是十分重要的,因此评估中应包括家庭问题如何决策以及谁具有决策权。

3. 家庭中沟通交流　评估问题应包括父母是否鼓励孩子与他们交流思想,孩子是否耐心倾听父母的意见,孩子是否愿意与父母探讨问题并分享感受,家庭是否具有促进儿童生理、心理和社会性成熟的条件,以帮助患儿完成社会化进程;与社会有无联系,能否从中获取支持。

4. 家庭卫生保健功能　评估家庭成员有无科学育儿的一般知识、家庭用药情况、对患儿疾病的认识、提供疾病期间护理照顾的能力等。

（三）注意事项

在家庭评估过程中,护士要应用沟通技巧获得家庭的信任,关系到隐私问题要注意保密。根据健康史的采集、身体状况的评估及家庭评估的结果进行综合分析,确定患儿的主要健康问题,提出护理诊断,制订切实可行的护理计划。随着患儿病情的变化,随时进行评估和评价,修正护理诊断,调整护理计划。

## 第三节　住院患儿的护理

### 一、住院患儿的一般护理

1. 入院时护理　患儿入院时首先向患儿及其家属介绍病室环境、作息时间、探视制度；介绍相关医护人员，帮助患儿和家属做好入院的用物和心理的准备。护士做到语言温和、态度亲切，使患儿和家属尽快适应新的环境，取得其信任，在病情及身体状况允许的情况下进行清洁护理。采集患儿健康史资料和进行体格检查时，注意了解住院对患儿及家庭的影响，问清家长的联系方式，并及时、准确、全面地记录。将获取的资料进行综合分析，确定护理诊断，拟定护理计划。对危重患儿，根据具体病情协助医生进行治疗和抢救，待病情平稳再完善其他方面的护理。

2. 住院期间护理　应根据患儿的具体病情和医嘱给予基础护理。病室定时通风换气，保持适宜的温度和湿度，按时用消毒液清洁地面、床栏杆及台面。定期为患儿擦浴或沐浴，经常更换衣着及被褥，保持皮肤、黏膜的清洁，预防婴儿红臀的发生。严格遵守消毒隔离制度、执行无菌操作，认真执行各种安全防范措施，预防交叉感染和意外事故。根据患儿的年龄、疾病种类、病情轻重及既往饮食习惯选择合适的饮食。根据患儿病情在医嘱允许的范围内适当活动，为患儿提供适当、有益的活动和游戏，包括讲故事、绘画、听音乐、角色扮演等，同时保证有充分的休息与睡眠。对长期住院的学龄儿童应帮助其继续学习，保持与同学、学校的联系，以免患儿担心因疾病影响学习。同时，针对不同年龄和疾病的患儿及家长进行疾病预防、康复、营养、自我护理等知识的宣传。

3. 出院时指导　患儿出院时应提前通知患儿及家长做好出院准备，指导家长办理相关出院手续，帮助家长掌握回家后的相关护理知识，如休息与睡眠、饮食、出院带药及服药方法、病情观察、门诊随访、疾病预防等。填写出院护理评估表，整理护理病历，并整理患儿病室床单位。

### 二、住院患儿的心理护理

住院患儿主要的压力来源于疾病本身、各种相关治疗及日常活动受到不同程度的约束和限制，使患儿感到不适甚至产生恐惧。

1. 婴儿期

(1)对住院的反应：根据儿童心理发育的研究结果，儿童出生后在外界刺激的不断影响下，脑的内部结构和功能迅速发展，逐渐形成条件反射，这是心理活动的开端。出生2个月后，婴儿开始能注视母亲的脸、微笑、手脚乱动，母婴之间逐渐产生感情，从而使婴儿的需要得到满足。6个月以内的婴儿因能满足其生理需要，一般比较平静，较少哭闹。但住院会使婴儿和母亲正开始建立信任感的过程被中断，同时婴儿所需要的外界刺激及手脚的动作都受到限制，感觉和动作的发育将受到一定的影响。婴儿在6个月时一般能辨认熟人和陌生人的面孔，认识自己的母亲，并对母亲有着越来越强烈的依赖性。6个月以后的婴儿住院，主要反应是分离性焦虑，表现为哭闹不止，避开和拒绝与陌生人接触；如果住院时间较长，表现出不活泼、抑郁、退缩、对周围事物不感兴趣。

(2)主要护理措施：①护理人员首次与患儿接触时，先和父母谈话并逗引患儿，使患儿对护士有一个熟悉的过程，可给小婴儿舒适的抚摸、怀抱等，但不要突然从父母怀抱中把患儿强行抱开；②给小婴儿适当的环境刺激，如颜色、声音等，提供适合患儿年龄的感觉、运动刺激，促进患儿身心发育；③尽量做到有固定的护士对患儿进行全面护理，建立护患间的信任感，以满足患儿感情上及其他方面的需要；④了解患儿住院前的生活习惯，保持与患儿父母的密切联系，鼓励父母参与护理，允许家长把患儿喜爱的玩具和物品带到医院，满足其喜好，使之尽快适应住院生活。

2. 幼儿期

(1)对住院的反应：幼儿对医院的环境、生活等各个方面均不熟悉，担心自身安全受到威胁，同时语言表达与理解能力有限，对住院限制自己的活动产生不满情绪。此期的分离性焦虑表现得最为强烈，具体表现为三期：①抗议期：幼儿对母亲的依恋十分强烈，常把住院误认为是惩罚，害怕被父母抛弃，表现出侵略性、攻击性行为;②失望期:幼儿越加感到失望、无助,明显地表现出忧郁、悲伤的情绪,对周围的一切不感兴趣,可有退缩或抱怨行为,如吸吮自己的拇指或紧抱玩具不放;③否认期:患儿长期住院,即可进入此期,患儿不再抑郁,假装对周围的一切事物有较大的兴趣,假装乐意和周围其他人接触,表现出很愉快的情绪,此期更需要对患儿精神上的支持和安慰。

(2)主要护理措施:①由责任护士负责对幼儿进行全面、连续的护理,耐心介绍医院内的生活安排及周围环境,尽可能保持幼儿住院前的爱好及生活习惯,使其得到母爱般的温暖;②加强与患儿之间的沟通:语言沟通主要是通过了解患儿惯用的词汇及表达需要的特殊方式,有意识的多与患儿进行语言交流,达到相互理解,同时锻炼儿童的语言能力;非语言沟通是和患儿沟通的主要途径,患儿的面部表情、动作、态度等都能为疾病诊治提供重要线索,同样医护人员的面部表情、动作、态度、语调等也会影响患儿的情绪和心理变化;③对患儿行为方面的护理,包括理解退行性行为的出现是幼儿的一种心理防御,不能指责或嘲笑;在病情允许的情况下,提供适当的活动机会使患儿表现其自主性,如自己吃饭、穿衣或参与清理个人卫生;帮助其恢复应有的行为能力,如排泄习惯、语言的恢复;患儿某部位活动受到限制时,要尽可能用其他方式进行代替,如限制了走路,可用童车代替,但要注意采取安全措施。

3. 学龄前期

(1)对住院的反应:

1)分离性焦虑:学龄前儿童离开熟悉的环境,或与父母短期分离,在一般情况下反应不如婴幼儿强烈。但在住院期间,迫切希望得到父母的照顾与安慰。如果父母不在身边,会感到孤独无依、失望和不安全,表现为悄悄哭泣、难以入睡或食欲下降。

2)怀疑被遗弃和受到处罚:患儿不知道何时能出院,怀疑自己得不到父母的爱并被抛弃。此期患儿开始产生幻想,有时在幻想中萌生损害他人的企图。无法辨清幻想与现实的界限,错误地认为自己的企图已被父母发觉,因而以住院对其惩罚。特别是后期开始有道德观念,会认为自己有错,应该受到处罚,因此感到内疚和恐惧。

3)恐惧:医院的一切对患儿都是陌生的,所见所闻、生活制度和条件均有改变,感到不习惯、受威胁,产生恐惧心理。对疾病和治疗不能理解或不能完全理解,惧怕身体的完整性及器官功能被破坏,有不安全感,产生焦虑心理。

(2)主要护理措施:

1)护理人员应尽可能相对固定,介绍病室的环境及同病室的其他小病友,设法使患儿尽快熟悉周围环境、同伴和有关人员,消除陌生感。

2)护理人员可以用患儿易于理解的语言说明住院的原因、治疗和护理操作的必要性,执行任何操作前应做好解释,以减少疑虑,确信住院不是惩罚。创造条件让患儿参加适宜的游戏、绘画、看电视、讲故事等活动,以帮助患儿减轻恐惧和焦虑。

3)给患儿提供自我选择的机会,在许可情况下鼓励他们自我照顾,参加一些力所能及的事情,以帮助其树立自信并维持自尊心。

4. 学龄期

(1)对住院的反应:

1)分离性焦虑:患儿离开学校与同学分离会感到孤独,担心失去新近掌握的各种知识、本领,会落后于别人。

2)担心及害羞:关心自己的病情,担心病情恶化,变成残废或死亡。因害羞对体格检查不能很好配合,不愿意回答个人卫生方面的问题。

(2)主要护理措施:

1)护士多与患儿交谈,密切与患儿的关系,向患儿解释病因、住院的必要性以及何时可以出院,使患儿对病情有所了解,增强患儿的信任感和安全感。

2)建立严格的规章制度,保证患儿的安全,使患儿安心、情绪稳定。根据病情适当安排患儿进行活动。

3)进行体格检查及各种操作时,要先介绍检查和治疗的目的,消除患儿的疑虑,同时采取必要的措施保护患儿的隐私。

4)组织患儿适当地看书、做作业、绘画及开展游戏活动,调整患儿的情绪。鼓励患儿与同伴、老师联络,允许他们来院探视,交流学习进展情况,根据病情帮助患儿继续学习,使其保持信心。

5)鼓励患儿适当从事自我护理和个人卫生工作,更好地发挥其独立能力。

5. 青春期

(1)对住院的反应:青春期少年的个性基本形成,住院后常常不愿受医生护士过多的干涉,心理适应能力加强但情绪容易波动,也易出现日常生活被打乱的问题。

(2)主要护理措施:运用沟通交流技巧建立良好的护患关系,增加患儿的安全感。与患儿及其家长共同制订时间表,根据病情安排治疗、学习、锻炼和娱乐活动等。对于长期住院的患儿,可在日历上标注特殊事件的日期和时间,如喜爱的电视节目、朋友或亲戚探视、节日及生日等,特别是治疗方面的变化。在执行治疗护理措施时,提供给患儿部分选择权,通过强调患儿的个人能力,否定不合作或消极行为,来强化患儿的自我管理能力。

# 第四节　与患儿及其家长的沟通

## 一、儿童沟通特点

1. 语言表达能力有限　不同年龄阶段的患儿发育水平不同,表达个人需要的方式也不同。1 岁以内的婴儿不会说话,如饥饿、口渴、尿布潮湿时,以不同音调的哭声表示身心需要;1~2 岁儿童吐字不清、用词不准、叠音字较多,语言表达不清,难以理解,会不同程度地影响沟通效果。对婴幼儿不能或不完全能通过语言进行沟通。3 岁以上患儿语言表达能力逐渐增强,可通过语言或借助肢体动作,叙述某些事情的发生经过和结果,但缺乏逻辑思维能力,表达不够准确。

2. 不能适应环境变化　患儿来到医院这个陌生的环境,暂时不能适应;恐惧心理以及身体的不适均影响沟通的效果。

3. 缺乏判断能力　患儿对事物的认识、对问题的理解能力有一定的局限性。学龄儿童才逐步学会正确地掌握概念,进行合乎逻辑的推理。因此,患儿理解、判断、认识、分析问题的能力较成人差,容易影响沟通的进展与效果。

## 二、与患儿沟通的技巧

1. 语言沟通技巧

(1)使用肯定语句:在谈话之前,护士应了解不同年龄患儿语言表达能力及理解水平,使用适当方式沟通。尽量不用模棱两可的语言,例如体格检查需解开衣服时,对患儿讲"我帮你听一听,要我帮忙解开衣扣吗?"避免说"你要不要解开衣扣?"谈话时使用肯定语句,有助于患儿理解,也能促进患儿主动配合。

(2)真诚理解患儿:护士对患儿应态度诚恳,理解、接受患儿幼稚甚至夸大的言语,不能敷衍、讥讽、取笑患儿,否则会失去患儿的信任。交谈时认真倾听,不打断患儿的谈话,不时帮助患儿修正词句,引导患儿把交谈继续下去,分析并弄清患儿谈话的意思,获得准确的资料。

(3)注意沟通效果:远近恰当的距离、高低适宜的音量、快慢适中的速度,清楚精确的语句、抑扬顿挫的语调等都能引起患儿的注意与反应,护士应掌握谈话的技巧,注意声音效果,谈话中注意停顿,使患儿有时间反应、理顺思路,均有助于沟通顺利进行。

2. 非语言沟通技巧

(1)尊重:患儿虽然年龄小、经历不多甚至是对外界一无所知,但是仍要平等相待,以示尊重。谈话时必须与患儿保持较近的距离,采取蹲位以达到与患儿眼睛在同一水平线对视,而不能站着讲话使患儿不得不仰视,导致患儿感觉疲惫;更不可东张西望,显得漫不经心;应不厌其烦地满足患儿合理的要求,使他们有安全感,自尊心得到保护,否则会严重影响沟通效果。

（2）微笑：护士要保持良好的情绪，发自内心的微笑会给患儿留下美好印象，有助于消除患儿紧张情绪，增加交流的主动性。因此，除治疗需要外一般不戴口罩，以便患儿经常能看到护士的微笑，缩短双方感情上的距离。

（3）抚摸：抚摸是情感交流的形式，护士抚摸患儿向其传递"爱"的信息，患儿可感受到来自护士的母亲般的关爱，尤其对不会用语言表达的婴幼儿来说，更有利于获得安全感和身心的愉悦。

3. 游戏沟通技巧

（1）适应沟通需要：护士可向患儿解释游戏的内容、规则，或与患儿一起参与游戏规则、程序的制订，满足患儿的成就感，尽快与患儿熟悉。护士与患儿一同参与游戏，患儿不知不觉消除了陌生、拘束感，将护士作为朋友平等对待，达到顺利沟通的目的。

（2）合理安排游戏：婴幼儿只能做简单的游戏，而学龄前患儿，可做一些较为复杂的游戏，如具有探索性的纸牌魔术等。因此，应考虑患儿的年龄和心理特点的不同，视其病情适当安排患儿感兴趣的游戏，加速沟通进程。

### 三、与患儿家长的沟通

一般情况下，与患儿的沟通需要患儿的父母协助完成，患儿生病其父母常有内疚、紧张、焦虑的心理，父母的不良情绪可引起患儿的不安，影响患儿的心理。利用语言与非语言形式与患儿父母的沟通，既能借助其父母促进与患儿的交流，又为其父母提供释放、舒缓不良情绪的机会，使患儿及其父母能够保持情绪稳定，配合治疗护理。与患儿家长的沟通须在真诚、尊重的前提下，采取适当的技巧。除可参照与患儿沟通的技巧外，还可采用适当的沉默、观察等方法。

1. 适当的沉默　以温暖、关切的态度会给家长非常舒适的感觉。通过适当的沉默，可以给家长思考的时间，让他感觉护士是真正用心在听，从而建立良好的信任。

2. 观察　观察对证实信息是特别有帮助的。患儿家长不能或不愿意用语言交流时，观察可作为信息的主要来源，还可表明护理人员对家长真诚的关心。

## 第五节　儿童用药的护理

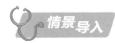 情景导入

林护士今天接诊了一名 1 岁患儿，妈妈说孩子发热、流鼻涕 1d 了，10min 前在家测体温 39.5℃，就急忙来医院就诊。经医生检查考虑为"急性上呼吸道感染"，给予口服药物治疗。

情景互动：

请指导患儿妈妈如何口服给药，并示范口服给药的方法。

儿童正处于生长发育阶段，其解剖生理特点随着年龄的增长而有差异，故对药物的反应亦不同。因此儿童用药必须慎重、准确、针对性强，在药物选择、用药剂量、给药途径及间隔时间等方面，均应综合考虑。

### 一、各年龄期儿童用药特点

1. 胎儿期　许多药物可通过胎盘进入胎儿体内，孕母用药对胎儿的影响取决于所用药物的性质、剂量及疗程，并与胎龄有关。用药剂量越大、时间越长，越易透过胎盘的药物，到达胎儿的血药浓度亦越高、越持久，影响就越大。如孕母长期服用苯妥英钠可引起胎儿颜面、肢体及心脏等畸形；氨基糖苷类药物可致胎儿耳聋、肾损害等。

2. 新生儿期　新生儿肝肾功能发育不完善，肝酶系统发育不成熟，对药物的代谢及解毒功能较差。如氯霉素可引起急性中毒（灰婴综合征）。新生儿肾小球滤过率及肾小管分泌功能差，使药物排泄缓慢，故某些由肾排泄的药物如氨基糖苷类、地高辛等，应注意用量。此外，新生儿尚可受到临产孕母

 笔记

及乳母所用药物的影响,如孕母临产时用吗啡、哌替啶等麻醉剂或镇痛剂,可致新生儿呼吸中枢抑制;阿托品、苯巴比妥、水杨酸盐等药物可经母乳影响婴儿,卡那霉素、异烟肼有可能引起乳儿中毒,乳母应禁用这类药物。

3. 婴幼儿期　婴幼儿神经系统发育尚未完善,有些药物易透过血－脑屏障到达中枢神经系统。如阿片类药物易致呼吸中枢抑制,应禁用;氨茶碱可引起过度兴奋,应慎用;婴幼儿对镇静药耐受量较大,如用巴比妥类药物时,用量按体重计算较成人为大。

## 二、药物剂量计算

1. 按体重计算　目前临床应用广泛,是最基本的药物剂量计算方法,其计算公式为:每日(次)需用量 = 每日(次)每千克体重所需药量 × 患儿体重(kg)。

2. 按体表面积计算　较其他方法更为准确,但计算过程相对复杂。计算公式为:每日(次)剂量 = 每日(次)每平方米体表面积所需药量 × 患儿体表面积($m^2$)。儿童体表面积可按下列公式计算,也可按"儿童体表面积图或表"求得。

体重 ≤ 30kg,儿童体表面积($m^2$) = 体重(kg)×0.035+0.1

体重 ≥ 30kg,儿童体表面积($m^2$) = [体重(kg)−30]×0.02+1.05

3. 按年龄计算　有些药物剂量幅度大,不需精确计算。如止咳糖浆,有的按年龄计算,简便易行。

4. 以成人剂量折算　只限于某些未提供儿童剂量的药物,不作常规使用。此法计算的剂量多偏小。公式为:儿童剂量 = 成人剂量 × 儿童体重(kg)/50。

以上方法在实际应用时,要全面考虑儿童的生理特点、所患疾病及其病情。对于肾功能未成熟的新生儿,一般用药剂量应偏小;同样的药物口服剂量要大于静脉注射剂量;在治疗不同疾病时,同一种药物的剂量可有较大差异,如用青霉素治疗化脓性脑膜炎时,其剂量较一般感染时用的剂量要增大几倍。无论采用何种方法,护士都必须认真计算,仔细核对医嘱,严防出差错。

## 三、给药方法

1. 口服法　是临床普遍使用的给药方法,具体操作见第十六章实训指导四口服给药技术。

(1)年长儿童可用片剂或丸剂,应鼓励并教会自己服药。

(2)婴儿多用溶剂、滴剂,不要混于奶汁中哺喂。可用滴管法或去掉针头的注射器给药。若用小汤匙喂药,可将药片捣碎,加糖水调匀,抱起婴儿或抬高其头部,面部稍偏向一侧,从婴儿的口角处顺口方向慢慢倒入药液,可用拇指和示指轻捏双颊,使之吞咽,待药液咽下后,才将汤匙拿开,以防患儿将药液吐出。

(3)喂药应在喂奶前或两次喂奶间进行,以免因服药时呕吐而将奶吐出引起误吸。若喂药时出现恶心应暂停,轻拍其背部,以防呛咳。

2. 注射法　多用于急重症患儿及呕吐等不宜口服药物的患儿。

(1)特点是见效快,但易造成患儿恐惧,宜在注射前作适当解释,并在注射时给予鼓励。

(2)常采用肌内注射、静脉推注及静脉滴注等方法。肌内注射一般选择臀大肌外上方,但注射次数过多易损害臀肌,使下肢活动受影响,应引起重视并尽量避免。静脉推注多用于抢救,注射时要注意药物浓度、速度、配伍禁忌等,推注速度要慢,并密切观察,勿使药液外渗。静脉滴注不仅用于给药,还可补充水分及营养,供给热量等,在临床应用较为广泛,需根据患儿年龄、病情调控滴速,保持静脉的通畅。

(3)注射药物前须准确、熟练地将医嘱的药量换算为抽取注射用的药液量。如某患儿需肌内注射地西泮(安定)2mg,其针剂规格为每支 10mg/2ml,该儿童注射该药液量应为 2mg/10mg×2ml=0.4ml。若注射药物为瓶装粉剂,应先计算好恰当的液量溶解粉剂,以便于计算抽液量。如头孢拉定(先锋Ⅵ)针剂每瓶 0.5g,可用 5ml 注射用水冲化,使其溶液每 1ml 内含头孢拉定 100mg,若医嘱为某儿童应注射该药 150mg,应抽取注射量为 1.5ml。

3. 外用药　外用药剂型较多,水剂、混悬剂、粉剂及膏剂等,其中以软膏为多。根据不同的用药部位,可对患儿手进行适当的约束,以免患儿抓挠、摸,使药物误入眼、口而发生意外。

视频:儿童口服给药

4. 其他　鼻饲、吸入、含化剂、漱口剂、栓剂、灌肠给药等,雾化吸入较常应用。

(许玲　王小许)

**思考题**

1. 伟伟 3 岁,手术后住重症监护病房,由于医院对陪护和探视有严格限制,所以妈妈不能在重症病房陪伟伟过夜。第 2d 早晨,伟伟哭闹喊着要妈妈,并拒绝别人的安抚。3d 后伟伟与所有的护士都相处得很愉快,对母亲的探视也未表现出很大的兴趣及喜悦,妈妈很不解,向护理人员咨询。

请思考:

(1)在重症监护病房的第 2d 早晨,伟伟出现的是什么心理反应?

(2)护士如何向妈妈解释伟伟的两种不同反应?

2. 患儿 1 岁 2 个月,体重 10kg。因高热惊厥肌内注射地西泮,其规格为每支 10mg/2ml,每次每千克体重所需药量为 0.3mg。

请思考:

(1)按体重计算该患儿注射剂量是多少? 应抽取多少毫升?

(2)应用肌内注射给药应注意什么?

思路解析　　　扫一扫,测一测

# 第四章　高危新生儿的护理

04章 PPT

---

**学习目标**

1. 掌握新生儿的分类、正常新生儿的护理要点;新生儿呼吸窘迫综合征、新生儿缺氧缺血性脑病、新生儿颅内出血、新生儿黄疸、新生儿寒冷损伤综合征、新生儿败血症患儿的临床表现、护理措施。

2. 熟悉新生儿疾病的护理诊断;危重新生儿重症监护内容。

3. 了解新生儿疾病的病因、辅助检查;危重新生儿重症监护的对象、监护前的准备。

4. 学会对高危新生儿进行整体护理。

5. 新生儿护理工作中应具有高度的责任心和耐心,能体谅家长的心情。

---

## 第一节　新生儿概述

新生儿是指从出生后脐带结扎到生后满 28d 的婴儿。围生儿是指从妊娠 28 周至生后 1 周的胎儿和新生儿,此围生期(perinatal period)是指产前、产时和产后的一个特定时期,由于经历了妊娠后期宫内迅速生长、发育以及从宫内到宫外环境的转换阶段,其死亡率和发病率较高,国际上常以新生儿期和围生期死亡率作为衡量一个国家卫生保健水平的标准。因此,加强胎儿期和新生儿期的保健与护理是儿科工作者的重要任务。

### 一、新生儿分类

**(一) 根据胎龄分类**

1. 足月儿　指胎龄满 37 周至未满 42 周的新生儿。

2. 早产儿　指胎龄 <37 周的新生儿。

3. 过期产儿　指胎龄 ≥ 42 周的新生儿。

**(二) 根据出生体重(指出生 1h 内的体重)分类**

1. 正常出生体重儿　指出生体重为 2500~4000g 的新生儿。

2. 低出生体重儿　指出生体重 <2500g 的新生儿。其中体重 <1500g 者又称极低出生体重儿,体重 <1000g 者又称超低出生体重儿。

0401

视频:足月新生儿与早产儿的外观特点比较

笔记

图片：正常出生体重儿

图片：极低出生体重儿

图片：超低出生体重儿

图片：巨大儿

3. 巨大儿　指出生体重 >4000g 的新生儿。

（三）根据出生体重与胎龄关系分类（图 4-1）

1. 适于胎龄儿　指出生体重在同胎龄儿平均出生体重的第 10~90 百分位之间者。

2. 小于胎龄儿　指出生体重在同胎龄儿平均出生体重的第 10 百分位数以下者,有早产儿、足月儿及过期产儿。

3. 大于胎龄儿　指出生体重在同胎龄儿平均出生体重的第 90 百分位数以上者。

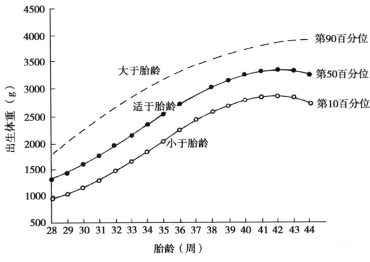

图 4-1　新生儿命名与胎龄及出生体重的关系

（四）正常足月新生儿

正常足月新生儿(normal term infant)是指胎龄满 37~42 周,出生体重为 2500g~4000g,身长在 47cm 以上(平均 50cm),无任何畸形或疾病的活产婴儿。

1. 外观特点　哭声响亮,肌肉有一定张力,四肢屈曲,皮肤红润,胎毛少,耳壳软骨发育好,指(趾)甲达到或超过指(趾)端,乳晕清楚,乳头突起,乳房可扪及结节,整个足底有较深的纹理,男婴睾丸下降,女婴大阴唇覆盖小阴唇。

2. 新生儿特殊生理状态

(1)生理性体重下降:新生儿初生数日内,因丢失水分较多及胎粪排出,出现体重下降,但一般不超过 10%,生后 10d 左右恢复到出生时体重。

(2)生理性黄疸:参见本章第五节。

(3)乳腺肿大:生后第 3~5d,男、女新生儿均可发生乳腺肿大,切勿挤压,以免感染。一般生后 2~3 周内消退。

(4)"马牙"和"螳螂嘴":新生儿上腭中线和齿龈切缘上常有黄白色小斑点,俗称"马牙",系上皮细胞堆积或黏液腺分泌物积留所致,于生后数周至数月自行消失。新生儿面颊部有脂肪垫,俗称"螳螂嘴",对吸乳有利,不应挑割,以免发生感染。

(5)假月经:有些女婴生后 5~7d 阴道可见血性分泌物,可持续 1 周,称假月经。系因妊娠后期母亲雌激素进入胎儿体内,生后突然中断,形成类似月经的出血,一般不必处理。

(6)粟粒疹:新生儿生后 3 周内,可在鼻尖、鼻翼、面颊部长出细小的、白色或黑色的、突出在皮肤表面的皮疹,系新生儿皮脂腺功能未完全发育成熟所致,多自行消退,一般不必处理。

3. 新生儿各系统特点　见本教材第六章至第十一章各系统解剖生理特点。

（五）高危儿

高危儿(high risk neonate)指有可能发生或已经发生危重疾病而需要监护的新生儿。常见于以下情况:

视频：新生儿特殊生理状态

笔记

1. 母亲异常妊娠史的新生儿　母亲妊娠期糖尿病、高血压疾病、各种感染、慢性心肺疾病、性传播疾病；吸毒、吸烟、酗酒史及母亲为 Rh 阴性血型；孕妇过去有死胎或死产史等。

2. 异常分娩的新生儿　各种难产、手术产、急产、产程延长、分娩时使用过量的镇静剂和止痛药物等。

3. 新生儿出生时异常　新生儿窒息、早产儿、过期产儿、低出生体重儿、小于胎龄儿、巨大儿、多胞胎、各种先天性畸形、遗传代谢性疾病等。

## 二、新生儿护理

1. 维持有效呼吸　在新生儿开始呼吸之前必须迅速清除口咽、鼻部黏液及羊水，以免引起吸入性肺炎。保持新生儿舒适体位，如仰卧时避免颈部前屈或过度后仰，俯卧时头偏向一侧，专人看护。还应经常检查呼吸道是否通畅，及时清除呼吸道内的分泌物，避免物品阻挡新生儿口鼻腔或按压其胸部，保持呼吸道通畅。

2. 维持正常体温　新生儿体温调节功能未完善，随环境温度变化而变化。由于生后环境温度较宫内低，散热增加，如不及时保温，可发生低体温。新生儿出生后 1h 内体温可降 2.5℃，如果环境温度适中，体温逐渐回升，并在 36~37℃ 之间波动。适中温度是指能维持正常体核温度（肛门内 5cm 处温度）及皮肤温度的最适宜的环境温度，在此温度下身体耗氧量最少，蒸发散热量最少，新陈代谢最低。如果环境温度过高、体内水分少、散热不足时，可使体温升高，出现"脱水热"。新生儿适中温度与胎龄、日龄和出生体重有关。一般以室温 22~24℃，相对湿度 55%~65% 为宜。新生儿居室须阳光充足，空气流通（避免对流风），室内最好备有空调和空气净化设备，应有进行临时隔离的条件。

3. 合理喂养　生后半小时即可开始喂哺母乳，鼓励按需哺乳，以促进母乳分泌，防止低血糖。无法母乳喂养者先试喂 5%~10% 葡萄糖水，如无消化道畸形，吸吮吞咽功能良好者可给予配方乳。人工喂养者，奶具专用并严格消毒，奶汁流速以连续滴入为宜。奶量以喂奶后安静、不吐、无腹胀和理想的体重增长（15~30g/d，生理性体重下降期除外）为标准。

4. 日常观察与监测　应注意观察新生儿的精神反应、面色、哭声、反射、哺乳情况、皮肤颜色及有无感染灶和出血点、肢体末梢的温度及大小便、睡眠情况等。除监测体温、呼吸、脉搏外，定时、定秤测量体重，每次测量前均要调节磅秤零点，确保测得体重的精确度，为了解营养状况提供可靠依据。

5. 预防感染　新生儿出生时皮肤上覆盖有一层灰白色的胎脂，有保护皮肤和保暖作用，但皮肤黏膜薄易损伤；脐残端未完全闭合；呼吸道纤毛运动差，胃酸、胆酸少，杀菌力差；IgA 和 IgM 不能通过胎盘，因此新生儿易患呼吸道、消化道感染和大肠埃希菌、金黄色葡萄球菌败血症。新生儿网状内皮系统和白细胞的吞噬作用较弱，血清补体水平低，溶菌酶和白细胞对真菌杀灭能力也较低，这是新生儿易患感染的另一原因。主要预防措施如下：

（1）严格执行消毒隔离制度：护理每个婴儿前应严格进行手消毒；各类医疗器械定期消毒，患感染性疾病或带菌者应暂时调离新生儿室。

（2）皮肤黏膜护理：①新生儿体温稳定后每日沐浴 1 次，保持皮肤清洁。每次大便后用温水清洗会阴及臀部，勤换尿布以防臀红或尿布疹。②注意加强眼部、鼻腔、耳部及口腔的清洁与护理。③衣服宽松、柔软、舒适，不用纽扣。

（3）脐部护理：新生儿娩出后脐带经无菌结扎后逐渐干燥，残端一般在 7d 内脱落。脐带脱落前保持局部清洁和干燥，每天用乙醇或碘酊擦拭脐带残端和脐窝部。脐带脱落后，如有严重渗血，应局部消毒并重新结扎；有脓性分泌物者，可用 3% 过氧化氢溶液清洗后再涂抹碘酊；有肉芽形成，可用硝酸银溶液点灼局部。

6. 健康教育　促进母婴情感建立，提倡母婴同室，鼓励母乳喂养，指导家长进行皮肤接触，以促进亲子感情交流，利于新生儿身心发育。宣传有关育儿保健知识，向家长介绍新生儿喂养、保暖、皮肤护理、预防接种、新生儿筛查等知识。

## 第二节　新生儿呼吸窘迫综合征

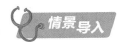

护士小李刚刚接诊一个从某县妇幼保健院转诊过来的早产儿。李护士接诊时见患儿口唇及肢端青紫、呼吸浅促,呼气时发吭、吸气时胸前有明显凹陷,立即护送新生儿重症监护室。经询问,患儿是孕33周因胎膜早破剖宫产的,于生后2h后开始出现呼吸加快,并不断加重。医生诊断为"新生儿呼吸窘迫综合征"。

情景互动:

1. 患儿发生进行性呼吸困难的原因是什么?

2. 作为重症监护室护士首先要帮助患儿解决什么问题?

【概述】

新生儿呼吸窘迫综合征(neonatal respiratory distress syndrome,NRDS),又称肺透明膜病,是由于肺表面活性物质(pulmonary surfactant,PS)不足所引起的进行性肺泡萎陷,临床以出生后不久即出现的进行性呼吸困难、青紫、呼气性呻吟、吸气性三凹征和呼吸衰竭为特征。

肺表面活性物质在胎龄18~20周时开始产生,缓慢增加,胎龄35周后迅速增加,故本病在胎龄小于35周的早产儿更为多见,胎龄越小,发病率越高。糖尿病母亲的婴儿由于其血中高浓度胰岛素能拮抗肾上腺皮质激素对PS合成的促进作用,故其NRDS发生率比正常婴儿增加5~6倍。PS的合成还受体液pH、体温和肺血流量的影响,因此,缺氧、酸中毒、低体温、肺部严重感染、母亲低血压所致的胎儿血容量减少等,均可诱发NRDS。此外,剖宫产、双胎的第二个婴儿和男婴发病率也较高。

【护理评估】

(一)健康史

主要评估患儿有无相关的病因及病史。应询问患儿是否为早产儿、剖宫产,有无窒息史,母亲是否有糖尿病,生后出现呼吸窘迫的时间等。

(二)身体状况

1. 评估患儿有无相应的临床表现　本病多见于早产儿,多数生后情况尚可,生后4~6h内出现呼吸窘迫,表现为呼吸急促 >60 次 /min,伴有青紫、呼气性呻吟、鼻翼扇动及吸气性三凹征。呼吸窘迫呈进行性加重是本病的特点,严重时患儿烦躁不安,呼吸表浅、不规则、呼吸暂停甚至呼吸衰竭及肌张力低下。NRDS通常于生后2~3d病情严重,多于3d内死亡,若能存活3d以上,又无严重并发症,病情将明显好转。如出生12h后出现呼吸窘迫一般不考虑本病。

2. 评估患儿有无相关的辅助检查结果

(1)羊水:测量羊水中卵磷脂/鞘磷脂(L/S),L/S ≥ 2 提示"肺成熟",1.5~2 为可疑,<1.5 提示"肺脏未成熟"。

(2)胃液振荡试验(泡沫稳定试验):抽吸患儿胃液 1ml 加 95％乙醇 1ml,振荡 15s 后静置 15min,若环绕试管边缘形成稳定的泡沫层为阳性,可初步排除本病。

(3)血气分析:$PaCO_2$ 增高,$PaO_2$、pH 和碳酸氢根降低。

(4)X线检查:早期两侧肺野透明度普遍性降低,可见弥漫性均匀一致的细颗粒网状阴影,以后出现支气管充气征,重者两肺野不充气呈"白肺"。

(三)心理－社会状况

了解患儿家长的心理状况,对本病的病因、性质、治疗和护理、预后等疾病相关知识的了解程度,评估患儿家庭居住环境和经济状况等。

（四）治疗要点

机械通气和应用 PS 是治疗的重要手段,目的是保证通气与换气功能正常,待自身 PS 产生增加。目前临床应用的 PS 有天然制剂、人工制剂、混合制剂 3 种,常规用于预防或治疗 NRDS。

**【常见护理诊断 / 问题】**

1. 自主呼吸障碍 与 PS 缺乏导致肺不张、呼吸困难有关。
2. 气体交换受损 与 PS 缺乏导致肺泡萎陷及肺透明膜形成有关。
3. 营养失调:低于机体需要量 与摄入量不足有关。
4. 有感染的危险 与机体免疫力低下有关。
5. 家长焦虑 与病情危重及预后不良有关。

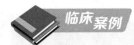

患儿,女,出生后 10h。因发绀、呼吸困难 4h 入院。患儿母孕 32 周,自然分娩,第 1 胎第 1 产。其母有妊娠糖尿病。患儿出生体重 2300g,出生后无窒息,转新生儿重症监护室。于生后 6h 左右出现呼吸困难、发绀,进行性加重伴呻吟。查体:T 36.2℃,P 150 次 /min,R 78 次 /min,口唇及肢端发绀,呼吸浅促,鼻翼扇动,呼气时有呻吟,吸气时三凹征明显。前囟平坦,胸廓对称,无桶状胸,双肺可闻及细水泡音。

护理工作任务:
1. 列出患儿存在的主要护理问题及主要护理措施。
2. 出院时为家长提供相关健康指导。

**【护理目标】**

1. 患儿经治疗后呼吸窘迫症状逐渐减轻直至消失。
2. 患儿能够维持足够营养摄入。
3. 患儿住院期间无感染发生。
4. 家长能了解患儿病情及治疗过程,积极配合治疗。

**【护理措施】**

1. 保持呼吸道通畅 将患儿头稍后仰,使气道伸直。及时彻底清除呼吸道分泌物,分泌物黏稠时可给予雾化吸入后吸痰,保持呼吸道的通畅。注意保暖,维持适中温度,环境相对湿度在 55% ~65%。

2. 供氧及辅助呼吸 根据病情及血气分析结果,选择适当的供氧方法,维持 $PaO_2$ 和 $SaO_2$ 在适宜范围,持续进行血氧饱和度监测,至少每小时记录一次,避免氧中毒。

(1)头罩给氧:选择与患儿大小相适应的头罩型号,头罩过小不利于 $CO_2$ 排出,头罩过大,氧气易外溢,两者均降低实际吸入氧浓度。用氧流量不少于 5L/min,以防止 $CO_2$ 积聚于头罩内。

(2)鼻塞持续气道正压呼吸(CPAP):遵医嘱应用 CPAP,增加功能残气量,防止肺气泡萎缩和不张。放置鼻塞时,先清除呼吸道分泌物,注意保护鼻部皮肤和鼻中隔。使用 CPAP 期间,经常检查装置各连接处是否严密、有无漏气。吸痰时取下鼻塞,检查鼻部和鼻中隔有无破损。

(3)气管插管机械通气:当 CPAP 无效或频发呼吸暂停时,遵医嘱行气管插管并采用间歇正压通气(IPPV)加呼气末正压通气(PEEP)。妥善固定气管插管,每次吸痰前后要确认导管固定位置是否正确,听诊呼吸音是否对称,预防非计划性拔管。检查接头有无松脱漏气、管道有无扭转受压。检查湿化器内蒸馏水是否在标准刻度线处。

3. 遵医嘱气管内滴入 PS 患儿取仰卧位,头稍后仰,使气道伸直,吸净口、鼻腔及气道内分泌物,从气管中滴入药液,滴完后予复苏气囊加压通气,充分弥散,用药过程中严密监测血氧饱和度、心率、呼吸和血压变化。若患儿出现呼吸暂停、$PaO_2$ 及心率下降应暂停注药,迅速给予复苏气囊加压给氧,注意压力不可过大以免发生气胸。呼吸机辅助通气患儿使用 PS 后需将呼吸机参数适当下调。用药后 4~6h 内不宜气道内吸引。

4. 保证营养供给 注意合理喂养,不能吸吮、吞咽者可用鼻饲法或静脉补充营养,保证液体和营养供应,纠正酸中毒。

5. 预防感染 对气管插管患儿可采用 1% 碳酸氢钠漱口水进行擦拭,每 4h 一次。严格无菌操作,注意消毒隔离,预防交叉感染。若合并感染,按医嘱应用抗生素。

6. 健康教育 向家长讲解本病的相关知识与护理方法,缓解其紧张焦虑情绪,准许父母口述对疾病、设备、护理的关心及提出相关疑问。同时做好育儿知识的指导。

**【护理评价】**

1. 患儿的呼吸窘迫症状是否得到缓解。
2. 患儿体重是否在标准范围内增长。
3. 患儿是否发生医院内感染。
4. 家长是否掌握本病及育儿的相关知识,紧张焦虑情绪是否得到缓解。

# 第三节 新生儿缺氧缺血性脑病

**【概述】**

新生儿缺氧缺血性脑病(hypoxic ischemic encephalopathy,HIE)是由于各种围生期因素引起的缺氧、脑血流减少或暂停而导致的胎儿和新生儿脑损伤,是新生儿窒息后的严重并发症,也是引起新生儿死亡和神经系统后遗症的主要原因之一,部分患儿可遗留智力低下、癫痫、脑性瘫痪等永久性神经系统功能障碍。早产儿发生率明显高于足月儿。

所有引起胎儿或新生儿窒息的原因都可导致本病,只要有缺氧、缺血因素存在就有可能产生脑损伤。①缺氧因素:围生期窒息、反复呼吸暂停、严重呼吸系统疾病、右向左分流型先天性心脏病等,其中围生期窒息是引起新生儿缺氧缺血性脑病的主要病因;②缺血因素:心搏骤停或严重的心动过缓、重度心力衰竭、周围循环衰竭等。

**【护理评估】**

(一) 健康史

主要评估患儿有无相关的病因及病史。应了解胎儿在母体内的发育情况,询问有无胎动、胎心率增快的病史;出生时有无产程过长、羊水污染;新生儿 Apgar 评分和复苏经过;出生后有无心、肺、脑等严重疾病。

(二) 身体状况

1. 评估患儿有无相应的临床表现 主要表现为意识障碍、肌张力低下、原始反射改变、惊厥、中枢性呼吸衰竭等。根据病情程度不同,临床分为轻、中、重三度(表 4-1)。

表 4-1 HIE 临床分度

| 分度 | 轻度 | 中度 | 重度 |
| --- | --- | --- | --- |
| 意识 | 兴奋抑制交替 | 嗜睡 | 昏迷 |
| 肌张力 | 正常或稍增高 | 减低 | 松弛 |
| 拥抱反射 | 活跃 | 减弱 | 消失 |
| 吸吮反射 | 正常 | 减弱 | 消失 |
| 惊厥 | 可有肌阵挛 | 常有 | 多见,且发作频繁 |

续表

| 分度 | 轻度 | 中度 | 重度 |
|---|---|---|---|
| 中枢性呼吸衰竭 | 无 | 有 | 明显 |
| 瞳孔改变 | 正常或扩大 | 常缩小,对光反射迟钝 | 不对称或扩大 |
| 前囟张力 | 正常 | 稍饱满 | 饱满、紧张 |
| 病程及预后 | 症状在72h内消失,预后好 | 症状在14d内消失,可有后遗症 | 症状可持续数周,病死率高,存活者多有后遗症 |

2. 评估患儿有无相关的辅助检查结果 头颅B超、CT或MRI检查有助于确定病变的部位、范围及有无颅内出血。脑电图可见癫痫波、低电压,甚至爆发抑制波形。血清磷酸肌酸激酶同工酶(CK-BB)有助于判断脑损伤严重程度。

(三) 心理－社会状况

评估家长对本病治疗、预后及疾病严重性的认识,是否有恐惧、焦虑、失望、悲观等心理反应,评估家长对后遗症康复治疗的了解程度。

(四) 治疗要点

1. 支持对症 给氧,改善通气,纠正低氧血症及酸中毒;维持各脏器良好的血流灌注,使心率、血压保持在正常范围,避免脑灌注过低或过高,酌情应用血管活性药物多巴胺、多巴酚丁胺;维持血糖水平在正常高值,以提供脑代谢所需能源。

2. 控制惊厥 首选苯巴比妥钠,负荷量20mg/kg,15~30min内静脉滴入,如惊厥不能控制,1h后可再用10mg/kg,12~24h后给予维持量,每日3~5mg/kg。频繁抽搐者可用地西泮,剂量为每次0.1~0.3mg/kg,静脉注射,疗效快,作用时间短,但应注意与苯巴比妥钠合用时易发生呼吸抑制;或加用水合氯醛50mg/kg灌肠。

3. 治疗脑水肿 首选呋塞米,每次0.5~1mg/kg,静推,如效果不佳可用20％甘露醇,每次0.25~0.5g/kg,静推,酌情每4~6h给药1次。同时要限制液体入量,每日液体总量不超过60~80ml/kg。一般不主张使用糖皮质激素。

4. 亚低温治疗 采用人工诱导方法将体温下降2~4℃,减少脑组织的基础代谢,保护神经细胞。方式可采用全身性或选择性头部降温,但是亚低温治疗HIE仅适用于足月儿,对早产儿尚不宜采用。

## 【常见护理诊断／问题】

1. 低效性呼吸型态 与缺氧缺血引起的呼吸中枢抑制有关。
2. 潜在并发症:颅内压增高。
3. 有失用综合征的危险 与缺氧缺血引起脑功能受损有关。
4. 焦虑、恐惧(家长) 与患儿病情严重、预后不良有关。

## 【护理措施】

1. 给氧 及时清除呼吸道分泌物,在确保患儿呼吸道通畅的情况下,根据缺氧程度,可选用鼻导管或头罩吸氧,如缺氧严重,可考虑气管插管及机械辅助通气。

2. 严密观察病情 监测体温、呼吸、心率、血压、氧饱和度等,检测血气、血糖、血电解质、肾功能等。观察新生儿的神经系统变化,如前囟张力、肌张力和抽搐、瞳孔大小和对光反射、呼吸改变等,一旦发现颅内高压和其他器官受损的表现时,应通知医生给予处理。

3. 用药护理 遵医嘱给予镇静、止惊、降颅压等处理,保持患儿安静,尽量减少刺激,维持静脉输液的通畅,严格控制输液速度,静脉推注甘露醇速度约5ml/min,注意局部有无渗漏。

4. 亚低温治疗的护理 在对新生儿进行亚低温治疗过程中,实施有效的护理显得尤其重要,可减少患儿并发症的发生,促进患儿早日康复。

(1)降温期:体温监测是亚低温治疗的重点,治疗启动后,注意患儿肤温、肛温、动脉血压、尿量持续监测。遵医嘱正确使用降温药物及物理降温措施。

（2）亚低温维持期：持续使用降温机、冰帽，根据患儿体温遵医嘱合理用降温药物，关注体温波动变化，预防新生儿硬肿症等并发症的发生。同时观察患儿呼吸情况，气管插管患儿预防呼吸机相关性肺炎。监测患儿凝血指标、生化、血糖变化。

（3）复温期：亚低温治疗结束后必须给予复温。复温宜缓慢，仍持续监测体温变化，每间隔 4h 体温上升 0.5~1℃，直至肛温上升至 36~37℃。复温后期仍需监测体温变化，维持肛温 36~37℃达 48~72h，待病情稳定，体温基本稳定后停用肛温监测。

5. 早期康复干预 关注新生儿神经行为能力，进行新生儿神经行为评分（NBNA），对疑有功能障碍者，将其肢体固定于功能位。早期给予患儿动作训练及感知刺激的干预，促进脑功能恢复。

6. 健康教育 应向家长耐心地解答病情，介绍本病治疗及预后的相关知识，得到他们的理解与配合。鼓励家长定期随访，及早发现和处理后遗症。指导家长掌握康复护理的方法，鼓励家长早期给予患儿动作训练和感知刺激的干预措施，促进脑功能的恢复。

# 第四节　新生儿颅内出血

新生儿颅内出血（intracranial hemorrhage of the newborn）是新生儿期常见的严重脑损伤，主要由缺氧或产伤引起，早产儿多见，尤其是胎龄 32 周以下的早产，死亡率高。存活者常留有神经系统后遗症，是新生儿早期死亡或致残的主要原因之一。

## 【护理评估】

### （一）健康史

主要评估患儿有无相关的病因及病史。应详细询问母亲孕期的健康状况，产前的胎心、胎动情况；新生儿胎龄，是否早产；出生时有无难产、窒息，出生后有无快速输入高渗液体、机械通气不当、频繁吸引、医疗或护理操作时对头部按压过度等，有无抽搐、颅性尖叫等神经系统表现。

### （二）身体状况

1. 评估患儿有无相应的临床表现 颅内出血的临床表现主要与出血部位及出血量有关，一般生后 1~2d 内出现。常见的症状与体征为：①意识改变：激惹、过度兴奋或淡漠、嗜睡、昏迷；②呼吸改变：呼吸增快或减慢、不规则或暂停；③颅内压增高：呕吐、前囟饱满、血压增高、脑性尖叫、惊厥、角弓反张；④眼症状：凝视、斜视、眼球震颤、上转困难等；⑤瞳孔：不对称，对光反应差；⑥肌张力改变：早起增高以后减低；⑦其他：贫血和黄疸。

2. 评估患儿有无相关的辅助检查结果 头颅超声或 CT 检查了解出血的部位和范围、判断预后，脑脊液检查为均匀血性并出现皱缩细胞。

### （三）心理－社会状况

评估家长对本病严重性及预后的认识，有无悲观、失望、恐惧、焦虑等心理反应。

### （四）治疗要点

1. 止血 可用维生素 $K_1$、酚磺乙胺（止血敏）、卡巴克洛（安络血）和立止血等。

2. 镇静、止惊 选用地西泮、苯巴比妥等。

3. 降低颅内压 有颅压增高者可选用呋塞米；有脑疝、中枢性呼衰症状时可选用 20% 甘露醇静推。

4. 其他 出血停止后可使用恢复脑细胞功能的药物；梗阻性脑积水可行侧脑室穿刺引流，必要时行脑室－腹腔分流术。

## 【常见护理诊断/问题】

1. 潜在并发症：颅内压增高。

2. 低效性呼吸型态 与颅内压增高、呼吸中枢受损有关。

3. 有窒息危险　与惊厥、昏迷有关。

4. 体温调节无效　与体温调节中枢受损有关。

**【护理措施】**

1. 密切观察病情,防治并发症

(1)严密观察病情:注意生命体征、意识状况、眼部症状、前囟的大小和张力、呼吸型态、肌张力、原始反射和瞳孔变化等,定期测量头围。应注意观察惊厥发生的时间、性质、次数,做好病情记录,并及时与医生取得联系。

(2)保持安静,减少刺激,抬高头部:绝对静卧,头肩部抬高15°~30°,有利于头部血液回流,降低颅内压。凡需头侧偏时,整个躯体也取同向侧位,保持头正中位,以免压迫颈动脉。一切必要的操作要集中进行,动作应做到轻、稳、准,静脉穿刺最好使用留置静脉穿刺针,减少反复穿刺操作,以防出血加重。

(3)遵医嘱给予降颅压药物。

2. 保持呼吸道通畅,防止窒息

(1)及时清理呼吸道分泌物,防止口鼻分泌物、呕吐物吸入而窒息。

(2)根据缺氧程度合理用氧,足月儿维持血氧饱和度在85%~98%,早产儿维持在88%~93%。注意用氧的方式和浓度,防止氧浓度过高或长时间用氧导致氧中毒。有呼吸衰竭或严重的呼吸暂停时需气管插管、机械通气。

3. 维持体温稳定　体温过高时给予物理降温,体温过低时用远红外床、暖箱或热水袋保暖。

4. 健康教育　向家长讲解颅内出血的严重性以及可能会出现的后遗症。及时耐心解答家长的疑问并给予心理安慰,减轻其紧张情绪。对有后遗症者,鼓励坚持治疗和随访,教会家长康复训练的技术,增强战胜疾病的信心。

# 第五节　新生儿黄疸

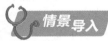

家长抱着出生5d的宝宝来到儿童保健门诊,家长说:宝宝是顺产,母女在医院住了三天就出院回家了,可这两天发现宝宝脸色越来越黄,但吃奶、睡眠等一切如常,大便每天2~3次,稀糊糊,颜色比较黄,小便也稍黄。

情景互动:

1. 患儿可能存在什么问题?

2. 发生该问题的原因是什么?

**【概述】**

新生儿黄疸(neonatal jaundice)是新生儿时期因胆红素在体内积聚而引起的皮肤、巩膜、黏膜等黄染的现象。其原因很多,有生理性和病理性之分。部分高未结合胆红素血症可导致中枢神经系统损害,引起胆红素脑病(bilirubin encephalopathy),常留有后遗症,严重者可死亡。

1. 生理性黄疸(physiologic jaundice)　由于新生儿的胆红素生成过多、转运胆红素的能力不足、肝功能发育未完善及肠肝循环的特性等胆红素代谢特点,新生儿摄取、结合、排泄胆红素的能力仅为成人的1%~2%,50%~60%的足月儿和80%的早产儿于生后出现黄疸,特别是在饥饿、缺氧、胎粪排出延迟、脱水、酸中毒及头颅血肿等情况下黄疸加重。其特点为:

(1)一般情况良好。

(2)足月儿黄疸生后2~3d出现,4~5d达高峰,5~7d消退,最迟不超过2周;早产儿黄疸多于生后

3~5d 出现,5~7d 达高峰,7~9d 消退,最长可延迟到 3~4 周。

(3)每日血清胆红素升高 <85μmol/L(5mg/dl)或每小时 <0.85μmol/L(0.5mg/dl)。

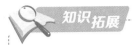

### 生理性黄疸血清胆红素上限值的界定

足月儿和早产儿生理性黄疸的诊断应综合、动态地观察黄疸情况和血清胆红素水平,必须在排除引起病理性黄疸的原因后方可确定。多年来人们一直将生理性黄疸的血清胆红素上限值定为足月儿 205μmol/L(12mg/dl)或 220.59μmol/L(12.9mg/dl),早产儿 257μmol/L(15mg/dl)。随着母乳喂养的推广,近年的资料提示血清胆红素 291~308μmol/L(17~18mg/dl)也可能包括了部分生理性黄疸的新生儿。由于种族、遗传、母亲糖尿病、产时应用催产素、分娩方式、胎龄和出生体重、新生儿饮食类型和热量摄入等均可影响新生儿血清胆红素水平,也有早产儿血清胆红素 <171μmol/L(10mg/dl)即可并发胆红素脑病的报道。因此用来区分生理性黄疸与病理性黄疸的高胆红素血症统一诊断标准不易制订。

2. 病理性黄疸(pathologic jaundice)　常有以下特点:①黄疸出现早(生后 24h 内);②黄疸程度重,血清胆红素足月儿 >221μmol/L(12.9mg/dl)、早产儿 >257μmol/L(15mg/dl);③黄疸进展快,胆红素每日上升超过 85μmol/L(5mg/dl);④黄疸持续时间长,足月儿超过 2 周,早产儿超过 4 周;⑤黄疸退而复现;⑥血清结合胆红素 >34μmol/L(2mg/dl)。具备其中任何一项即为病理性黄疸,应积极查找病因。主要原因有:

(1)感染性:

1)新生儿肝炎:大多因病毒通过胎盘传给胎儿或胎儿在产道中被感染,以巨细胞病毒最常见,其次为乙型肝炎病毒、风疹病毒、单纯疱疹病毒、肠道病毒、EB 病毒及弓形体等。常于生后 1~3 周或更晚出现黄疸,并进行性加重,大便色浅或灰白,尿色深黄,同时伴有厌食、体重不增、肝脏大、肝功能异常。

2)新生儿败血症及其他感染:由于细菌毒素的侵入加快红细胞破坏、损害肝细胞所致。患儿除黄疸外,还伴有全身中毒症状,有时可见感染灶。

(2)非感染性:

1)新生儿溶血病(hemolytic disease of newborn):是指母婴血型不合,母亲的血型抗体通过胎盘进入胎儿血液循环,发生同种免疫反应导致胎儿、新生儿红细胞破坏而引起溶血。以 ABO 血型不合最为多见,其次是 Rh 血型不合。① ABO 溶血多发生在母亲为 O 型血,而胎儿为 A 型或 B 型血,若母亲为 AB 型或婴儿为 O 型则不发生溶血,约 50% 的 ABO 溶血发生在第一胎;② Rh 溶血见于母亲为 Rh 阴性,而胎儿 Rh 阳性,一般不会发生在第一胎,症状随胎次增多越来越重。但若 Rh 阴性母亲曾接受过 Rh 阳性者的输血,或与自己的母亲 Rh 血型不合,则第一胎亦可发病。新生儿溶血病的临床表现差异较大,常见的有黄疸、贫血和肝脾大。重症生后 24h 内迅速出现黄疸、严重贫血,伴水肿、肝脾大、心力衰竭、胆红素脑病等。多数 ABO 溶血病患儿病情较轻、进展较慢,除黄疸外,可无其他明显异常;而 Rh 溶血病症状较重、进展快,严重者甚至胎死宫内。

2)胆道阻塞:先天性胆道闭锁、先天性胆总管囊肿及胆汁黏稠综合征,使肝内或肝外胆管阻塞,结合胆红素排泄障碍,多数与宫内感染有关。于生后 2~4 周出现黄疸并持续加重,皮肤呈暗黄色,大便颜色变浅,尿色黄,血清胆红素增高,以结合胆红素增高为主,肝脏明显增大,质地硬,如不及时治疗可发展为胆汁性肝硬化。

3)母乳性黄疸:约 1% 母乳喂养的婴儿可发生。常与生理性黄疸重叠且持续不退,血清胆红素可高达 342μmol/L(20mg/dl),但新生儿一般情况良好,生长发育正常,肝脏不大,肝功能正常,无引起黄疸的其他原因,持续 4~12 周后消退,停止母乳喂养 48~72h 黄疸即可明显减轻,恢复母乳喂养黄疸可重新出现,但不会达到原来的程度。

4)遗传性代谢性疾病:如红细胞葡萄糖-6-磷酸脱氢酶(G-6-PD)缺陷、红细胞丙酮酸激酶缺陷病、遗传性球形红细胞增多症与椭圆形红细胞增多症、地中海贫血、半乳糖血症、$\alpha_1$-抗胰蛋白酶缺乏症、囊性纤维病等。

5) 药物性黄疸:如由磺胺、水杨酸盐、维生素 $K_3$、吲哚美辛、毛花苷 C、新生霉素等药物引起者。

图片:新生儿黄疸 1

**【护理评估】**

(一) 健康史

主要评估患儿有无相关的病因及病史。应了解患儿胎龄、分娩方式、Apgar 评分、母婴血型、体重、喂养及保暖情况;询问患儿体温变化及大便颜色、药物服用情况、有无诱发物接触等。

图片:新生儿黄疸 2

(二) 身体状况

1. 评估患儿有无相应的临床表现 黄疸、贫血、肝脾大是新生儿黄疸常见的临床表现,其程度与引起黄疸的病因密切相关。皮肤黄染首先从面部开始出现,逐渐波及躯干及四肢,生理性黄疸的范围多不超过四肢近端,若四肢远端及手、足心均出现黄疸,一般为病理性黄疸。黄疸患儿可合并不同程度的贫血及肝脾大,严重者伴有水肿、皮肤出血点、心力衰竭及胆红素脑病等,部分患儿还可见原发病表现。

2. 评估患儿是否出现了并发症 胆红素脑病是新生儿黄疸最严重的并发症,是因血清未结合胆红素过高、血 - 脑屏障通透性增强,未结合胆红素可通过血 - 脑屏障引起脑组织的病理性损伤,又称核黄疸。一般发生在生后 2~7d,早产儿多见。典型临床表现包括警告期、痉挛期、恢复期和后遗症期(表 4-2)。

表 4-2 胆红素脑病的典型表现

| 分期 | 典型表现 | 持续时间 |
| --- | --- | --- |
| 警告期 | 嗜睡、反应低下、肌张力下降、吸吮力弱 | 12~24h |
| 痉挛期 | 肌张力增高、抽搐、发热、呼吸不规则 | 12~24h |
| 恢复期 | 症状逐渐好转,抽搐减少,肌张力恢复 | 2 周 |
| 后遗症期 | 手足徐动,听觉障碍,眼球运动障碍,牙釉质发育不良,智力落后 | 终生 |

3. 评估患儿有无相关的辅助检查结果 黄疸患儿血清胆红素测定除总胆红素增高外,根据其病因不同未结合胆红素或结合胆红素有不同程度增高。为明确病因可根据病情选择母婴血型测定,包括 ABO 血型和 Rh 血型;确定有无溶血,如红细胞和血红蛋白有无减少,网织红细胞是否增高,红细胞压积、特异性抗体检测;有无感染灶及感染证据,如血象、CRP、血培养、特异性抗原抗体监测等。

(三) 心理 - 社会状况

评估家长有无焦虑、恐惧等心理反应,了解家长对本病病因、护理、预后等相关知识的认识程度。

(四) 治疗要点

1. 生理性黄疸 不需治疗,提早喂哺可加快黄疸消退。

2. 病理性黄疸 ①找出引起黄疸的病因,祛除病因是治疗的关键;②降低血清胆红素:首选蓝光照射,血清未结合胆红素过高有胆红素脑病危险者可考虑换血疗法;③药物治疗:使用酶诱导剂、输血浆或清蛋白等措施,防止胆红素脑病的发生;④保护肝脏、控制感染、保暖、供给充足的水分和营养、纠正酸中毒、纠正低氧血症及低血糖等。

**【常见护理诊断 / 问题】**

1. 潜在并发症:胆红素脑病。

2. 知识缺乏:家长缺乏黄疸护理的有关知识。

**【护理措施】**

1. 观察病情 观察黄疸出现的时间、颜色、范围、程度、进展情况及伴随症状；观察大小便次数、量及性质和神经系统的表现等。如存在胎粪延迟排出，应予以灌肠处理；如患儿出现拒食、嗜睡、肌张力减退等胆红素脑病的早期表现，立即通知医生，作好抢救准备。

2. 防治胆红素脑病

(1)遵医嘱实施光照疗法和换血疗法，并做好相应护理。

(2)遵医嘱输血浆、清蛋白，给予肝酶诱导剂等治疗，以降低胆红素，预防胆红素脑病的发生。

(3)合理制订补液计划，根据不同补液内容调节相应的速度，切忌快速输入高渗性药物，以免血–脑屏障暂时开放，使已与清蛋白联结的胆红素进入脑组织。

3. 保暖与喂养 加强保暖，提早喂养，保证奶量摄入，按需调整喂养方式。

4. 针对病因做好相应的护理。

5. 健康教育

(1)帮助家长了解新生儿黄疸发生的原因和患儿病情，向家长讲解本病的严重性、预后及可能出现的后遗症，并给予心理上的安慰，取得合作。

(2)对母乳性黄疸者，可隔次母乳喂养逐步过渡到正常母乳喂养。若黄疸严重，可暂停母乳喂养，黄疸消退再恢复母乳喂养。对红细胞葡萄糖–6–磷酸脱氢酶(G–6–PD)缺陷者，需忌食蚕豆及其制品，禁用樟脑丸，并注意药物的选用以免诱发溶血。

(3)对胆红素脑病患儿的家长解释患儿预后及早期干预的重要性，指导家长进行康复训练和护理。

# 第六节　新生儿寒冷损伤综合征

**【概述】**

新生儿寒冷损伤综合征(neonatal cold injury syndrome)简称新生儿冷伤，主要由受寒、早产、感染和窒息等引起，其临床特征是低体温和多器官功能损伤，严重者出现皮肤和皮下脂肪变硬和水肿，此时又称新生儿硬肿症(sclerema neonatorum,SN)。本病一般多发生在寒冷季节或重症感染时，多在生后一周内发病，以早产儿为多见。

新生儿体温调节功能不足：①体温调节中枢发育不成熟；②体表面积相对较大、皮下脂肪少、血流丰富，易于失热；③体内储存能量少，寒冷应激时易于耗竭，早产儿、低出生体重儿尤甚；④主要以棕色脂肪的化学产热方式为主，缺乏寒战等物理产热方式，早产儿棕色脂肪储存少，代偿产热能力更差；⑤新生儿皮下脂肪的饱和脂肪酸含量高，由于其熔点高，在低体温时易于凝固而出现皮肤硬肿。

**【护理评估】**

(一) 健康史

主要评估患儿有无相关的病因及病史。应了解患儿胎龄、出生体重、分娩方式、保暖及喂养情况，有无窒息史、感染史等，体温改变、皮肤硬肿发生情况，有无拒乳、不哭、少尿等。

(二) 身体状况

评估患儿有无相应的临床表现。病初患儿体温降低、吸吮差或不吃奶、哭声弱，病情加重会发生皮肤硬肿和多器官功能障碍。

1. 低体温 体核温度常低于35℃，重者低于30℃。腋温–肛温差($T_{A-R}$)由正值变为负值，感染或夏季发病者可不出现低体温。

2. 皮肤硬肿 硬肿常呈对称性，发生顺序依次为：小腿→大腿外侧→双下肢→臀部→面颊→上肢→全身。严重硬肿可妨碍关节活动，胸部受累可致呼吸困难。

3. 多器官功能损害　早期心率减慢,微循环障碍,严重时休克、心力衰竭、DIC、肺出血、肾衰竭等。

4. 病情分度　根据临床表现,病情可分为轻、中、重 3 度(表 4-3)。

表 4-3　新生儿寒冷损伤综合征的病情分度

| 分度 | 肛温 | 腋 - 肛温差 | 硬肿范围 | 全身情况及器官功能改变 |
|---|---|---|---|---|
| 轻度 | ≥ 35℃ | >0 | <20% | 无明显改变 |
| 中度 | <35℃ | ≥ 0 | 20% ~50% | 反应差、功能明显低下 |
| 重度 | <30℃ | <0 | >50% | 休克、DIC、肺出血、急性肾衰竭 |

(三) 心理 - 社会状况

评估家长对本病病因、预后、护理等知识及患儿病情的了解程度,评估家长的心理状况、家庭经济状况及居住环境等。

(四) 治疗要点

1. 复温　复温是治疗的关键,原则是逐步复温,循序渐进。

2. 对症、支持治疗　供给足够的热量有助于复温和维持正常体温;维持水、电解质平衡,及时纠正酸中毒及多器官功能紊乱;合理使用抗生素以控制感染;对心力衰竭、休克、凝血功能障碍、DIC、肾衰竭和肺出血等,应给予相应治疗。

**【常见护理诊断 / 问题】**

1. 体温过低　与新生儿体温调节功能不足、寒冷、早产、窒息、感染等因素有关。

2. 营养失调:低于机体需要量　与吸吮困难、摄入不足有关。

3. 皮肤完整性受损　与皮肤硬肿、水肿、局部血液供应不良有关。

4. 有感染的危险　与新生儿免疫功能低下、皮肤黏膜屏障功能低下有关。

5. 潜在并发症:肺出血、休克、DIC 等。

6. 知识缺乏:家长缺乏正确保暖及育儿知识。

**【护理措施】**

1. 复温　目的是在体内产热不足的情况下,通过提高环境温度,以恢复和维持正常体温。

(1) 肛温 >30℃,$T_{A-R}$ ≥ 0 的轻、中度患儿,提示棕色脂肪产热较好,可通过减少散热使体温回升。直接将患儿置于预热至适中温度的暖箱中,一般在 6~12h 内恢复正常体温。

(2) 肛温 <30℃ 的重度患儿,多数 $T_{A-R}$<0,提示棕色脂肪耗尽,或靠棕色脂肪自身产热难以恢复正常体温,且易造成多器官损害,所以只要肛温 <30℃,一般应将患儿置于箱温比肛温高 1~2℃ 的暖箱进行复温。每小时提高箱温 1~1.5℃,箱温不超过 34℃,在 12~24h 内恢复正常体温。然后根据患儿体温调整暖箱温度。

(3) 在肛温 >30℃,$T_{A-R}$<0 时,仍提示棕色脂肪不产热,故此时也应采用外加温使体温回升。

(4) 无条件者可采用温水浴、热水袋、电热毯或成人怀抱等方式保暖复温,但应防止烫伤。

2. 保证能量和液体供给　能吸吮的患儿可经口喂养,吸吮无力者用滴管、鼻饲或静脉营养。热量供给从每日 209kJ(50kcal)/kg 开始,逐渐增至 418~502kJ(100~120kcal)/kg。液体量按 60~80ml/kg 给予,应严格控制补液速度,以防止输液速度过快引起心力衰竭和肺出血。

3. 加强皮肤护理,预防感染　经常更换体位,防止皮肤破损、坠积性肺炎;尽量避免肌内注射,防止由于吸收不良或皮肤破损引起感染。严格遵守消毒隔离制度及无菌操作规范,注意暖箱、气管插管和呼吸机等的清洁消毒。

4. 观察病情,做好抢救准备　观察生命体征、尿量、硬肿范围及程度、有无出血征象等,详细记录温箱温度、摄入的热量和液体量等。备好必要的抢救药物和设备,如发现患儿病情变化,及时通知医生,并进行有效的抢救。

5. 健康教育　做好围生期保健,宣传预防新生儿寒冷损伤综合征的知识,避免早产、窒息和感染等诱发寒冷损伤的诱因。指导家长正确的喂养和护理,鼓励尽早开始喂养,保证充足的热量供应;注意保暖,保持适宜的环境温度和湿度。

# 第七节 新生儿败血症

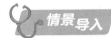

宝宝,7d,妈妈发现脐带还没有脱落,脐部还有少量黄稠液体,认为这两天吃奶减少可能与此有关,特来门诊要求护士给脐部换药。护士小王在检查脐部并进行脐部护理时,发现宝宝哭声弱、反应差、体表温度较低,急忙通知儿科医生。医生进行体格检查后,说要收住院进一步检查治疗。

情景互动:

1. 宝宝此时可能出现了什么情况?
2. 目前主要的护理措施有哪些?

## 【概述】

新生儿败血症(neonatal septicemia)指病原菌侵入新生儿血液循环并生长繁殖、产生毒素造成的全身炎症反应,是新生儿期主要的感染性疾病之一。

新生儿非特异性和特异性免疫功能均不成熟,细菌一旦侵入易致全身感染。致病菌种类较多,我国仍以葡萄球菌最常见,其次为大肠埃希菌等 $G^-$ 杆菌。近年来随着 NICU 的发展,极低出生体重儿的存活率提高,而各种导管、气管插管技术和抗生素的广泛应用,使机会致病菌、厌氧菌及耐药菌株所致的感染有增加趋势,空肠弯曲菌、幽门螺杆菌等已成为新的致病菌。新生儿感染可发生在出生前、出生时或出生后,出生后感染为主要感染途径,细菌主要从脐部、皮肤黏膜、呼吸道或消化道侵入,以脐部最多见。近年来,由于医疗器械消毒不严所导致的医源性感染有增多趋势。

## 【护理评估】

### (一) 健康史

主要评估患儿有无相关的病因及病史。应询问母亲孕期有无生殖系统、呼吸系统等感染史,患儿出生时情况,有无宫内窒迫、产时窒息、胎膜早破,生后有无侵入性操作及感染接触史;患儿发病后体温、精神反应、哺乳、体重等方面的变化。

### (二) 身体状况

1. 评估患儿有无相应的临床表现 早期症状、体征常不典型,主要为全身中毒症状,表现为精神和食欲欠佳、反应低下、体温异常等,继而发展为精神萎靡、嗜睡、不吃、不哭、不动、体重不增及出现病理性黄疸、呼吸异常。少数严重者很快发展到循环衰竭、呼吸衰竭、DIC、中毒性肠麻痹、酸碱平衡紊乱和胆红素脑病。患儿常并发化脓性脑膜炎。

2. 评估患儿有无相关的辅助检查结果 外周血常规检查,血培养,直接涂片找细菌,病原菌抗体检测,急相蛋白和血沉检查等有助于明确诊断。

### (三) 心理 - 社会状况

了解家长对本病严重程度及预后的了解情况及心理状况。评估其家庭居住环境及经济状况等。

### (四) 治疗要点

1. 抗生素治疗 早期、联合、足量、静脉应用合适的抗菌药物,疗程要足,一般应用 10~14d,有并发症者应治疗 3 周以上。病原菌已明确者可按药敏试验用药;病原菌尚未明确前,结合当地菌种流行病学特点和耐药菌株情况选择两种抗生素联合使用。

2. 对症支持治疗 清除局部感染灶;注意保暖,供给充足的液体及热量,维持水及电解质平衡;及时纠正休克、酸中毒,处理严重并发症,保护心、脑等重要脏器功能;可静注免疫球蛋白,必要时输入少量血浆或新鲜血。

## 【常见护理诊断/问题】

1. 体温调节无效　与感染有关。
2. 皮肤完整性受损　与脐部炎症、脓疱疮等感染灶有关。
3. 营养失调:低于机体需要量　与摄入不足、消耗增多有关。
4. 潜在并发症:化脓性脑膜炎、感染性休克等。

## 【护理目标】

1. 患儿体温维持在正常范围。
2. 患儿身体局部无感染,皮肤完整。
3. 患儿住院期间能维持良好的营养状况。
4. 患儿不发生并发症或发生时得到及时发现和处理。

## 【护理措施】

1. 维持体温稳定　密切观察体温变化,体温过低或体温不升时,可用热水袋或温箱保暖以使患儿恢复正常体温;体温高时可通过调节环境温度、散开包被、多喂开水,必要时采取温水浴等物理降温措施,新生儿不宜用药物、乙醇擦浴等方法降温。

2. 清除局部感染灶　如脐炎、鹅口疮、脓疱疮、皮肤破损等,均应及时处理,促进皮肤早日愈合,防止感染继续蔓延扩散。

3. 遵医嘱应用抗生素　保证抗菌药物有效进入体内,并注意观察药物的疗效及毒副作用。

4. 保证营养供给　除经口喂养外,结合病情考虑静脉内营养。

5. 病情观察　注意观察患儿生命体征变化及神志、面色、皮肤、前囟、哭声、呕吐情况、有无惊厥等。如患儿出现面色青灰、呕吐、脑性尖叫、前囟饱满、两眼凝视提示有脑膜炎的可能;如患儿面色青灰、皮肤发花、四肢厥冷、脉搏细弱、皮肤有出血点等,应考虑感染性休克或 DIC,应立即与医生联系,积极处理。

6. 健康教育　向家长讲解疾病的预防和护理知识,使家长认识本病的感染途径及严重后果。指导家长正确喂养和护理患儿,保持皮肤清洁及口腔黏膜的完整性,嘱咐家长若发现孩子发生脐部、皮肤、呼吸道感染时应立即就诊,坚持母乳喂养,增强小儿抗感染能力。接触患儿前应先洗手,避免与感染性疾病患儿接触,预防交叉感染。

## 【护理评价】

1. 患儿体温是否维持在正常范围。
2. 患儿患病期间是否维持皮肤完整性。
3. 患儿住院期间营养状况是否良好。
4. 患儿患病期间是否发生并发症或有并发症时是否得到及时发现和处理。

# 第八节　新生儿重症监护

新生儿重症监护室(neonatal intensive care unit,NICU)是治疗新生儿危重疾病的集中病室,是为了对高危新生儿进行病情的连续监护和及时有效地抢救治疗及护理而建立的,其目的是降低新生儿病死率,促进新生儿的生长发育。

## 一、监护对象

1. 需要进行呼吸管理的新生儿,如各种原因导致的呼吸衰竭的患儿,需要氧疗、应用辅助通气及拔管后 24h 内的患儿。

2. 病情不稳定、需要急救的新生儿,如重症休克、反复惊厥、重度窒息者。

3. 胎龄 <30 周、生后 48h 内,或胎龄 <28 周、出生体重 <1500g 的所有新生儿。

4. 手术后的危重新生儿,尤其是术后 24h 内的患儿,如先天性心脏病、食管 – 气管瘘、膈疝等。

5. 严重器官功能衰竭及需要全胃肠外营养、换血者。

## 二、监护前准备

1. 当接到收治危重患儿通知时,监护室护士应预热辐射台或暖箱,准备好喉镜、气管插管、复苏器、吸引器、呼吸机及各监护设备等,责任护士检查并保证气源负压等各抢救系统运转正常。

2. 需要随时抢救的患儿,应放于预热的辐射台上,立即建立静脉输液通路等,连接好监护仪,配合医生进行心肺复苏、气道吸引,必要时气管插管,放置胸腔引流管等。不需要立即抢救的患儿,护士应按常规操作进行,做好身份标识,测体重、身长、头围、血压,监测血气、血糖,必要时留置胃管,及时处理医嘱并记录。不论是否需要紧急处理,对患儿所有操作、检查及治疗过程中均应注意保暖。新生儿出生后即具有感受疼痛的能力,反复疼痛刺激可损害新生儿神经细胞的发育,并引起一系列行为改变,会对其生长发育造成不良影响,因此,疼痛也是新生儿重症监护的重要组成部分。

## 三、监护内容

危重新生儿随时都有生命危险,除须认真细致观察病情外,还应利用各种监护仪器、快速检测手段,进行连续不断地监护,以便及早发现病情变化,给予及时处理。

1. 心脏监护 主要用于持续监测危重患儿的心电活动,观察心率、心律及心电图改变,如心率急剧增快或减慢、各种心律失常等。多数采用双极胸前导联,正、负、地极一般以不同颜色来区分,正极粘贴于左胸大肌下,负极粘贴于右锁骨下,地极粘贴于大腿或腋中线下胸部。当患儿心电监护心电图异常时,用结合临床和常规心电图检查进行判断。

2. 呼吸监护 呼吸监护仪通常与心脏监护仪组合在同一仪器内,传感器共同使用一个电极,荧光屏上连续显示呼吸波形和呼吸频率。包括:

(1)呼吸运动监护:常用阻抗法监测呼吸频率和呼吸波形改变,发出呼吸暂停警报等;某些呼吸暂停监护仪带有唤醒装置,在发出呼吸暂停警报的同时冲击婴儿足底,刺激呼吸。

(2)通气量和呼吸力量监护:应用双向流速和压力传感器连接于呼吸机管道,连续监测机械通气患儿的气体流速、气道压力,以便准确指导通气参数的调节,并减少并发症的发生。

(3)经皮氧饱和度、心率、呼吸描记仪:同步描记瞬时心率、呼吸和经皮氧分压曲线,并以数字显示心率和呼吸频率,有报警系统。

3. 血压监护 包括直接测压法(创伤性测压法)和间接测压法(无创伤性测压法)。

(1)直接测压法:是经动脉插入导管,并接通传感器连续显示血压波形及血压平均值。此法较为准确,但操作复杂,并发症多,须密切观察和监测。

(2)间接测压法:用传统的气囊袖带束缚上臂,接传感器,测出收缩压、舒张压、平均压和心率,能根据需要定时测量,方法简便。临床多采用无创方法进行新生儿血压监测。危重新生儿血压监测一般 2~6h/ 次,对休克、失血等患儿 1~2h/ 次,血压测量完毕要及时取下袖带,以免影响被测上肢末梢血液循环。

4. 体温监护 立即包裹新生儿置于已预热的远红外辐射台上或暖箱内,以体温监测仪监测患儿体温。体温监测仪通过预设定理想的皮肤温度反馈式地调节抢救台或暖箱的输出功率,以维持患儿的皮肤温度在设定的范围之内。体温监测的探头务必妥善固定,以防发生烫伤。

5. 血气监测 呼吸衰竭患儿,尤其在应用机械通气时,应定期(2~4h)监测动脉血气,用经皮血氧分压($TcPO_2$)监护仪和经皮血二氧化碳分压($TcPCO_2$)监护仪,连续监测氧分压及二氧化碳分压。

6. 经皮血氧饱和度($TcSO_2$)监测 即用脉搏血氧饱和度监护仪连续监测患儿脉搏血氧饱和度

图片:开放式辐射台 1

图片:开放式辐射台 2

图片:重症监护

（SaO₂），具有无创伤、准确、简便及报警可调等优点。

7. 血糖监测 新生儿期低血糖是临床最常见问题之一，故应引起临床重视。目前临床低血糖的诊断及治疗多依赖于快速纸片血糖测定法。护士在操作时注意穿刺采血手法，先按摩局部使血液充盈后再消毒，待干后再采血，切勿使用直接消毒穿刺再局部挤压的方式采血，这样会使一部分组织液混入待检血液中，影响血糖监测的准确性；另外要避免在输液侧肢体末梢进行采血。新生儿低血糖的处理阈值为 2.6mmol/L，治疗目标值应设为血糖 ≥ 2.8mmol/L。

8. 体液、生化及血气监测 大多数新生儿生后 24h 内排尿，生后 24h 后未排尿或以后尿量 <1ml/（kg·h）要注意有无循环或肾功能异常等问题存在。危重新生儿容易发生内环境紊乱，及时监测电解质、血气分析可早期发现病情变化，因此危重新生儿需要每天监测尿量和 24h 出入液量，根据病情决定生化和血气监测的频率。

9. 机械通气监护 机械通气的成功很大程度上取决于机械通气的监护和管理。气管导管顶端的合适位置为支气管隆突以上 1~2cm 或胸部 X 线片中第 2 胸椎水平。每班交接要仔细检查插管深度，防止导管脱落，及时查看胶布固定是否牢固并及时更换。监护时应每 2~4h 更换体位一次，加强痰液黏稠者气道内湿化和吸痰，做好气道护理，防止肺不张和导管阻塞。除气道通畅外，并确保呼吸机工作正常。应经常检查湿化瓶温度及水位、供氧压力、通气管路是否漏气等，及时准确处理各种报警。如出现异常应立即寻找和排除故障或更换呼吸机。与机械通气相关的各项操作要严格遵守无菌原则。

10. 神经系统监护 注意患儿有无窒息、复苏、抽搐等病史。体格检查时应注意患儿的意识、哭声、反应、头围、囟门、瞳孔、肌张力、各种反射等。

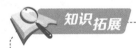 知识拓展

## 新生儿神经重症监护单元

新生儿神经重症监护单元（neonatal neurocritical care unit，NNCU）是以脑为中心整合管理或护理过程，目的是尽最大可能减少原发性或继发性脑损伤，并使脑保护或修复最大化的过程，改善新生儿的神经预后。收治的患儿包括：入院时存在神经系统疾病或住院期间发生神经系统疾病的患儿，甚至包括各种危重的新生儿，这些患儿均存在一种或多种导致脑损伤的高危因素，是脑损伤高危儿，临床上进行相应的监护和护理，可以避免或减轻脑损伤。NNCU 由新生儿科、神经科、影像学、儿童保健和康复专家等组成临床多学科综合治疗团队，除 NICU 常规设备外，拥有 NNCU 专属设备，包括视频脑电图（EEG）、振幅整合脑电图（aEEG）、头颅 B 超、近红外光谱分析仪、经颅多普勒超声脑血流测定仪（TCD）、诱发电位仪（脑干听觉诱发电位、视觉诱发电位、躯体感觉诱发电位）、连续血糖监测、颅内压监测，这些设备均可以进行床旁监测或长时间监护。

11. 肝功能监测 所有危重儿都需要动态监测肝功能，肝功能损害严重时可致多种凝血因子缺乏；胆红素过高时可出现新生儿黄疸甚至胆红素脑病，经皮胆红素监测无创简便，在临床应用越来越广泛，临床应结合经皮胆红素监测和血清胆红素监测，准确评估胆红素动态变化。

12. 感染指标监测 新生儿免疫功能差，易发生感染。发生感染时症状常不典型，而且病情发展迅速，容易导致感染性休克、DIC 等多器官功能衰竭而死亡，早期准确地判断患儿有无感染和治疗尤为重要。因此，应密切观察患儿状态反应、喂养情况、皮肤颜色、末梢循环、体温变化、有无呼吸暂停等，并注意感染指标的监测。

13. 影像学检查 根据病情需要，利用移动式 X 线机、超声诊断仪等，随时监测患儿的心、胸、腹、脑部情况，必要时进行 CT/MRI 等检查。

（张春慧）

**思考题**

1. 患儿，男，足月顺产，出生体重 2550g，出生后无窒息，哭声可。生后 20h 出现黄疸，精神差，血清胆红素为 235μmol/L，母亲血型 O 型，子血型 A 型，直接抗人球蛋白试验（+）。

请思考：

(1)患儿的诊断首先应考虑什么？该患儿的病因可能是什么？

(2)护理该患儿时应密切观察哪些内容？

2. 患儿系胎龄 34 周，因羊水污染、胎膜早破 2d，出生后即送儿科。体检：患儿精神差，吃奶差，全身皮肤黄染明显，巩膜发黄，前囟平，心肺未闻及明显异常。T 35.5℃，血清胆红素 298μmol/L，血白细胞 $4.5 \times 10^9$/L，血小板计数 $90 \times 10^9$/L，血培养有细菌。

请思考：

(1)患儿目前的诊断及诊断依据是什么？

(2)针对该患儿主要护理措施有哪些？

思路解析　　　扫一扫，测一测

**学习目标**

1. 掌握营养不良、维生素 D 缺乏症的护理评估和护理措施。
2. 熟悉营养不良、维生素 D 缺乏症的概述、护理诊断和治疗要点。
3. 了解营养不良、维生素 D 缺乏症的辅助检查、护理目标和护理评价。
4. 学会对营养障碍性疾病患儿进行整体护理。
5. 在护理工作中具有爱心、细心、热心和诚心，能体谅患儿及家长的心情。

## 第一节　蛋白质－能量营养不良

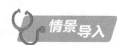

护士小王早晨 5 点半巡视病房时发现患儿神志不清、面色苍白、出冷汗、脉搏细弱、血压下降，立即通知医生，协助抢救。患儿因食欲差、消瘦，昨日以"营养不良"收入院。

情景互动：

1. 患儿突然发生病情变化的原因是什么？
2. 护士应如何协助医生对患儿进行处理？

【概述】

蛋白质－能量营养不良（protein-energy malnutrition）是由于缺乏能量和（或）蛋白质所致的一种慢性营养缺乏症。临床上以体重减轻、皮下脂肪减少和皮下水肿为特征，常伴有各器官系统的功能紊乱。在我国目前以轻、中度营养不良常见，主要见于 3 岁以下的婴幼儿。

根据能量和（或）蛋白质的缺乏情况，临床上常分为三种类型：①消瘦型：以能量供给不足为主；②水肿型：以蛋白质供给不足为主；③消瘦－水肿型：能量、蛋白质都供给不足。导致营养不良的常见原因有：

（1）摄入不足：我国儿童营养不良的主要原因是喂养不当，如：母乳不足而未及时添加其他富含蛋白质的食品；奶粉配制过稀；未及时添加辅食而骤然断奶；长期以淀粉类食品（如谷类）为主食；幼儿偏食、挑食、吃零食等。

(2)消化吸收不良:多由消化系统疾病和先天畸形引起,如慢性腹泻、肠吸收不良综合征、唇裂、腭裂、幽门狭窄、先天性巨结肠等。

(3)需要量增加:急、慢性传染病(如麻疹、结核等)后的恢复期,多胎、早产等因需要量增加而造成营养相对缺乏;大量蛋白尿、甲亢、长期发热、恶性肿瘤等因消耗量增加而造成营养不足。

【护理评估】

(一) 健康史

主要评估患儿有无相关的病因及病史。应了解患儿的喂养史、饮食习惯;询问患儿是否为早产、双胎或多胎,出生后体重增长等发育情况;是否存在消化系统疾病、传染病、消耗性疾病及先天性畸形等。

(二) 身体状况

1. 评估患儿有无相应的临床表现

(1)体重改变:体重不增是营养不良患儿最早出现的症状,继之体重下降。

(2)皮下脂肪减少:首先是腹部,其次为躯干、臀部、四肢,最后为面颊。严重者皮下脂肪消失,酷似"老人"状。皮下脂肪层厚度是判断营养不良程度的重要指标之一。

(3)其他:营养不良初期身高不受影响,但随着病情的加重,身高亦明显低于同龄儿。轻度营养不良精神状态正常,重者可出现精神萎靡、反应差、体温偏低、脉细无力、智力发育迟缓等。部分患儿血浆清蛋白明显降低而出现水肿。

不同程度营养不良的临床表现见表5-1。

表 5-1　营养不良的分度

| | Ⅰ度(轻度) | Ⅱ度(中度) | Ⅲ度(重度) |
| --- | --- | --- | --- |
| 体重低于正常均值 | 15%~25% | >25%~40% | >40% |
| 腹部皮褶厚度 | 0.8~0.4cm | <0.4cm | 消失 |
| 身高(身长) | 正常 | 低于正常 | 明显低于正常 |
| 消瘦 | 不明显 | 明显 | 皮包骨样 |
| 皮肤 | 干燥 | 干燥、苍白 | 苍白、干皱、无弹性 |
| 肌张力 | 正常 | 降低、肌肉松弛 | 肌肉萎缩 |
| 精神状态 | 正常 | 烦躁不安 | 萎靡、抑制与烦躁交替 |

根据患儿体重及身高减少情况,将营养不良分为:①体重低下型:患儿体重低于同年龄、同性别参照人群值的均数减2个标准差;②生长迟缓型:患儿身高低于同年龄、同性别参照人群值的均数减2个标准差;③消瘦型:患儿体重低于同身高、同性别参照人群值的均数减2个标准差。

2. 评估是否出现了并发症　最常见的并发症为营养性缺铁性贫血,也可有各种维生素和微量元素缺乏(以维生素A和锌缺乏常见)、自发性低血糖及各种感染性疾病等。

3. 评估患儿有无相关的辅助检查结果　血清蛋白浓度降低是最突出的改变,但其半衰期较长(19~21d),故不够灵敏。胰岛素样生长因子1(IGF-1)水平降低,是诊断营养不良的较敏感指标。此外,多种血清酶活性降低;血糖、胆固醇、各种电解质、维生素及微量元素均可下降,生长激素水平升高。

(三) 心理-社会状况

评估父母的育儿知识水平及患儿的心理个性发育情况,评估患儿家庭经济状况以及家长角色是否称职,评估家长对疾病的认识程度。

(四) 治疗要点

早发现、早治疗,采取综合性治疗措施,包括祛除病因、调整饮食、积极处理各种并发症、促进消化功能的恢复。

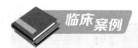

**临床案例**

　　7个月患儿,体重5.5kg,身高68cm,出生后牛乳喂养,未添加辅食,尚未出牙,不会坐。查体:神志清,精神稍差,皮肤苍白,腹部皮下脂肪0.3cm,肌肉松弛。

　　护理工作任务:

　　1. 根据患儿临床表现,提出临床诊断。

　　2. 根据护理评估,列出患儿的护理问题。

　　3. 根据护理问题,制订相应的护理措施。

## 【常见护理诊断/问题】

1. 营养失调:低于机体需要量　与能量、蛋白质等缺乏有关。

2. 生长发育迟缓　与营养物质缺乏,不能满足生长发育的需要有关。

3. 有感染的危险　与机体免疫力低下有关。

4. 潜在并发症:贫血、低血糖、维生素A缺乏等。

5. 知识缺乏:家长缺乏正确的儿童营养、喂养知识。

## 【护理目标】

1. 患儿体重逐渐增加,体重、身高等体格发育指标能达到同龄儿的水平。

2. 患儿不发生感染、低血糖等并发症或发生时被及时发现并得到及时处理。

3. 家长能说出导致营养不良的原因,正确选择食品,合理喂养儿童。

## 【护理措施】

　　1. 调整营养

　　(1)饮食管理:根据营养不良患儿的实际消化吸收能力,逐步调整饮食的量和内容。调整原则是由少到多、由稀到稠、循序渐进、逐渐补充,直至恢复正常。

　　1)能量供给:①轻度营养不良患儿,开始每日可供给热量250~330kJ(60~80kcal)/kg,以后逐渐增加;②中、重度营养不良患儿,热量从每日165~230kJ(40~55kcal)/kg开始,逐步增加;③所有营养不良患儿,若消化吸收能力较好,热量可逐渐增加到每日500~710kJ(120~170kcal)/kg,并根据实际体重计算热量,待体重接近正常后,恢复供给正常生理需要量。母乳喂养儿可根据患儿的食欲按需哺乳;人工喂养儿可先给予稀释牛奶,少量多次喂哺,适应后逐渐增加奶量和浓度。

　　2)蛋白质供给:摄入量从每日1.5~2.0g/kg开始,逐渐增加到3.0~4.5g/kg,若过早给予高蛋白食物,可引起腹胀和肝大。

　　3)食物中应含有丰富的维生素和微量元素。

　　4)注意喂养方法,对食欲差、吞咽困难、吸吮力弱的患儿,应耐心、细心地喂哺,防止呕吐,必要时采用鼻饲喂养;病情严重或完全不能进食者,按医嘱选用葡萄糖、氨基酸、脂肪乳剂等静脉滴注;低蛋白水肿者可静脉输注清蛋白。

　　(2)促进消化:按医嘱给予胃蛋白酶、胰酶、多酶片等以帮助消化。

　　2. 促进生长发育　提供舒适的环境,安排合适的生活制度,保证患儿精神愉快和充足的睡眠,及时纠正先天畸形,加强户外活动和体格锻炼,促进新陈代谢,利于生长发育。定期测量体重、身高及皮下脂肪厚度,以判断治疗效果。

　　3. 预防感染　保持室内空气清新、生活环境舒适卫生。采取保护性隔离,避免交叉感染。保持皮肤清洁、干燥,防止皮肤破损,做好口腔护理。注意保暖,避免受凉。

　　4. 观察病情

　　(1)贫血观察:观察患儿有无皮肤黏膜苍白、头晕、乏力等症状,一旦发现贫血,遵医嘱酌情补充造血物质及输成分血。

（2）低血糖观察：重度营养不良的患儿在夜间和清晨可出现自发性低血糖,表现为体温不升、面色苍白、冷汗、脉弱、血压下降、神志不清、呼吸暂停等,一旦发现,应立即按医嘱静脉注射25%~50%的葡萄糖溶液进行抢救。

（3）眼部症状观察：每日检查患儿双眼,观察有无角膜干燥、夜盲等症状,一旦出现可用生理盐水湿润角膜及涂抗生素眼膏,同时补充维生素A制剂。

（4）输液观察：在输液过程中应注意观察病情,输液速度宜慢,输液总量宜偏少,并注意电解质的补充,发现异常情况应及时报告,并做好抢救工作。

5. 健康教育　介绍科学的育儿知识,大力提倡母乳喂养,指导各种喂养方法的正确实施,及时添加辅食,纠正患儿不良的饮食及卫生习惯。合理安排生活作息制度,坚持户外活动,保证充足的睡眠。按时进行预防接种,预防感染。对患有先天畸形患儿应及时手术治疗。做好生长发育监测,如发现体重增长缓慢或不增,应尽快查明原因,及时予以纠正。

【护理评价】

1. 患儿体重是否逐渐增加,体重、身高等体格发育指标是否能达到同龄儿的水平。
2. 患儿是否未发生感染、低血糖等并发症,发生时是否被及时发现并得到及时处理。
3. 家长能否说出导致营养不良的原因,正确选择食品,合理喂养儿童。

# 第二节　单纯性肥胖

【概述】

单纯性肥胖(obesity)是由于能量的摄入长期超过人体的消耗,导致体内脂肪蓄积,体重超过一定范围的一种营养障碍性疾病。体重超过同性别、同身高参考人群均值的20%即称为肥胖。小儿单纯性肥胖在我国呈逐步增多的趋势,目前占5%~8%,肥胖不仅影响儿童的健康,且儿童期肥胖可延续至成人,容易引起高血压、冠心病、糖尿病等疾病,故对本病的防治已引起社会和家庭的重视。

单纯性肥胖常见的原因有：

1. 能量摄入过多　长期过多摄入淀粉类、高脂肪的食物,超过机体代谢需要,剩余的能量转化为脂肪储存体内。

2. 活动量过少　活动过少或缺乏适当的体育锻炼是发生肥胖症的重要因素,即使摄入不多,也可引起肥胖,且肥胖儿童大多不爱运动,形成恶性循环。

3. 遗传因素　肥胖具有高度遗传性。目前认为与多基因遗传有关。肥胖双亲的后代发生肥胖者高,达70%~80%。

4. 其他　进食过快、或饱食中枢和饥饿中枢调节失衡以致多食;精神创伤、家庭溺爱等心理异常也可导致儿童进食过多而肥胖。

【护理评估】

（一）健康史

主要评估患儿有无相关的病因及病史。应询问患儿的饮食习惯、饮食量及活动情况,有无肥胖家族史,是否受到精神创伤,近期治疗史及其效果。

（二）身体状况

1. 评估患儿有无相应的临床表现　肥胖可以发生于任何年龄,但最常见于婴儿期、5~6岁和青春期。

（1）症状、体征：患儿食欲旺盛,喜吃高脂肪食物或甜食。活动较少,运动时动作笨拙,常有疲劳感,用力时气短或腿痛。严重肥胖者由于脂肪的堆积限制了胸廓及膈肌的运动,导致肺通气不良,引起低氧血症、气促、发绀、红细胞增多、心脏扩大或心力衰竭甚至死亡,称肥胖－换氧不良综合征(Pickwickian syndrome)。体格检查可见患儿体态肥胖,皮下脂肪丰满但分布均匀,腹部膨隆下垂,重者可因皮下脂肪过多,使胸、腹、臀部及大腿皮肤出现白纹或紫纹。双下肢因负荷过重可致扁平足和膝外翻。女孩胸部脂肪堆积应与乳房发育相鉴别;男孩因大腿内侧和会阴部脂肪堆积,阴茎可隐匿在阴阜脂肪组织中而被误诊为阴茎发育不良。肥胖儿童性发育常较早,导致最终身高略低于正常儿。

(2)分度:以同性别、同身高正常儿童体重均值为标准,体重超过均值 10% ~19% 者为超重;体重超过 20% 即为肥胖;超过 20% ~29% 者为轻度肥胖;超过 30% ~49% 者为中度肥胖;超过 50% 者为重度肥胖。

2. 评估患儿有无相关的辅助检查结果　血清甘油三酯、胆固醇大多增高,常有高胰岛素血症,血生长激素水平减低,生长激素刺激试验的峰值也较正常儿为低。肝脏超声波检查常有脂肪肝。

(三)心理－社会状况

评估体形变化对患儿心理所造成的影响,患儿因体态肥胖,怕别人讥笑而不愿与其他儿童交往,常出现自卑、胆怯、孤独等心理障碍;评估家长对肥胖症病因及其危害的认知程度。

(四)治疗要点

采取控制饮食,适量运动,消除心理障碍,配合药物治疗的综合措施,以饮食疗法和运动疗法为最重要,药物及外科手术治疗均不宜用于儿童。

【常见护理诊断／问题】

1. 营养失调:高于机体需要量　与能量摄入过多和(或)缺乏运动等有关。

2. 自我形象紊乱　与肥胖引起自身体形改变有关。

3. 社交障碍　与肥胖造成的心理障碍有关。

4. 知识缺乏:家长或患儿缺乏合理营养、运动的知识。

【护理措施】

1. 饮食管理　患儿每日摄入的热量应低于机体消耗的总热量,但必须满足其基本营养需要,多推荐低脂肪、低糖类和高蛋白饮食,鼓励多吃体积大、饱腹感明显而能量低的蔬菜水果,如萝卜、青菜、黄瓜、番茄、竹笋、苹果、柑橘等。良好的饮食习惯对减肥具有重要作用,故应少食多餐,细嚼慢咽,不吃夜宵和零食,避免晚餐过饱和进食油炸食品及甜食。

2. 增加运动　适当的运动能使脂肪分解,减少胰岛素分泌,脂肪合成减少,蛋白质合成增加,减轻体重。肥胖儿常因动作笨拙及活动后易疲劳而不愿运动,应鼓励患儿选择喜爱、有效又易于坚持的运动,如散步、慢跑、体操、踢球、游泳等,每天坚持运动至少 30min,同时鼓励患儿通过走路上学和做家务等方式进行运动,运动量以运动后轻松愉快,不感到疲劳为原则。运动要循序渐进,持之以恒。

3. 心理支持　家长应引导患儿正确认识自身体态改变,帮助其树立信心,消除因肥胖带来的负面情绪,避免对患儿的形象及进食习惯经常指责而引起其精神紧张,鼓励并创造机会让患儿参与正常的社交活动。引导患儿参与制订饮食和运动计划,以提高他们坚持控制饮食和运动锻炼的兴趣。

4. 健康教育　向患儿家长说明肥胖是疾病,使其转变观念,认识到肥胖给患儿成年后带来的危害;向家长讲述科学喂养的知识,培养儿童良好的饮食习惯,避免营养过剩;鼓励患儿树立信心,长期坚持饮食治疗,并创造条件增加活动量。

# 第三节　维生素 D 缺乏性佝偻病

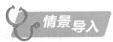

小李是 6 床患儿的责任护士,上午巡视病房时看见患儿妈妈在不断地训练患儿站立,还叮嘱着说"别的小宝宝都能扶着走了,宝宝你要快快地学会站立呀"。患儿 1 岁,是因上呼吸道感染、佝偻病收

视频:小儿肥胖症

入院,治疗已 3d。

情景互动:

1. 患儿家长的做法是否正确,为什么?
2. 如何对患儿及家长进行健康指导?

【概述】

维生素 D 缺乏性佝偻病(rickets of vitamin D deficiency)是由于维生素 D 不足使钙、磷代谢失常,产生的一种以骨骼病变为特征的慢性营养性疾病。主要见于 2 岁以下的婴幼儿,北方患病率高于南方,是我国儿童保健重点预防的“四病”之一。近年来,随着卫生保健水平和人民生活水平的提高,其发病率逐年降低,病情也趋于减轻。

1. 维生素 D 的来源及转运 ①皮肤的光照合成:是人类维生素 D 的主要来源,人类皮肤中的 7- 脱氢胆固醇(维生素 $D_3$ 原)经日光中紫外线照射后变为胆钙化醇即维生素 $D_3$;②食物中摄取:动物肝脏、蛋黄、鱼肝油、乳类等含维生素 $D_3$,酵母、植物油中含维生素 $D_2$;③母体 – 胎儿转运:胎儿可通过胎盘从母体获得维生素 D,胎儿体内 $25-(OH)D_3$ 的贮存可满足生后一段时间的生长需要,早期新生儿体内维生素 D 的量与母体的维生素 D 的营养状况及胎龄有关。

维生素 $D_3$ 和 $D_2$ 均无生物活性,需经两次羟化作用后方能发挥生物效应,首先经血流到肝脏在 25- 羟化酶作用下转变为 25- 羟维生素 D [ $25-(OH)D_3$ ],然后在肾脏中经过 1-a 羟化酶的作用,合成具有很强生物活性的 1,25- 二羟维生素 D [ $1,25-(OH)_2D_3$ ]。

2. 维生素 D 的生理功能 ①促进小肠黏膜对钙、磷的吸收;②增加肾小管对磷的重吸收,减少尿中钙、磷的排出,提高血磷、血钙的浓度;③促进成骨细胞的增殖和破骨细胞的分化,直接影响钙、磷在骨的沉积和重吸收。

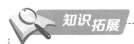

知识拓展

**维生素 D 营养状况**

根据血清 $25-(OH)D_3$ 水平研究显示:全世界约有 10 亿人存在维生素 D 缺乏或不足;美国和欧洲老年人维生素 D 缺乏占 40% ~100%,沙特、阿联酋、澳大利亚、土耳其、印度、黎巴嫩等国儿童和成人维生素 D 缺乏占 30% ~50%;我国维生素 D 缺乏的情况也很严重,孕妇及新生儿血清 $25-(OH)D_3$ 水平均在 50nmol/L(20ng/ml) 以下,维生素 D 缺乏在 40% ~100%,维生素 D 充足不到 10%,儿童维生素 D 缺乏北方占 30% ~70%,南方占 10% ~40%。因此,维生素 D 缺乏是当前我国乃至全世界有待解决的一个重要营养问题。

3. 维生素 D 缺乏的常见原因

(1)围生期维生素 D 不足:母亲妊娠期特别是妊娠后期维生素 D 营养不足,如母亲严重营养不良、肝肾疾病、慢性腹泻,以及早产、双胎均可导致婴儿体内维生素 D 贮存不足。

(2)日光照射不足:是维生素 D 缺乏的主要原因。紫外线不能透过玻璃窗,儿童缺少户外活动,可使内源性维生素 D 不足。城市高大建筑可阻挡日光照射,大气污染如尘埃、烟雾可吸收部分紫外线,气候因素如冬季日照时间短,紫外线较弱,亦可影响内源性维生素 D 的合成。

(3)生长发育快:婴儿生长发育迅速,尤其早产儿、多胎儿,所需维生素 D 多,故易发生佝偻病。但重度营养不良患儿生长缓慢,发生佝偻病较少。

(4)维生素 D 摄入不足:天然食物中含维生素 D 较少,即使纯母乳喂养,若不及时补充富含维生素 D 的辅食,也易患佝偻病。

(5)疾病与药物的影响:胃肠道、肝胆疾病影响维生素 D 的吸收;肝、肾严重损害可影响维生素 D 的羟化;长期服用抗惊厥药可使维生素 D 加速分解为无活性的代谢产物;糖皮质激素可对抗维生素 D 对钙的转运作用。

4. 发病机制　当维生素D缺乏时,肠道吸收钙磷减少,血中钙、磷水平降低,血钙降低刺激甲状旁腺分泌甲状旁腺素(PTH)增加,从而加速旧骨溶解,释放骨钙入血,以维持血钙正常或接近正常水平。但因PTH抑制肾小管对磷的重吸收而使尿磷排出增加,导致血磷降低,钙磷乘积降低,使骺软骨正常生长和钙化受阻,软骨细胞失去增殖、分化和凋亡的正常程序,骨基质不能正常矿化,成骨细胞代偿性增生,骨样组织堆积在骨骺软骨处且取代坚硬的骨皮质,从而形成以骨骼病变为特征的一系列变化及生化异常(图5-1)。

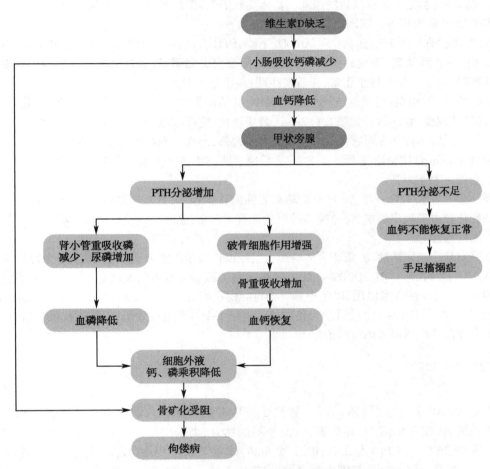

图5-1　维生素D缺乏性佝偻病和手足搐搦症的发病机制

## 【护理评估】

(一)健康史

主要评估患儿有无相关的病因,应询问母亲孕期是否有维生素D缺乏情况,患儿的胎龄、胎次、年龄、生活环境、生活习惯、饮食习惯、喂养方法等。评估患儿疾病史及用药情况。

(二)身体状况

1. 评估患儿有无相应的临床表现　多见于3个月~2岁婴幼儿,主要表现为生长最快部位的骨骼改变、肌肉松弛和神经、精神症状,临床分为以下四期:

(1)初期(早期):多见于6个月以内,特别是3个月以内的小婴儿。以神经精神症状为主,表现为神经兴奋性增高,如易激惹、睡眠不安、烦躁、夜惊、多汗、枕秃等。

(2)激期(活动期):除初期症状外,主要表现为骨骼改变和运动功能发育迟缓。

1)骨骼改变:因患儿年龄不同而有不同的表现:①3~6个月患儿可出现颅骨软化,重者用手指轻压枕骨或顶骨中央有压乒乓球样的感觉;7~8个月患儿可出现方颅,严重者呈"鞍状"或"十字状";前囟增宽及闭合延迟,重者可延迟至2~3岁才闭合;出牙延迟、牙釉质缺乏并易患龋齿;②1岁左右的患儿胸部可出现肋骨串珠、鸡胸、漏斗胸或肋膈沟(郝氏沟)；③6 个月后腕、踝可形成钝圆形环状隆起的手镯、足镯，1 岁左右患儿开始站立与行走后双下肢负重，下肢弯曲出现膝内翻(O 形腿)或膝外翻(X 形腿)；④患儿久坐或久站可因韧带松弛致脊柱弯曲，出现脊柱侧弯或后凸。

2)运动功能发育迟缓：患儿全身肌肉松弛，肌张力低下，头颈软弱无力，抬头、坐、立、行等运动功能落后；腹部肌张力下降，出现膨隆如蛙腹。

(3)恢复期：经适当治疗后临床症状和体征减轻或接近消失。

(4)后遗症期：多见于 2 岁以后的患儿。临床症状消失，仅留下不同程度的骨骼畸形。

2. 评估患儿有无相关的辅助检查结果

(1)血生化检查：①初期：血清 25-(OH)D$_3$ 下降，PTH 升高，一过性血钙下降，血磷降低，碱性磷酸酶正常或稍高；②活动期：除血钙稍低外，其余指标改变更加明显；③恢复期：血钙、血磷逐渐恢复正常，碱性磷酸酶需 1~2 个月降至正常；④后遗症期：血生化正常。

(2)X 线检查：①初期：可正常或钙化带稍模糊；②活动期：长骨片显示骨骺端临时钙化带消失，呈毛刷状、杯口状改变，骨骺软骨盘增宽(>2mm)，骨质疏松，密度减低，骨皮质变薄；可见骨干弯曲或有青枝骨折；③恢复期：治疗 2~3 周后骨骼 X 线改变有所改善，出现不规则的钙化线，以后钙化带致密增厚，骨骺软骨盘 <2mm，骨质密度逐渐恢复正常；④后遗症期：X 线检查骨骼干骺端病变消失。

(三) 心理 - 社会状况

应评估患儿家长对合理喂养、户外活动必要性的认识程度，日常照顾患儿是否有困难，对患儿出现的骨骼变化是否表现出焦虑；骨骼畸形的年长儿有无自卑；家庭气氛及家庭成员能否相互支持。

(四) 治疗要点

治疗原则是控制病情活动，防止骨骼畸形。治疗以口服维生素 D 为主，一般剂量为每日 50~100μg(2000~4000IU)或 1,25-(OH)2D$_3$ 0.5~2.0μg，视临床和 X 线骨片改善情况而定，1 个月后改预防量每日 10μg(400IU)，不可长期大量服用，以免中毒。当重症佝偻病有并发症或无法口服者可一次肌内注射维生素 D 15 万 ~30 万 IU，2~3 个月后改为预防量。治疗 1 个月应复查效果，以排除抗维生素 D 佝偻病。后遗症期有骨骼畸形者可考虑矫形治疗。

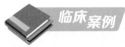

临床案例

患儿，男，10 个月，因哭闹，多汗、易惊 2 个月来院就诊。入院前 2 个月家长发现患儿经常无诱因哭闹，夜间惊醒，常摇头擦枕，至今不能站立，尚未出牙。患儿系人工喂养，未添加辅食。查体：T 36.8℃，P 110 次/min，R 32 次/min，体重 7.2kg。表情淡漠，面色苍白，消瘦，前囟 2cm×2cm，枕秃，乳牙未出，轻度方颅、肋骨串珠。心肺无异常，腹软，肝右肋下 2cm，四肢肌张力低下。血生化：血钙 1.9mmol/L，碱性磷酸酶增高。腕部 X 线检查：钙化带消失，骨骺端增宽，骨密度降低。

护理工作任务：

1. 根据患儿目前的病情，列出患儿的护理问题。
2. 根据护理问题为患儿制订合理的护理措施。

【常见护理诊断／问题】

1. 营养失调：低于机体需要量　与日光照射不足及维生素 D 摄入不足有关。
2. 有感染的危险　与机体免疫力低下有关。
3. 潜在并发症：骨骼畸形、药物不良反应。
4. 知识缺乏：家长缺乏佝偻病的预防及护理知识。

【护理目标】

1. 患儿体内的维生素 D 维持在正常水平。

笔记

2. 患儿不出现骨骼畸形、骨折等损伤。

3. 患儿不发生感染。

4. 家长能说出导致佝偻病的原因并能正确护理患儿。

【护理措施】

1. 增加体内的维生素 D

(1)定期户外活动:指导家长带患儿多到户外活动,初生婴儿在生后 2~3 周开始,户外活动时间从数分钟逐渐延长至 2h,冬季也要保证每日 1~2h。夏季气温过高,应避免太阳直接照射,可在阴凉处活动,尽量多暴露皮肤;冬季室内活动时应注意开窗,让紫外线能直接射入。

(2)补充维生素 D:添加富含维生素 D、钙、磷和蛋白质的饮食;按医嘱给予维生素 D 制剂,大量应用时应注意中毒症状,如食欲缺乏、呕吐、腹泻、便秘、头痛、多饮多尿、烦躁不安等;使用鱼肝油制剂时,还应注意有无维生素 A 中毒的症状。注射维生素 D 要深部注射。

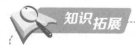

### 维生素 D 中毒

维生素 D 中毒剂量的个体差异较大。儿童每日服用 2 万 ~5 万 IU,或每日 2000IU/kg,连续数周或数月可发生中毒。敏感儿童每日 4000IU,连续 1~3 个月即可中毒。

临床表现:早期症状为厌食、恶心、倦怠、烦躁不安、低热,继而出现呕吐、顽固性便秘,体重下降。重症出现惊厥、血压升高、烦渴、尿频、夜尿、甚至脱水、酸中毒;尿中出现蛋白质、红细胞、管型等改变,继而发生慢性肾衰竭。

辅助检查:早期血钙增高 >3mmol/L,尿钙强阳性;X 线检查可见长骨干骺端钙化带增宽(>1mm),致密,骨干皮质增厚,骨质疏松或骨硬化;肾脏 B 超示肾萎缩。

治疗要点:①立即停用维生素 D 和钙剂,限制钙盐和富含钙的食物摄入;②加速钙的排泄,口服氢氧化铝或依地酸二钠减少肠钙吸收,使钙从肠道排出,口服泼尼松抑制肠内钙结合蛋白生成而降低肠钙的吸收;亦可试用降钙素;③注意保持水、电解质的平衡。

2. 预防感染　保持室内空气清新,阳光充足,避免交叉感染。保持皮肤清洁、干燥,汗多时要及时擦干,以防受凉。尽量少带患儿到公共场所,以减少呼吸道感染的机会。

3. 预防骨骼畸形　衣服柔软、宽松,床铺松软,避免早坐、久坐和早站、久站、早走,以免加重骨骼畸形。活动期患儿要卧床休息,保持正确的姿势;护理操作时动作要轻柔,避免重压或强行牵拉,以防骨折。已有骨骼畸形者可采取主动或被动运动的方法进行矫正,如胸廓畸形,可做俯卧位抬头展胸运动,下肢畸形可以施行肌肉按摩;进行外科手术矫治者,指导家长正确使用矫形器具。

4. 健康教育

(1)向父母讲述佝偻病的预防知识:①鼓励孕妇多晒太阳,妊娠后 3 个月补充维生素 D 800~1000IU/d;②婴幼儿多进行户外活动,<6 个月的小婴儿户外活动应避开正午时间,避免日光直射,尽量选择夏季早晨或午后,避免 10:00~16:00 的太阳照射;提倡母乳喂养,选择富含维生素 D、钙、磷、蛋白质的食物;足月儿生后 2 周开始每日给予预防量维生素 D 400IU,至 2 岁;早产儿、低出生体重儿、多胎儿生后 1 周每日给予维生素 D 800~1000IU/d,3 个月后改为预防量;夏季户外活动多,可暂停或减量服用。

(2)指导患儿家长佝偻病的护理知识:包括正确的户外活动、服用维生素 D 的注意事项、按摩肌肉矫形的方法等。

【护理评价】

1. 患儿体内的维生素 D 是否维持在正常水平。

2. 患儿是否未发生感染。

3. 患儿是否未出现骨骼畸形、骨折等损伤。

4. 家长是否能说出导致佝偻病的原因并能正确护理患儿。

# 第四节　维生素 D 缺乏性手足搐搦症

## 【概述】

维生素 D 缺乏性手足搐搦症(tetany of vitamin D deficiency)又称佝偻病性手足搐搦症或佝偻病性低钙惊厥,主要是由于维生素 D 缺乏,血钙降低导致神经肌肉兴奋性增高,出现惊厥、喉痉挛和手足抽搐等症状。多见于婴幼儿,尤其 6 个月以内的小婴儿。

维生素 D 缺乏时,血钙下降,而甲状旁腺不能代偿性分泌增加,血钙继续降低,当血清总钙浓度低于 1.75~1.88mmol/L(7~7.5mg/dl)或血清离子钙浓度 <1.0mmol/L(4mg/dl)以下时,即可出现抽搐等症状(图 5-1)。

诱发血钙降低的原因:①初春紫外线照射突然增多时,或佝偻病患儿用维生素 D 治疗之初,骨骼加速钙化,血钙迅速向骨骼转移,使血钙下降;②发热、感染、饥饿等使组织细胞分解释放磷,血磷增高,血钙降低;③人工喂养婴儿食用含磷过高的奶制品,导致高血磷、低血钙;④纠正酸中毒后、输入碱性溶液过多、严重频繁呕吐、过度换气等,使血液 pH 上升,离子钙降低。

## 【护理评估】

(一) 健康史

主要评估患儿有无相关的病因及病史。应重点询问患儿的喂养史,户外活动情况,是否有发热、感染史,近期是否使用维生素 D 等。

(二) 身体状况

1. 评估患儿有无相应的临床表现

(1) 典型发作:

1) 惊厥:最常见,多见于婴儿。表现为突然发生四肢或面部肌肉抽动,两眼上翻,神志不清,发作时间持续数秒至数分钟,发作停止后意识恢复,精神萎靡而入睡,醒后活泼如常,发作次数可数日 1 次或 1 日数次。一般不发热。

2) 手足搐搦:多见于较大婴儿、幼儿及年长儿。表现为突然发生手足痉挛呈弓状,手腕屈曲,手指强直,拇指内收掌心,踝关节伸直,足趾向下弯曲呈"芭蕾舞足",发作停止后活动自如。

3) 喉痉挛:多见于婴儿。表现为喉部肌肉和声门突发痉挛,呼吸困难,严重者可发生窒息,甚至死亡。

(2) 隐匿型:在不发作时,可通过刺激神经肌肉引出下列体征:①面神经征(Chvostek sign):用指尖或小锤轻叩患儿颧弓与口角间的面颊部,引起眼睑和口角抽动者为阳性,正常新生儿可出现假阳性;②陶瑟征(Trousseau sign):以血压袖带包裹上臂,充气使血压维持在收缩压和舒张压之间,5min 之内该手出现痉挛者为阳性;③腓神经征(Peroneal sign):用小锤叩击膝外侧腓骨头上方的腓神经,足部向外侧收缩者为阳性。

2. 评估患儿有无相关的辅助检查结果　血钙浓度和离子钙的浓度下降。

(三) 心理 - 社会状况

评估家长对手足搐搦症有关知识的认知水平、是否存在紧张、恐惧、焦虑等心理问题;评估家庭成员是否相互支持,生活环境是否有影响日光照射的因素。

(四) 治疗要点

1. 急救处理　立即吸氧,保持呼吸道通畅,喉痉挛者立即将舌拉出口外,并进行口对口呼吸或加压给氧,必要时作气管插管或气管切开。控制惊厥或喉痉挛可用 10% 水合氯醛,每次 40~50mg/kg,保留灌肠,或地西泮每次 0.1~0.3mg/kg,肌内或静脉注射。

图片:手搐搦

图片:芭蕾舞足

笔记

2. 钙剂治疗　10%葡萄糖酸钙5~10ml,稀释后静脉注射或静脉滴注,惊厥停止后改口服钙剂。

3. 维生素D治疗　急症情况控制后,按维生素D缺乏性佝偻病给予维生素D治疗。

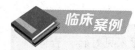

　　患儿,男,1岁4个月。因手足"抽筋"2次入院。患儿系人工喂养,家住高楼,很少外出活动,半年来烦躁,易惊。前天、昨天晒太阳后突然发生手足"抽筋",发作时手腕弯曲、足呈"芭蕾舞足",每次持续数分钟,发作后一切如常。无发热、头痛、呕吐。查体:T 37℃,P 100次/min,R 30次/min,体重10kg,前囟0.5cm×1cm,颈软,鸡胸,心肺无异常,生理反射存在,病理反射未引出。血生化:血钙1.6mmol/L,血磷0.9mmol/L,碱性磷酸酶增高。腕部X线检查:干骺端增宽,临时钙化带消失,骨质疏松。

　　护理工作任务:

　　1. 根据护理评估,提出的护理问题。

　　2. 根据护理问题,制订相应的护理措施。

　　3. 患儿出院时,请为患儿和其家属提供健康指导。

## 【常见护理诊断／问题】

1. 有窒息的危险　与惊厥、喉痉挛发作有关。

2. 有受伤的危险　与惊厥发作有关。

3. 营养失调:低于机体需要量　与维生素D缺乏有关。

## 【护理措施】

1. 防止窒息　按医嘱立即使用镇静剂和钙剂,控制惊厥、喉痉挛发作;及时吸氧;松解领口衣扣,立即将患儿头偏向一侧,将舌拉出口外,清除口鼻分泌物,保持呼吸道通畅,做好气管插管和气管切开的术前准备,必要时行气管插管或气管切开。

2. 防止外伤　选用软质材料制作、无棱角的玩具,创造安全环境。专人守护,防止坠床,床栏周围可用棉制护围保护,以防惊厥发作时造成损伤;已出牙的患儿发作时在上下两齿之间放牙垫,以防舌咬伤;剪短指甲,两掌心置球形软布,以防皮肤损伤。

3. 补充维生素D　鼓励患儿多晒太阳,注意饮食的合理搭配,选择富含维生素D的食物。

4. 用药护理

(1)应用镇静剂的护理:静脉使用镇静药时需缓慢推注,密切观察呼吸,注射量过大或速度过快可抑制呼吸,引起呼吸骤停。

(2)应用钙剂的护理:①静脉注射10%葡萄糖酸钙,需用10%~25%葡萄糖液稀释1~3倍,缓慢推注(10min以上)或静脉滴注,同时监护心率,避免药液外渗,应选择较大的血管,避免使用头皮静脉;②10%氯化钙口服吸收好,服用前用糖水稀释3~5倍,以减少对胃黏膜的刺激,一般连服3~5d后,改为10%葡萄糖酸钙,以防高氯性酸中毒。钙剂与乳类同服时可影响钙的吸收,最好于两次喂奶中间口服。

5. 健康教育　指导合理喂养,告知家长在出院后按医嘱补充维生素D及钙剂。教会家长惊厥、喉痉挛发作时的处理方法,如何使患儿平卧,松开衣领,颈部伸直,头后仰,以保持呼吸道通畅,同时呼叫医护人员。

(谢玲莉)

**思考题**

1. 患儿,女,10个月。因厌食、消瘦2个月入院。2个月前,因患儿母亲到外地打工而突然断母奶,采用稀饭加牛奶喂养后,开始少食、厌食、哭闹不安,逐渐消瘦,大便4~6次/d,量不多,为蛋花水样便,无脓血,稍加肉、蛋类即恶心、呕吐,反复感冒。曾在当地卫生院治疗未见好转。查体:T 37℃,R 32次/min,P 110次/min,体重5.8kg,身长68cm。精神萎靡,面色苍白,皮肤干燥弹性较差,心率110次/min,心音稍低钝,双肺呼吸音清晰,腹部皮下脂肪厚度0.2cm,肝肋下2cm,质软,脾肋下未触及。诊断为"营养不良"。

请思考:

(1)患儿有哪些主要的护理诊断?应实施哪些护理措施?

(2)患儿出院后应进行哪些健康教育?

2. 患儿,女,5个月,因抽搐4min来院急诊。患儿牛奶喂养,未加辅食。父母亲不习惯开窗通风,未带患儿室外活动。近日流涕,好哭闹。查体:体温38℃,前囟平2cm×2cm,枕部有乒乓球感,双眼上翻,面肌、眼肌及口角抽动,面色发绀,心率120次/min,律齐,两肺可闻及痰鸣音,腹部未见异常,四肢抖动。

请思考:

(1)该患儿护理评估的主要内容有哪些?

(2)该患儿目前的主要护理问题及措施是什么?

(3)使用钙剂时护理应注意哪些问题?

思路解析　　　扫一扫,测一测

# 第六章　消化系统疾病患儿的护理

06章 PPT

1. 掌握口炎、腹泻病患儿的护理评估、护理诊断、护理措施。
2. 熟悉口炎、腹泻病的概述及治疗要点;液体疗法的常用溶液;常见水、电解质酸碱平衡紊乱的临床表现及液体疗法的实施。
3. 了解儿童消化系统的解剖生理特点;先天性巨结肠的临床表现、护理诊断、护理措施;儿童体液平衡特点。
4. 学会按护理程序为腹泻病患儿实施整体护理。
5. 在护理工作中具有爱心、细心、热心和诚心,能体谅患儿及家长的心情。

## 第一节　儿童消化系统解剖生理特点

### 一、口腔

婴儿两颊脂肪垫发育良好,足月新生儿出生后即具有较好的吸吮能力和吞咽功能,但早产儿吸吮能力和吞咽功能较差,所以哺乳困难。新生儿及小婴儿口腔黏膜薄嫩,血管丰富,唾液腺发育不完善,唾液分泌少,故口腔黏膜干燥,易发生损伤和感染。婴儿 3~4 个月时唾液分泌逐渐增多,5~6 个月时更为显著,但由于口底浅,尚不能及时吞咽,故常出现生理性流涎。3 个月以下小儿唾液中淀粉酶分泌不足,故不宜喂淀粉类食物。

0601

图片:生理性流涎

### 二、食管

新生儿和婴儿食管似漏斗状,缺乏腺体,弹力组织及肌层尚不发达,食管下端贲门括约肌发育不成熟,控制能力较差,常发生胃食管反流,一般在小儿 8~10 个月时症状消失。

### 三、胃

婴儿胃呈水平位,贲门较松,幽门括约肌较紧张,婴儿常发生胃肠逆向蠕动,加上吸吮时常吸入过多空气,故易发生溢乳和呕吐。新生儿胃容量 30~60ml,1~3 个月 90~150ml,1 岁时 250~300ml,5 岁时 700~850ml。由于哺喂后不久幽门即开放,内容物逐渐进入十二指肠,故实际哺喂容量多于上述容量。

笔记

胃排空时间因食物种类不同而异,水为 1.5~2h;母乳 2~3h;牛乳为 3~4h。早产儿胃排空慢,易发生胃潴留。

## 四、肠

儿童肠道相对成人较长,一般为身长的 5~7 倍,分泌面积及吸收面积较大,利于消化吸收。由于儿童肠系膜相对较长且活动度大,易发生肠扭转和肠套叠。儿童的肠壁薄、通透性高、屏障功能差,肠道内的毒素、过敏原和消化不全的产物可经肠黏膜吸收,易引起全身性感染或变态反应性疾病。儿童的肠蠕动协调功能差,易发生粪便滞留甚至功能性肠梗阻。早产儿肠乳糖酶活性低,易发生乳糖吸收不良。

## 五、胰腺

婴儿生后 6 个月内胰淀粉酶分泌少且活性较低,胰液分泌随年龄增长而增加,1 岁后才接近成人,故不宜过早喂淀粉类食物。新生儿及婴幼儿胰脂肪酶和胰蛋白酶的活性都较低,故对脂肪和蛋白质的消化和吸收不够完善。

## 六、肝脏

年龄越小肝脏相对越大,婴幼儿在右肋缘下 1~2cm 可触及,柔软,无压痛,6 岁后肋缘下不能触及。肝细胞发育尚未完善,肝功能也不成熟,解毒能力差,在感染、缺氧、中毒等情况下易发生肝大和变性。婴儿肝细胞再生能力强,不易发生肝硬化,但胆汁分泌较少,影响脂肪的消化和吸收。

## 七、肠道细菌

胎儿消化道内无细菌,出生后细菌很快从口、鼻、肛门侵入肠道,大多集中在结肠及直肠内。肠道菌群受食物成分影响,母乳喂养儿以双歧杆菌为主,人工喂养和混合喂养儿肠道内的大肠埃希菌、嗜酸杆菌、双歧杆菌及肠球菌所占比例几乎相等。正常肠道菌群对侵入肠道的致病菌有一定的拮抗作用。

## 八、健康儿童粪便

1. 人乳喂养儿粪便　单纯人乳喂养儿粪便呈金黄色,均匀糊状,偶有细小乳凝块,不臭,有酸味,每日 2~4 次。添加辅食后次数减少,1 周岁后减至每日 1~2 次。
2. 人工喂养儿粪便　呈淡黄色,较干燥,多成形,有臭味,呈碱性或中性反应,每日 1~2 次。
3. 混合喂养儿粪便　介于母乳喂养儿和人工喂养儿之间,添加辅食后粪便性状逐渐接近成人。

# 第二节　口　　炎

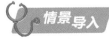

值班护士小李发现 5 床患儿哭闹、拒绝吃东西,并在齿龈、唇边等处看到散在的黄白色小水疱。经询问,该患儿 2 岁,已发热、不吃东西 1d,医生说发生了"口炎",于今天上午收住院的。

情景互动:
1. 患儿拒吃东西、哭闹的原因是什么?
2. 小李应该怎样给患儿进行口腔护理呢?

## 【概述】

口炎（stomatitis）是指口腔黏膜的炎症，如病变局限于舌、齿龈、口角，亦可称为舌炎、牙龈炎或口角炎等。全年可发病。可单独发生，也可继发于全身性疾病，如急性感染、腹泻、营养不良、久病体弱和维生素 B 或 C 缺乏等。食具消毒不严、口腔卫生不良也有利于口炎的发生。

临床常见以下三种口炎：

1. 鹅口疮（thrush oral candidiasis） 又名雪口病，由白色念珠菌感染所致。多见于新生儿、营养不良、腹泻、长期应用广谱抗生素或激素的患儿，使用不洁奶具或哺乳时奶头不洁亦可导致感染，而新生儿出生时可经产道感染。

2. 疱疹性口炎（herpetic stomatitis） 由单纯疱疹病毒感染所致。多见于 1~3 岁儿童，传染性较强，可在集体托幼机构小流行。

3. 溃疡性口炎（ulcerative stomatitis） 由链球菌、金黄色葡萄球菌、肺炎链球菌、铜绿假单胞菌或大肠埃希菌等感染所致，多见于婴幼儿。常发生于急性感染、慢性腹泻的儿童。

## 【护理评估】

### （一）健康史

主要评估患儿有无相关的病因及病史，应了解患儿家长有无乳具消毒的习惯，有无急性感染、营养不良等疾病史，有无长期应用广谱抗生素或糖皮质激素史；询问患儿有无发热、流涎等症状及出现时间。

### （二）身体状况

1. 评估患儿有无相应的临床表现

（1）鹅口疮：口腔黏膜出现白色乳凝块状物，初呈点状和小片状，可逐渐融合成大片，不易拭去，强行拭去可见充血性创面。最常见于颊黏膜，其次是舌、齿龈、上腭，甚至蔓延到咽部，患处不痛，不流涎，一般无全身症状，严重者可累及消化道或呼吸道，引起真菌性肠炎或真菌性肺炎。

图片：鹅口疮口腔黏膜特点

（2）疱疹性口炎：起病时发热，体温达 38~40℃，常有上呼吸道感染症状。齿龈红肿触之易出血，继而在舌、唇内颊黏膜出现散在或成簇黄白色小水疱，直径 2~3mm，迅速破溃后形成溃疡，上面覆盖黄白色膜样渗出物，有时可累及上腭和咽部，绕以红晕。几个小溃疡可融合成较大溃疡，局部疼痛明显，患儿拒食、流涎、烦躁，颌下淋巴结肿大。病程 1~2 周。本病需与疱疹性咽峡炎鉴别，后者由柯萨奇病毒引起，多生在夏秋季，疱疹主要分布在咽部和软腭，但不累及齿龈和颊黏膜。

图片：溃疡性口炎黏膜特点

（3）溃疡性口炎：初起时口腔黏膜充血、水肿，继而形成大小不等的糜烂面或浅溃疡，边界清楚，表面有纤维性炎性渗出物形成的灰白色假膜，易拭去，露出溢血的创面，但不久又被假膜覆盖。常有发热，体温可达 39~40℃，局部疼痛、拒食、流涎、哭闹、烦躁，颌下淋巴结肿大。

2. 评估患儿有无相关的辅助检查结果

（1）血常规：细菌感染表现为白细胞总数和中性粒细胞显著增多。

（2）渗出物涂片检查：可区分细菌感染和白色念珠菌感染。在显微镜下如见真菌的菌丝和孢子可诊断为鹅口疮。

### （三）心理-社会状况

评估患儿是否因疼痛出现哭闹、烦躁；家长是否因患儿不能顺利进食出现焦虑。评估托幼机构有无采取预防口炎的措施。

### （四）治疗要点

治疗以保持口腔清洁、局部涂药、对症处理为主，发热者及时降温，有继发感染时使用抗生素，并注意补充足够的营养和水分。

笔记

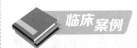

**临床案例**

患儿,男,1个月。2d前发现在口腔黏膜上有白色凝乳块样物,不易拭去,强行剥离后,局部黏膜潮红、稍有渗血。无发热症状,精神好,无其他不适。经诊断为"鹅口疮"。

护理工作任务:

1. 为患儿清洗口腔,正确涂药,完成口腔护理技术操作。
2. 告知家长该患儿口炎可能的原因及预防知识。

## 【常见护理诊断 / 问题】

1. 口腔黏膜受损　与口腔黏膜炎症有关。
2. 急性疼痛　与口腔黏膜损伤及炎症刺激有关。
3. 体温过高　与感染有关。
4. 知识缺乏:家长及保育人员缺乏口炎的预防及护理知识。

## 【护理措施】

1. 口腔护理

(1)清洗口腔及局部用药:鹅口疮患儿可用2%碳酸氢钠溶液于哺乳前后清洁口腔,并局部涂制霉菌素鱼肝油混悬溶液,每日2~3次。疱疹性口炎患儿可用3%过氧化氢溶液清洗溃疡面,局部涂冰硼散等。溃疡性口炎患儿用3%过氧化氢溶液清洗溃疡面,局部涂2.5%~5%金霉素鱼肝油、锡类散等。鼓励患儿多饮水,进食后漱口,减少口腔细菌繁殖,保持口腔黏膜湿润和清洁。

(2)正确涂药:涂药前应先清洁口腔,然后将纱布或干棉球置于颊黏膜腮腺管口或舌系带两侧以隔断唾液,防止药物被冲掉。再用干棉球蘸干溃疡表面后涂药。涂药时,动作要轻、快、准,用棉签在溃疡面上滚动式涂药。涂药后嘱患儿闭口10min再取出棉球或纱布,不可立即漱口、饮水或进食。

2. 减轻疼痛　饮食以高能量、高蛋白、含丰富维生素的温凉的流质或半流质食物为宜,避免酸、咸、辣、热、粗、硬等刺激性的食物。疼痛严重者在进食前局部涂2%利多卡因。

3. 发热的护理　监测体温、精神状态,观察进食和口腔黏膜的炎症情况,有发热者遵医嘱给予物理降温或使用退热剂。

4. 防止继发感染及交叉感染　患儿的食具、玩具、毛巾等都要及时消毒,鹅口疮患儿使用过的奶瓶、水瓶及奶嘴应放于5%碳酸氢钠溶液浸泡30min后洗净再煮沸消毒。哺乳妇女的内衣要每天更换并清洗,疱疹性口炎具有较强的传染性,应注意隔离,以防传染。

5. 健康教育　给家长讲解口炎发生的病因、影响因素及护理。教育孩子养成良好的卫生习惯,不吮手指,正确刷牙,年长儿进食后漱口,纠正偏食、挑食等不良习惯。指导家长对食具、玩具进行清洁消毒,教育哺乳妇女勤换内衣、喂奶前后应清洗乳头。

# 第三节 腹 泻 病

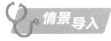

**情景导入**

初秋某日,一对夫妇焦急地抱女儿来到儿科急症室。经询问得知,孩子8个月大,昨晚开始发热、吐奶,今晨又出现"拉肚子",大便已5次,均为黄色稀水便。

情景互动：

1. 如何观察该患儿有无脱水情况？
2. 如何指导家长进行口服补液？

## 【概述】

腹泻病（diarrhea disease）是由多病原、多因素引起的以大便次数增多和大便性状改变为特征的消化道综合征，是儿科最常见疾病之一。严重者可引起脱水和电解质紊乱。以 6 个月 ~2 岁婴幼儿多见，其中 1 岁以下者约占 50%。是我国重点防治"四病"之一。一年四季均可发病，夏秋季发病率最高。本病是导致儿童营养不良、生长发育障碍的主要原因之一。

（一）分类

小儿腹泻按病因分为感染性腹泻和非感染性腹泻两大类，以感染性腹泻多见；按病程分为急性腹泻（<2 周），迁延性腹泻（2 周 ~2 个月），慢性腹泻（>2 个月）；按病情轻重分为轻型腹泻和重型腹泻。

（二）病因及发病机制

1. 易感因素

（1）消化系统发育不完善：胃酸和消化酶分泌少，且消化酶的活性低。

（2）生长发育快：对营养物质的需求相对较多，消化道负担较重。

（3）机体防御功能差：婴儿血液中免疫球蛋白、胃肠道 SIgA 及胃内酸度均较低。牛乳中缺乏 SIgA 等成分，喂养时食物、食具易被污染，所以人工喂养儿更容易腹泻。

（4）肠道正常菌群失调：新生儿出生后尚未建立正常肠道菌群，或因长期使用抗生素等导致肠道菌群失调，易发生消化功能紊乱及肠道感染导致腹泻。

2. 感染因素

（1）肠道内感染：可由病毒、细菌、寄生虫和真菌等引起，其中病毒和细菌多见。①病毒感染：秋冬季婴幼儿腹泻 80% 是由病毒感染所致，以轮状病毒感染最为常见，其次是埃可病毒和柯萨奇病毒等；②细菌感染（不包括法定传染病）：以致病性大肠埃希菌为主，包括致病性大肠埃希菌（EPEC）、产毒性大肠埃希菌（ETEC）、侵袭性大肠埃希菌（EIEC）、出血性大肠埃希菌（EGEC）和黏附 – 集聚性大肠埃希菌（EAEC），其次是空肠弯曲菌和耶尔森菌等；③真菌感染：以白色念珠菌多见，其次是曲菌；④寄生虫感染：常见有蓝氏贾第鞭毛虫、阿米巴原虫和隐孢子虫等。

（2）肠道外感染：上呼吸道感染、肺炎、泌尿道感染或中耳炎等患儿可因发热、病原体毒素的作用而出现腹泻。

3. 非感染因素

（1）饮食因素：如喂养不定时、食物的质和量不当、过早添加淀粉类或脂肪类食物等均可引起腹泻。

（2）气候因素：气候突然变化、腹部受凉使肠蠕动增加，或因天气太热致消化液分泌减少等，都可引起消化功能紊乱而致腹泻。

（3）过敏或其他因素：对牛奶、豆浆或某些食物成分过敏或不耐受可引起腹泻。原发性或继发性双糖酶缺乏，肠道对糖的消化吸收能力下降，使乳糖积滞而引起腹泻。

腹泻的发生常是多种机制共同作用的结果，包括肠腔内存在大量不能吸收的具有渗透活性的物质；肠腔内电解质分泌过多，炎症所致的液体大量渗出以及肠道运动功能异常等。

## 【护理评估】

（一）健康史

主要评估患儿有无相关的病因及病史，应了解患儿喂养史，包括喂养方式，添加辅食及断奶情况；发病前有无饮食不洁、喂养不当或腹部受凉史；是否有中耳炎、急性上呼吸道感染、肺炎等肠道外感染病史；有无长期应用广谱抗生素或肾上腺糖皮质激素等情况；有无食物过敏史。同时询问患儿腹泻开始时间、大便次数、性状及伴随症状。

（二）身体状况

1. 评估患儿有无相应的临床表现

（1）急性腹泻（轻型）：多由肠道外感染、饮食、气候等因素引起。以胃肠道症状为主，主要表现为食欲缺乏、恶心、呕吐、大便次数增多及性状改变，每日大便在十次以内，量不多，呈黄色或黄绿色，有酸味，可见黄白色皂块和泡沫。无脱水及全身中毒症状。

（2）急性腹泻（重型）：多由肠道内感染引起。起病常较急，除有较重的胃肠道症状外，还有明显的脱水、电解质紊乱及全身中毒症状。

图片：重型腹泻患儿大便特点

1）胃肠道症状：腹泻频繁，每日大便可达十余次至数十次，每次量较多，呈蛋花汤样或水样，可有少量黏液，可是肛周皮肤发红或糜烂。食欲低下常常伴呕吐（严重者可吐出咖啡样液体）、腹胀、腹痛等。

2）全身中毒症状：发热（体温可达 40℃）、烦躁不安、精神萎靡或嗜睡，进而意识模糊，甚至昏迷、休克等。

3）水、电解质和酸碱平衡紊乱症状：有脱水、代谢性酸中毒、电解质紊乱（低钾血症、低钙血症和低镁血症）等（见本章第四节儿童液体疗法）。

图片：腹泻患儿臀红表现

（3）急性感染性肠炎：不同病原体引起腹泻的临床表现具有不同的特点。

1）轮状病毒肠炎：秋、冬季流行，故又称秋季腹泻。多见于 6~24 个月的婴幼儿，潜伏期 1~3d，起病急，常伴有发热和上呼吸道感染症状，病初即出现呕吐，大便每日几次到几十次，量多，呈黄色水样或蛋花汤样，无腥臭味，常伴有脱水、酸中毒及电解质紊乱。病程 3~8d。

2）大肠埃希菌肠炎：多发生在 5~8 月气温较高的季节，腹泻频繁，致病性和产毒性大肠埃希菌肠炎大便多呈蛋花汤样或水样，有黏液；侵袭性大肠埃希菌肠炎可排痢疾样黏液脓血便，腥臭，常伴有腹痛和里急后重，可伴严重的全身中毒症状；出血性大肠埃希菌肠炎开始为黄色水样便，后转为血水便，有特殊臭味，伴腹痛。

图片：重度脱水

3）菌群紊乱性肠炎：多见于长期使用抗生素、肾上腺皮质激素和免疫功能低下、体弱的患儿，因肠道菌群失调而继发肠道内耐药的金黄色葡萄球菌、变形杆菌、某些梭状芽孢杆菌和白色念珠菌等大量繁殖引起的肠炎。金黄色葡萄球菌肠炎大便为暗绿色海水样，黏液多，少数为血便；白色念珠菌肠炎为黄色稀便，泡沫多有黏液，有时可见豆腐渣样细块。

（4）迁延性腹泻和慢性腹泻：迁延性腹泻和慢性腹泻多与营养不良和急性期未彻底治疗有关。以人工喂养儿多见，表现为腹泻迁延不愈，病情反复，大便次数和性质极不稳定，严重时可出现水、电解质紊乱。由于营养不良儿患腹泻时易迁延不愈，持续腹泻又加重了营养不良，最终引起免疫功能低下，继发感染，形成恶性循环，导致多脏器功能异常。

视频：腹泻病临床表现

（5）生理性腹泻：多见于 6 个月内的婴儿，外观虚胖，常有湿疹。生后不久即出现腹泻，但除大便次数增多外，无其他症状，小儿食欲佳、精神好、体重增长满意，不影响生长发育。添加辅食后，大便逐渐转为正常。

2. 评估患儿有无相关的辅助检查结果

（1）大便常规：轻型腹泻大便镜检可见大量脂肪球和少量白细胞；重型腹泻大便镜检可见大量白细胞及不同数量的红细胞。

（2）病原学检查：细菌性肠炎大便培养可检出致病菌；白色念珠菌肠炎大便涂片可发现念珠菌孢子和假菌丝。

（3）血生化和血气检查：血钠测定可了解脱水的性质；血钾、血钙和血镁测定可了解有无电解质紊乱；血气分析可了解体内酸碱平衡紊乱的程度和性质。

（三）心理－社会状况

评估家长及患儿对疾病的心理反应；评估家长的文化程度、对疾病的认识程度；评估患儿家庭的经济状况、居住环境、卫生习惯等。

（四）治疗要点

1. 调整饮食　根据疾病特殊病理生理状况、个体消化吸收功能及平时的饮食习惯进行合理饮食调整。强调坚持喂养满足生理需要，补充疾病消耗，缩短疾病恢复时间。

2. 液体疗法　合理补液是降低急性腹泻脱水患儿病死率的关键(见本章第四节儿童液体疗法)。

3. 药物治疗

(1)控制感染:病毒性肠炎以饮食疗法和支持疗法为主,一般不用抗生素。细菌性肠炎根据病原体选择敏感抗生素。

(2)微生态疗法:用双歧杆菌、乳酸杆菌等恢复肠道正常菌群。

(3)肠黏膜保护剂:常用蒙脱石散维护和修复肠黏膜。

4. 对症治疗　腹泻一般不用止泻剂,尤其是有发热时,止泻会增加毒素的吸收;腹胀明显者可肌注新斯的明或肛管排气;呕吐严重者可肌注氯丙嗪或针刺足三里。

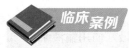

　　患儿,男,6个月,因呕吐、腹泻2d入院。患儿2d前出现发热、咳嗽,频繁呕吐,进食即吐,呈非喷射状,为胃内容物,继而出现腹泻,大便每日10~15次,量多,为蛋花样水便。尿量减少,尿色深。查体:T 38℃,P 130次/min,R 30次/min,体重6kg,精神萎靡,口唇干燥,泪少,前囟凹陷,皮肤弹性差,肛周皮肤发红。临床诊断:腹泻病伴中度脱水。

　　护理工作任务:

　　1. 指导家长为患儿调整饮食。

　　2. 做好患儿臀部皮肤护理。

　　3. 告知家长该患儿腹泻病可能的原因及预防知识。

## 【常见护理诊断/问题】

1. 腹泻　与饮食不当、感染、消化道功能紊乱等有关。

2. 体液不足　与呕吐、腹泻,体液排出过多及摄入量不足有关。

3. 体温过高　与肠道感染有关。

4. 有皮肤完整性受损的危险　与大便次数增多刺激臀部皮肤有关。

5. 潜在并发症:代谢性酸中毒、电解质紊乱。

6. 知识缺乏:家长缺乏有关腹泻的护理及预防知识。

## 【护理目标】

1. 患儿排便次数减少至正常。

2. 患儿腹泻、呕吐逐渐好转,脱水纠正。

3. 患儿感染得到控制,体温逐渐恢复正常。

4. 患儿臀部皮肤保持完好无损。

5. 患儿不发生酸中毒、低钾血症等并发症。

6. 家长能掌握小儿喂养知识及腹泻的护理和预防知识。

## 【护理措施】

(一) 调整饮食

　　母乳喂养者应继续母乳喂养,暂停辅食,缩短每次喂乳时间,少量多次喂哺。人工喂养儿可喂米汤、酸奶、脱脂奶等,腹泻次数减少后,给予流质或半流质饮食如粥、面条等。严重呕吐者,可暂时禁食4~6h(不禁水),待好转后继续喂食。病毒性肠炎多有双糖酶的缺乏,不宜用蔗糖,并暂停乳类喂养,改用酸奶、豆浆等。饮食恢复由少到多、由稀到稠,逐渐过渡到正常饮食。

(二) 补液护理

1. 口服补液　按2002年WHO公布的新配方(见本章第四节儿童液体疗法中常用溶液)配制口

服补液盐,口服补充累计损失量及继续损失量。2 岁以下的患儿每 1~2min 喝 5ml,年长儿用杯子少量多次直接饮用。若患儿呕吐可停止,10min 后再慢慢喂服,每 2~3min 喝 5ml。服用 ORS 液期间应让患儿多饮水,防止高钠血症的发生,如患儿出现眼睑水肿,应停止服用 ORS 液,改服白开水,新生儿慎用或不用。

2. 静脉补液

(1)补液前的准备阶段:补液前全面了解患儿的病史、病情、补液目的及其临床意义。熟悉常用液体的种类、成分及配制。做好家长工作,取得配合,对于患儿也要做好鼓励与解释,以消除其恐惧心理,不合作患儿加以适当的约束或给予镇静剂。

(2)输液过程中注意事项

1)按医嘱要求全面安排 24h 的液体总量,并本着急需先补、先快后慢、先浓后淡、先盐后糖、见尿补钾的原则分批输入。

2)掌握输液速度,明确每小时应输入量,计算出每分钟输液滴数,有条件者,最好使用输液泵。

3)密切观察补液效果:①观察生命体征:若出现烦躁不安、脉率增快、呼吸加快等,应警惕是否有输液量过多或输液速度太快、发生心力衰竭和肺水肿等情况;②观察脱水纠正情况:观察患儿的精神状态、口渴、皮肤黏膜、眼窝、前囟、尿量、呕吐及大便次数及量等,作为补液方案调整的依据,如补液合理,补液后 3~4h 排尿,说明血容量恢复,所以应记录补液后首次排尿时间和量;补液 24h 皮肤弹性恢复,眼窝凹陷消失说明脱水已被纠正;补液后眼睑水肿,可能是钠盐过多;补液后尿多而脱水未纠正,则可能是葡萄糖液过多;③观察酸中毒表现:最重要的是呼吸的改变,其次是口唇樱红和神经精神系统抑郁的表现,如乏力、精神不振、呕吐、嗜睡;④观察低钾血症表现:补钾时应按照补钾的原则,见尿补钾;严格掌握补钾的浓度,浓度小于 0.2% ~0.3%;每日总量滴注时间不少于 8h,绝不可静脉推注;⑤观察低钙低镁表现:注意酸中毒纠正后,由于血浆稀释、离子钙降低,可出现低钙惊厥,个别抽搐患儿补钙无效应考虑低血镁的可能;⑥观察静脉输液是否通畅,有无堵塞、肿胀及漏出血管外。

(3)准确记录液体出入量:在补液过程中应准确计算并记录 24h 液体出入量。液体入量包括口服液体和胃肠道外补液量,出量包括尿、大便和不显性失水。观察并记录大便次数、颜色、性状、量。

(三) 控制感染

遵医嘱应用抗生素,严格执行消毒隔离,与其他疾病患儿分室居住,护理患儿前后要洗手,对腹泻患儿的尿布、便盆、被污染的衣、被进行消毒处理,防止交互感染。监测体温,有发热者及时降温,维持体温正常。

(四) 臀部皮肤护理

选用清洁、柔软的尿布,避免使用塑料布或橡皮布,注意及时更换。每次便后用温水清洗臀部,蘸干,保持会阴部及肛周皮肤清洁、干燥。局部皮肤发红处涂以 5% 鞣酸软膏或 40% 氧化锌油;有渗出或溃疡者,可采用暴露法或灯光照射,每次照射 20~30min,每日 2~3 次,照射后局部涂以药膏,照射时应注意避免烫伤。

(五) 心理护理

关心爱护患儿,加强护患之间的沟通,提高家长疾病防护知识,促进患儿康复,消除家长紧张、焦虑情绪。对慢性腹泻患儿家长采取以家庭为中心的护理模式。

(六) 健康教育

1. 疾病护理指导　向家长介绍小儿腹泻的病因、潜在并发症、治疗、预防和预后知识。指导家长正确洗手,污染尿布和衣物的处理方法,臀部正确的清洁及护理方法。说明饮食调整的重要性。指导家长记录出入量,观察患儿病情,如注意患儿尿量、眼窝及前囟的凹陷、皮肤弹性等变化。教会家长配制和使用 ORS 液。

2. 宣教预防知识　宣传母乳喂养的优点,指导合理喂养,添加辅食要循序渐进。注意食物新鲜、清洁。奶瓶和食具每次用后要洗净、煮沸或高温消毒,教育儿童饭前便后要洗手。加强体格锻炼,适当户外活动,注意气候变化,防止受凉或过热。及时治疗营养不良、佝偻病,切忌滥用抗菌药物,以免造成菌群失调。

## 【护理评价】

1. 患儿排便次数是否减少至正常。
2. 患儿腹泻、呕吐是否好转,脱水是否纠正。
3. 患儿感染是否控制,体温是否恢复正常。
4. 患儿臀部皮肤是否保持完好无损。
5. 患儿是否发生酸中毒、低钾血症等并发症。
6. 家长是否能掌握小儿喂养知识及腹泻的护理和预防知识。

# 第四节　儿童液体疗法

## 一、儿童体液平衡特点

### (一) 体液总量与分布

体液总量包括细胞内液和细胞外液,后者分为血浆及间质液两部分。年龄越小,体液总量占体重的百分比越高。主要是间质液比例较高,血浆、细胞内液占体重的比例则与成人相近(表6-1)。

表6-1　不同年龄的体液分布(占体重的%)

| 年龄 | 细胞内液 | 细胞外液 | | 体液总量 |
| --- | --- | --- | --- | --- |
| | | 间质液 | 血浆 | |
| 新生儿 | 35 | 40 | 5 | 80 |
| ~1岁 | 40 | 25 | 5 | 70 |
| 2~14岁 | 40 | 20 | 5 | 65 |
| 成人 | 40~45 | 10~15 | 5 | 55~60 |

### (二) 体液的电解质成分特点

细胞外液的电解质以 $Na^+$、$Cl^-$、$HCO_3^-$ 等为主,其中 $Na^+$ 占阳离子总量90%以上,对维持细胞外液的渗透压起主导作用。细胞内液以 $K^+$、$Mg^{2+}$、$HPO_4^{2-}$ 和蛋白质等离子为主,$K^+$ 是维持细胞内液渗透压的主要离子。小儿体液电解质成分与成人相似。新生儿生后数日血钾、氯和磷偏高,血钠、钙和碳酸氢盐偏低。

### (三) 水的交换

1. 儿童水代谢旺盛　婴儿每日水的交换量约等于细胞外液的1/2,而成人仅为1/7,婴幼儿水交换率比成人快3~4倍,所以小儿较成人对缺水的耐受力差,容易发生脱水。

2. 不显性失水多　小儿生长发育快,新陈代谢旺盛,不显性失水也较多,按体重计算约为成人的2倍,平均42ml/418kJ(100kcal)。体温升高、呼吸加快均可使不显性失水增加。体温每升高1℃,约增加不显性失水13ml/(kg·d),相当于增加0.5ml/(kg·h);呼吸增快时,不显性失水增加4~5倍;环境湿度大小可减少或增加不显性失水;体力活动增多时,不显性失水增加30%左右。

3. 肾脏调节能力差　年龄越小,肾脏调节能力越差,其浓缩、稀释功能及酸化尿液和保留碱基的能力均较低,易发生水、电解质、酸碱平衡紊乱。因此婴儿补液时更应注意补液量和速度,并根据病情的变化、尿量、尿比重等调节输液方案。

### 二、水、电解质和酸碱平衡紊乱

1. **脱水** 由于呕吐、腹泻丢失大量体液,以及患儿食欲下降、摄入量不足,使体液总量尤其是细胞外液量减少,导致不同程度脱水(表 6-2)。另外,由于腹泻时水和电解质丧失的比例不同而引起体液渗透压改变,导致等渗、低渗和高渗三种不同性质脱水(表 6-3)。临床上以等渗性脱水和低渗性脱水常见,占 70% ~80%。

表 6-2 脱水的临床分度

| 程度 | 轻度 | 中度 | 重度 |
|---|---|---|---|
| 失水量占体重比例(ml/kg) | <5%(50) | 5%~10%(50~100) | >10%(100~120) |
| 精神状态 | 无明显改变 | 烦躁或萎靡 | 嗜睡或昏迷 |
| 皮肤 | 干、弹性可 | 干、弹性差 | 干、弹性极差 |
| 口腔黏膜 | 稍干燥 | 干燥 | 极干燥 |
| 前囟及眼窝 | 稍凹陷 | 明显凹陷 | 极度凹陷 |
| 眼泪 | 有 | 少 | 无 |
| 尿量 | 略少 | 明显减少 | 少尿或无尿 |
| 末梢血液循环 | 正常 | 四肢稍凉 | 四肢厥冷 |

表 6-3 脱水的性质

| 性质 | 低渗性 | 等渗性 | 高渗性 |
|---|---|---|---|
| 血钠浓度 | <130mmol/L | 130~150mmol/L | >150mmol/L |
| 原因及诱因 | 以失盐为主,补充非电解质多,常见于病程较长、营养不良者 | 水与电解质丢失大致相同,常见于病程较短、营养状况较好者 | 以失水为主,补充高钠液体过多,高热,入水量少,大量出汗者 |
| 口渴 | 不明显 | 明显 | 较明显 |
| 皮肤弹性 | 极差 | 稍差 | 尚可 |
| 血压 | 明显下降 | 下降 | 正常或稍低 |
| 神志 | 嗜睡或昏迷 | 精神萎靡 | 烦躁或惊厥 |

营养不良患儿因皮下脂肪少,皮肤弹性较差,容易把脱水程度估计过高;而肥胖小儿皮下脂肪多,脱水程度容易估计过低,临床上应予注意,不能单独凭皮肤弹性来判断,应综合考虑。

2. **代谢性酸中毒** 腹泻时大多数患儿都存在代谢性酸中毒,主要因为腹泻时丢失大量的碱性物质;进食少和肠吸收不良,摄入热量不足,体内脂肪氧化增加,酮体生成增多;血容量减少,血液浓缩,循环缓慢,组织缺氧,乳酸堆积;肾血流不足,尿量减少,酸性代谢产物在体内堆积。脱水越重,酸中毒也越严重。轻度酸中毒或小婴儿发生酸中毒缺乏典型症状,仅为呼吸稍快;中、重度酸中毒表现为口唇樱桃红色或发绀、呼吸深快、心率增快、呼气有酮味、恶心呕吐、厌食、精神萎靡或烦躁不安、嗜睡甚至昏迷。

3. **低钾血症** 血清钾浓度 <3.5mmol/L 时称低钾血症。腹泻时患儿都有不同程度的低钾,主要由于腹泻、呕吐时大量丢失钾及钾摄入不足。低血钾症状易发生于纠正脱水、酸中毒过程中或之后,因输入不含钾的溶液后脱水纠正,血钾被稀释;酸中毒被纠正、输入的葡萄糖合成糖原等,钾由细胞外向细胞内转移;利尿后钾排出增加。主要表现为神经、肌肉兴奋性降低,如精神萎靡、四肢无力、腱反射

减弱或消失;腹胀、肠鸣音减弱甚至消失;心音低钝或心律失常等。心电图示 T 波增宽、低平或倒置,ST 段下降,出现 U 波等心电图改变。

4. 低钙血症和低镁血症 腹泻患儿进食少,吸收不良,从大便丢失钙、镁,可使体内钙、镁减少,但一般不严重。腹泻较久、营养不良或有活动性佝偻病的患儿血钙较低。但在脱水和酸中毒时,由于血液浓缩和离子钙增加,可不出现低钙表现。在脱水和酸中毒被纠正后,离子钙减少,出现低钙症状。低钙血症表现为抽搐或惊厥等。极少数患儿经补钙后症状仍不好转,应考虑为低镁血症,表现为手足震颤、手足搐搦、惊厥。

### 三、液体疗法的常用溶液

#### (一) 非电解质溶液

常用的有 5% 葡萄糖溶液和 10% 葡萄糖溶液,主要供给水分和供应部分热量。5% 葡萄糖溶液为等渗液,10% 葡萄糖溶液为高渗液,但输入体内后不久被氧化成二氧化碳和水,同时供给能量或转变成糖原储存于肝内,没有维持血浆渗透压的作用,不计其张力。

#### (二) 电解质溶液

主要用于补充损失的液体、电解质和纠正酸、碱失衡。

1. 生理盐水(0.9% 氯化钠溶液) 为等渗液,常与其他液体混合后使用,其含 $Na^+$ 和含 $Cl^-$ 各为 154mmol/L,$Na^+$ 接近于血浆浓度(142mmol/L),$Cl^-$ 高于血浆浓度(103mmol/L),输入过多可使血氯过高,尤其在严重脱水酸中毒或肾功能不佳时,有加重酸中毒的危险,故临床常以 2 份生理盐水和 1 份 1.4% 碳酸氢钠混合,使其 $Na^+$ 与 $Cl^-$ 之比为 3∶2,与血浆中钠与氯之比相近。

2. 高渗氯化钠溶液 常用的有 3% 氯化钠溶液和 10% 氯化钠溶液,均为高浓度电解质溶液,3% 氯化钠溶液用以纠正低钠血症,10% 氯化钠用于配制各种混合液。

3. 碱性溶液 用于纠正酸中毒。

(1)碳酸氢钠溶液:可直接增加缓冲碱,纠正酸中毒作用迅速,是治疗代谢性酸中毒的首选药物,1.4% 溶液为等渗液,市售 5% 碳酸氢钠为高渗液,可用 10% 葡萄糖按 3.5 倍稀释为等渗液使用。在紧急抢救酸中毒时也可直接静脉推注。

(2)乳酸钠溶液:需在有氧的条件下经肝脏代谢产生 $HCO_3^-$ 而起缓冲作用,显效较慢,在休克、缺氧、肝功能不全、新生儿或乳酸潴留性酸中毒时不宜使用。1.87% 乳酸钠为等渗液,市售制剂浓度为 11.2%,需用葡萄糖溶液稀释 6 倍后方可使用。

4. 氯化钾溶液 用于补充低钾血症、生理需要和继续丢失的钾。常用的有 10% 氯化钾和 15% 氯化钾溶液。

#### (三) 混合溶液

为适应临床不同情况的需要,将几种溶液按一定比例配制成不同的混合液,以互补其不足,以下是常用混合液的组成(表6-4)。

表 6-4 常用混合液的组成

| 混合液 | 组成成分 | | | 张力 | 应用 |
| --- | --- | --- | --- | --- | --- |
| | 生理盐水 | 5%~10% 葡萄糖 | 1.4%碳酸氢钠或 1.87%乳酸钠 | | |
| 1∶1 | 1 | 1 | | 1/2 | 等渗性脱水 |
| 2∶1 | 2 | | 1 | 等张 | 低渗性脱水、休克 |
| 2∶3∶1 | 2 | 3 | 1 | 1/2 | 等渗性脱水 |
| 4∶3∶2 | 4 | 3 | 2 | 2/3 | 低渗性脱水 |
| 1∶2 | 1 | 2 | | 1/3 | 高渗性脱水 |

| 混合液 | 组成成分 | | | 张力 | 应用 |
|---|---|---|---|---|---|
| | 生理盐水 | 5%~10%葡萄糖 | 1.4%碳酸氢钠或1.87%乳酸钠 | | |
| 1∶3 | 1 | 3 | | 1/4 | 高渗性脱水、生理需要量 |
| 1∶4 | 1 | 4 | | 1/5 | |

### (四)口服补液盐

口服补液盐(oral rehydration salts)简称 ORS 液,是世界卫生组织 WHO 推荐用于治疗急性腹泻合并脱水的一种溶液。2002 年 WHO 公布的新配方为:氯化钠 2.6g、氯化钾 1.5g、枸橼酸钠 2.9g、无水葡萄糖 13.5g,加水至 1 000ml。其电解质渗透压为 160mOsm/L,张力约为 1/2 张,钾浓度为 0.15%,总渗透压为 245mOsm/L。WHO 传统的配方是由氯化钠 3.5g,碳酸氢钠 2.5g,氯化钾 1.5g,葡萄糖 20g 加水至 1 000ml 配制而成,张力约为 2/3 张。WHO 公布的口服补液盐新配方将更好地抵御急性腹泻病。

## 四、液体疗法的实施

合理补液是降低急性腹泻脱水患儿病死率的关键。根据病情选择口服补液或静脉补液。

### (一)口服补液

一般适用于轻、中度脱水无明显呕吐、腹胀的患儿,主要用于补充累积损失量和继续损失量。轻度脱水补液量为 50~80ml/kg,中度脱水补液量为 80~100ml/kg,于 8~12h 内补足累积损失量。继续损失量根据实际损失补给。

### (二)静脉补液

适用于严重呕吐及腹泻伴中、重度脱水患儿。儿童静脉补液的基本原则:做好三定(定量、定性、定速)、两补(见尿补钾、见惊补钙或镁)及三先(先快后慢、先盐后糖、先浓后淡)。

1. 补液纠正脱水 入院第一天补液总量包括补充累积损失量、继续损失量及生理需要量三个方面。

(1)补充累积损失量:累积损失量是指自发病到补液前所损失的水和电解质的量。

1)定量:补液量应根据脱水程度而定,原则上婴幼儿轻度脱水补液应 <50ml/kg,中度脱水补液 50~100ml/kg,重度脱水补液 100~120ml/kg。

2)定性:补液的种类根据脱水的性质而定。低渗脱水补 2/3 张或等张含钠液;等渗脱水补 1/2 张或 2/3 张含钠液;高渗脱水补 1/3 张或 1/4 张含钠液(表 6-3)。

3)定速:补液的速度取决于脱水的程度,原则上先快后慢。重度脱水或有周围循环衰竭者应首先静脉推注或静脉快速滴入 2∶1 等张含钠液 20ml/kg,总量不超过 300ml,于 30~60min 内静脉输入,以扩充血容量,改善血液循环和肾功能。其余累积损失量应在 8~12h 内补足,滴速为每小时 8~10ml/kg。

(2)补充继续损失量:继续损失量是指补液开始后继续丢失的液体量,如因继续呕吐腹泻引起的损失液体。一般用 1/3 张或 1/2 张含钠液。

(3)供给生理需要量:供给基础代谢需要的水 60~80ml/kg,实际用量应除去口服部分,用 1/4 张或 1/5 张含钠液补充。

继续损失量和生理需要量在补充累积损失量后 12~16h 内输入,滴速为每小时约 5ml/kg。

以上三部分合计为婴幼儿禁食情况下第一天 24h 补液总量:轻度脱水 90~120ml/kg;中度脱水 120~150ml/kg;重度脱水 150~180ml/kg。第二天及以后的补液量视脱水纠正情况而定,主要补充继续丢失和生理需要量两部分。

2. 纠正电解质及酸碱平衡紊乱

(1) 纠正酸中毒：轻、中度酸中毒无另行处理,因输入的液体中已含有部分碱性液,输液后循环和肾功能得到改善,酸中毒即可纠正。重度酸中毒可用1.4%碳酸氢钠溶液,兼有扩充血容量及纠正酸中毒的作用,也可根据临床症状和血气测定结果,另给碱性液纠正。

(2) 纠正低血钾：有尿后或补液前6h内排过尿者应及时补钾,静脉补钾的浓度不应超过0.3%,每日静脉补钾的时间不应少于8h,补钾的时间一般要持续4~6d。

(3) 纠正低血钙和低血镁：出现低钙症状时可给10%葡萄糖酸钙5~10ml加葡萄糖稀释后静脉缓注。补钙无效者应考虑有低镁血症,可给25%硫酸镁0.1ml/kg,深部肌内注射,每6h一次,每日3~4次,症状缓解后停用。

# 第五节　先天性巨结肠

## 【概述】

先天性巨结肠(congenital megacolon)是儿童较多见的先天性肠道畸形。由于直肠或结肠远端的肠管持续痉挛,粪便瘀滞在近端结肠而引起肠管肥厚、扩张。发生率较高,男孩稍高于女孩,有家族性发病倾向。

目前认为本病是多基因遗传和环境因素共同作用的结果。酪氨酸激酶受体基因被认为是主要致病基因。另外,缺血、缺氧、空气污染、有害食品添加剂、宫内病毒感染等因素影响了胚胎期神经节细胞的发育,是一种先天性发育停顿。其基本病理变化是肠壁肌间和黏膜下神经丛内缺乏神经节细胞,在形态学上可分为痉挛段、移行段和扩张段三部分。

## 【护理评估】

(一) 健康史

主要评估患儿有无相关的病因及病史。询问母亲怀孕期间生活环境、饮食情况等,有无病毒感染、致胎儿缺氧、缺血等疾病。询问患儿进食情况,了解患儿有无出生后48h内不排便或少量排便情况,有无逐渐出现顽固性便秘。

(二) 身体状况

1. 评估患儿有无相应的临床表现

(1) 胎便排出延迟、顽固性便秘和腹胀：生后2~3d不排便,出现腹胀、拒食、呕吐、便秘等急性低位性肠梗阻表现,扩肛或使用开塞露排便后症状暂时缓解,以后即有顽固性便秘,患儿数日甚至1~2周以上排便一次,腹胀明显,可见肠型和蠕动波,肠鸣音增强,膈肌上升引起呼吸困难。在自发排便和灌肠后腹胀减轻,最终可发展成不灌肠不排便,常并发小肠结肠炎、肠穿孔及继发感染。

(2) 呕吐、营养不良和发育迟缓：由于功能性肠梗阻,可出现呕吐,量不多,呕吐物含少量胆汁,严重者可见粪样液,加上长期腹胀、便秘使患儿食欲下降,影响营养物质吸收致发育迟缓、消瘦、贫血或有低蛋白血症伴水肿。

2. 评估患儿是否出现并发症　常见并发症为小肠结肠炎、肠穿孔及继发感染,如败血症、肺炎等。

3. 评估患儿有无相应的辅助检查结果　钡灌肠为主要的诊断方法,可见直肠、乙状结肠远端细窄,结肠袋消失,无蠕动。乙状结肠近端及降结肠明显扩张,肠腔扩大,蠕动减弱。

(三) 心理-社会状况

评估家长有无焦虑等情绪反应,如担心本病影响患儿的健康,有无自愈的可能及手术对患儿的危险性等。

(四) 治疗要点

1. 内科治疗　针对轻症、诊断未完全确定、并发感染或全身情况较差患儿,主要是维持营养及水、电解质平衡,加强支持疗法,改善全身状况,控制感染。

2. 结肠造瘘术　适用于急性肠梗阻不能缓解或并发小肠结肠炎的患儿,待全身情况、肠梗阻及小肠结肠炎症状缓解后再行根治术。

3. 根治术　切除无神经节细胞肠段和部分扩张结肠。

近年来,应用腹腔镜辅助下巨结肠根治术越来越多,其优越性有:手术创面小,术后进食早,肠功能恢复快,腹部瘢痕小,住院时间短等。

**【常见护理诊断 / 问题】**

1. 手术前
(1)便秘　与远端肠段痉挛、低位性肠梗阻有关。
(2)营养失调:低于机体需要量　与便秘、腹胀引起食欲下降有关。
(3)潜在并发症:小肠结肠炎、肠穿孔。
(4)知识缺乏:家长缺乏疾病治疗及护理知识。
2. 手术后
(1)有感染的危险　与身体状况差及手术创伤有关。
(2)潜在并发症:吻合口狭窄。

**【护理措施】**

1. 手术前护理
(1)清洁肠道,解除便秘:口服缓泻剂、润滑剂,帮助排便;使用开塞露、扩肛等刺激括约肌,诱发排便;部分患儿需用生理盐水进行清洁灌肠,每日 1 次,每次注入 50~100ml,反复数次,直到积粪排尽为止。肛管插入深度要超过狭窄段肠管,忌用清水灌肠,以免发生水中毒。
(2)改善营养:对营养不良、贫血者应加强营养支持。
(3)观察病情,防治并发症:注意观察有无小肠结肠炎的征象,如发热、腹泻、排出奇臭粪液、伴腹胀、脱水、电解质紊乱等,一旦发生,配合治疗。
(4)健康教育:向家长说明先天性巨结肠的治疗已有较大改进,解除其心理负担,争取对治疗和护理的支持与配合。
2. 手术后护理
(1)预防感染:按下消化道手术后常规护理,预防伤口感染。
(2)观察病情:如术后仍有腹胀,并且无排气、排便,可能与病变肠段切除不彻底或吻合口狭窄有关。
(3)排便训练:有些患儿术后近期大便次数多或失禁,则需较长时间进行排便训练,术后 2 周左右开始每天扩肛 1 次,坚持 3~6 个月,同时训练排便习惯,以改善排便功能,如不能奏效,应进一步检查和处理。
(4)健康指导:指导家长掌握对患儿排便自控能力的训练。如发现大便变细时,应想到吻合口狭窄的可能,应及时去医院进一步检查,以明确是否需要再次手术。

(兰萌)

**思考题**

1. 患儿,男,2 岁,因"口腔黏膜溃疡"入院。入院前 2d 口唇黏膜现成簇的水疱,很快破溃形成不规则的浅溃疡,表面覆盖黄白色纤维素性分泌物。患儿烦躁、拒食。查体:T 39.0℃,P 100 次 /min,R 25 次 /min,体重 12.5kg。

请思考:
(1)该患儿存在哪些护理问题?
(2)针对该患儿的护理措施有哪些?

2. 患儿,女,8 个月,因"呕吐、腹泻 3d"入院,患儿于入院前 3d 无明显诱因出现呕吐,进食即吐,吐出胃内容物,量少,呈非喷射状,每日 3~4 次,继而出现腹泻,大便每日数十次,呈黄色蛋花汤样便,有时呈稀水便,量多,伴有发热,体温波动于38.5~39.5℃之间,并有流涕。今日患儿精神差,进食少,口渴,6h 内未排尿。查体:T 39.0℃,P 130 次/min,R 40 次/min,体重 7kg,昏睡,皮肤干燥,弹性极差,前囟约 1.5cm×1.5cm,极度凹陷,眼不能闭合,口唇及口腔黏膜极干燥,口唇呈樱桃红,咽部红,双肺呼吸音清,HR 130 次/min,律齐,无杂音,腹胀,肝脾肋下未及,肠鸣音 2 次/min,四肢厥冷,膝腱反射减弱。辅助检查:血钠 135mmol/L,血钾 3.0mmol/L,血 $HCO_3^-$ 12mmol/L。

请思考:

(1)评估该患儿存在哪些水电解质酸碱平衡紊乱情况?

(2)针对该患儿的护理措施有哪些?

(3)如需补钾,补钾过程中应注意什么?

思路解析　　　扫一扫，测一测

# 第七章　呼吸系统疾病患儿的护理

学习目标

1. 掌握急性上呼吸道感染、支气管肺炎的护理评估、护理诊断、护理措施。
2. 熟悉急性感染性喉炎、急性支气管炎、气管支气管异物的概述、临床表现、护理诊断、护理措施;急性上呼吸道感染、支气管肺炎的概述、治疗要点。
3. 了解儿童呼吸系统解剖生理特点;急性感染性喉炎、急性支气管炎、气管支气管异物的辅助检查和治疗要点。
4. 学会按照护理程序对支气管肺炎患儿实施整体护理。
5. 在护理工作中具有以患儿为中心的整体护理观念,体谅患儿及家长的心情。

## 第一节　儿童呼吸系统解剖生理特点

小儿各年龄阶段其呼吸系统具有不同的解剖生理特点,而这些特点与呼吸道疾病的发生、预后及防治有着密切的关系。因此,了解这些特点有助于对疾病的诊断、治疗和预防。

### 一、解剖特点

呼吸系统以环状软骨为界,划分为上、下呼吸道。上呼吸道包括鼻、鼻窦、咽、咽鼓管、会厌及喉;下呼吸道包括气管、支气管、毛细支气管、呼吸性毛细支气管、肺泡管及肺泡。儿童呼吸系统解剖特点及临床意义(表7-1)。

表7-1　儿童呼吸系统解剖特点及临床意义

| 部位 | 特点 | 临床意义 |
|---|---|---|
| 鼻 | 鼻腔短小、无鼻毛,后鼻道狭窄,黏膜柔嫩,血管丰富 | 易感染,易引起鼻塞而致呼吸困难,影响吮乳 |
| 鼻窦 | 鼻窦口相对较大,且鼻窦黏膜与鼻腔黏膜相连 | 急性鼻炎时易致鼻窦炎,以上颌窦及筛窦最易感染 |
| 鼻泪管 | 鼻泪管较短,开口瓣膜发育不全 | 上呼吸道感染时易致结膜炎 |

续表

| 部位 | 特点 | 临床意义 |
|---|---|---|
| 咽 | 咽部狭窄且垂直,咽鼓管宽、短、直,呈水平位;腭扁桃体在1岁内发育差,4~10岁时发育达高峰,14~15岁后逐渐退化 | 鼻、咽炎时易致中耳炎;扁桃体炎多见于年长儿,1岁以内少见 |
| 喉 | 喉部呈漏斗状,相对狭窄,软骨柔软,喉腔及声门裂较窄,黏膜柔嫩且富有血管及淋巴组织 | 炎症时出现局部充血、水肿,易引起呼吸困难和声音嘶哑 |
| 气管、支气管 | 管腔相对狭窄,黏膜血管丰富,软骨柔软,缺乏弹力组织;黏液腺分泌不足,气道较干燥,纤毛运动差,清除能力弱;右支气管粗短,为气管的直接延伸 | 气管、支气管易于感染,并可导致呼吸道阻塞;气管异物易进入右侧支气管,引起右肺不张和肺炎 |
| 肺 | 弹力纤维发育差,血管丰富,间质发育旺盛;肺泡小且数量少,含血量相对多而含气量少 | 肺部易感染,易引起间质性炎症、肺不张或肺气肿 |
| 胸廓 | 较短,呈桶状,肋骨呈水平位,膈肌位置较高;胸腔较小而肺相对较大,呼吸肌发育差;纵隔相对较大,纵隔周围组织松软、富于弹性 | 肺的扩张受到一定的限制,不能充分通气、换气,患病时易发生缺氧发绀;胸腔积液或积气时易致纵隔移位 |

## 二、生理特点

1. **呼吸频率和节律**　儿童代谢旺盛,需氧量较高,但其解剖特点使其肺活量受到一定限制,为满足机体代谢和生长需要,只能通过加快呼吸频率来满足其生理需要。故年龄越小,呼吸频率越快(表7-2)。同时,由于婴儿呼吸中枢发育不完善,易出现呼吸节律不齐,尤以新生儿明显。

表 7-2　各年龄儿童呼吸和脉搏频率比较

| 年龄 | 呼吸(次/min) | 脉搏(次/min) | 呼吸:脉搏 |
|---|---|---|---|
| 1岁以下 | 30~40 | 110~130 | 1:3 |
| 2~3岁 | 25~30 | 100~120 | 1:(3~4) |
| 4~7岁 | 20~25 | 80~100 | 1:(3~4) |
| 8~14岁 | 18~20 | 70~90 | 1:4 |

2. **呼吸类型**　婴幼儿膈肌较肋间肌相对发达,且肋骨呈水平位,肋间隙小,胸廓活动范围受限,呈腹式呼吸。随着年龄增长,肋间肌逐渐发育,膈肌下降,肋骨逐渐变为斜位,呈胸腹式呼吸。

3. **呼吸功能**　儿童肺活量、潮气量、每分通气量和气体弥散量均较成人小。肺活量为50~70ml/kg,按单位体表面积计算,为成人肺活量的1/3;年龄越小,潮气量越小,无效腔/潮气量比值大于成人;气道管径细小,气道阻力较成人大,肺泡数量少,故呼吸功能的储备能力较低。因此,易发生呼吸衰竭。

## 三、免疫特点

儿童呼吸道非特异性免疫及特异性免疫功能均较差,如咳嗽反射、呼吸道纤毛运动功能差,不能有效清除吸入的尘埃和异物颗粒;婴幼儿体内免疫球蛋白含量低,尤以分泌型IgA更低(不能从母乳获得分泌型IgA的人工喂养儿更低),肺泡巨噬细胞功能不足,乳铁蛋白、溶菌酶、干扰素、补体等数量和活性都不足,故婴幼儿易发生呼吸系统感染。

# 第二节　急性上呼吸道感染

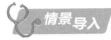

**情景导入**

佳佳 10 个月, 2d 前受凉后出现发热、流涕, 鼻塞严重而烦哭不安, 不愿意吃奶。

情景互动:

1. 宝宝出现发热、流涕、鼻塞的原因可能是什么?

2. 宝宝为什么不愿意吃奶? 如何处理?

3. 如何指导家长进行物理降温?

## 【概述】

急性上呼吸道感染(acute upper respiratory infection, AURI)简称上感, 俗称"感冒", 是由各种病原引起的上呼吸道的急性感染。如感染局限在某部位, 亦可称为急性鼻炎、急性咽炎、急性扁桃体炎等。本病是儿童时期最常见的疾病, 全年均可发生, 以冬、春季节及气候骤变时多见。

引起上感的病原体 90% 以上是病毒, 主要有鼻病毒、呼吸道合胞病毒、流感病毒、副流感病毒、腺病毒、冠状病毒等。病毒感染后可继发细菌感染, 最常见的是溶血性链球菌, 其次为肺炎球菌、流感嗜血杆菌等。婴幼儿时期由于上呼吸道的解剖和免疫特点易患本病; 罹患疾病、气候改变、护理不当或生活环境不良等因素均可使儿童全身或呼吸道局部防御功能降低, 从而诱发本病。

## 【护理评估】

(一)健康史

主要评估患儿有无相关的病因及病史。应详细询问患儿病前有无受凉等诱因; 有无传染病接触史; 有无维生素 D 缺乏性佝偻病、营养不良、贫血等疾病; 患儿家庭居住环境有无通风不良、居住拥挤、空气浑浊、阳光不足等。

(二)身体状况

1. 评估患儿有无相应的临床表现　症状的轻重与年龄、病原和机体抵抗力有关。一般年长儿症状较轻, 以局部症状为主, 全身症状较轻或无全身症状; 婴幼儿病情大多较重, 常有明显的全身症状。

(1)一般类型上感:

1)症状:局部症状主要表现为鼻塞、流涕、喷嚏、干咳、咽部不适、咽痛等, 多于 3~4d 自然痊愈。全身症状主要表现为发热、头痛、食欲缺乏、乏力、全身不适等。部分患儿早期可有脐周疼痛, 与发热所致肠痉挛或肠系膜淋巴结炎有关。婴幼儿全身症状常较重, 多有高热, 常伴有呕吐、腹泻、烦躁不安, 甚至热性惊厥。

2)体征:咽部充血, 扁桃体可充血肿大、表面可有炎性渗出物, 颌下淋巴结肿痛, 肺部听诊一般正常, 肠道病毒引起者可有不同形态的皮疹。

(2)两种特殊类型上感:

1)疱疹性咽峡炎(herpangina):由柯萨奇 A 组病毒引起, 好发于夏秋季。起病急, 症状有高热、咽痛等。体检可见咽部充血, 咽腭弓、腭垂、软腭处可见数个 2~4mm 大小的疱疹, 周围有红晕, 1~2d 破溃后形成小溃疡。病程为 1 周左右。

2)咽-结合膜热(pharyngo-conjunctival fever):由腺病毒 3、7 型所致, 好发于春夏季, 散发或发生小流行。以发热、咽炎、结膜炎为特征, 症状有高热、咽痛、流泪、眼部刺痛、消化道症状等。体检可见咽部充血, 一侧或双侧滤泡性咽结合膜炎、颈部及耳后淋巴结肿大。病程为 1~2 周。

图片:扁桃体肿大

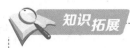

**流行性感冒**

流行性感冒(influenza)简称流感,是由流感病毒引起,可引起大流行。常突然发生,迅速蔓延,发病率高,流行期短。流感的早期症状类似感冒的症状,有高热、头痛、身体虚弱、全身肌肉酸痛,部分患者流清涕、鼻塞、咽痛、眼结膜充血等。特点是全身症状重而呼吸道局部症状较轻。预防流感最有效方法:充足睡眠、均衡饮食、适量运动及保持空气流通。

2. 评估患儿是否出现了并发症  婴幼儿多见,如高热可引起热性惊厥;炎症波及邻近器官或向下蔓延,可引起中耳炎、鼻窦炎、咽后壁脓肿、颈淋巴结炎、气管炎、肺炎等;年长儿如为 A 组溶血性链球菌感染者可引起急性肾炎、风湿热等疾病。

3. 评估患儿有无相关的辅助检查结果  病毒感染时外周血白细胞计数正常或偏低,中性粒细胞减少,淋巴细胞计数相对增高。细菌感染时白细胞及中性粒细胞增高。病毒分离和血清学检测可明确病原。胸部 X 线检查无异常改变。

(三) 心理 - 社会状况

因鼻塞影响患儿进食及发热可导致患儿烦躁、哭闹,家长产生焦虑。因患儿出现高热或惊厥等严重表现,家长易产生抱怨、急躁、紧张、恐惧等不良情绪。评估家长对病因、预防及护理知识的了解程度。

(四) 治疗要点

1. 控制感染  病毒感染者常用利巴韦林或干扰素,如为流行性感冒,可在病初使用磷酸奥司他韦口服,3~5d 为一个疗程。细菌感染者常用青霉素类、头孢菌素类、或大环类酯类抗生素,如为链球菌感染,常规使用青霉素 10~14d。

2. 对症治疗  高热者给予物理或药物降温,惊厥者给予镇静、止惊,咽痛者给予咽喉片含服,鼻塞严重妨碍吸吮者,用 0.5％麻黄碱液滴鼻。

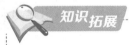

**关于降温措施的选择**

1. 退热药物仍首推对乙酰氨基酚和布洛芬,建议每次疾病过程中选择一种。不推荐对乙酰氨基酚联合布洛芬用于儿童退热,也不推荐对乙酰氨基酚与布洛芬交替用于儿童退热。解热镇痛药不能有效地预防热性惊厥发生。

2. 物理降温(包括温水擦浴、冰敷或乙醇擦浴等)不再推荐应用。虽然对乙酰氨基酚联合温水擦浴短时间内退热效果更好些,但会明显增加患儿不适感,因此不推荐使用温水擦浴退热,更不推荐冰水或乙醇擦浴方法退热。

3. 糖皮质激素不能作为退热剂用于儿童退热。

【常见护理诊断 / 问题】

1. 体温过高  与上呼吸道感染有关。
2. 舒适度减弱:鼻塞、咽痛  与上呼吸道炎症有关。
3. 潜在并发症:热性惊厥、急性肾小球肾炎、风湿热、支气管炎等。

【护理措施】

1. 发热护理
(1)一般护理:卧床休息,保持室内安静、通风良好、温度适宜。衣被厚薄适当,不宜过度保暖,以免影响机体散热。保持皮肤清洁，及时更换被汗水浸湿的衣被。注意补充水分，必要时静脉补液。给予富含营养、易消化的饮食，宜少食多餐。

（2）降温措施：一般每 4h 测体温一次，如为超高热或有热性惊厥史者应 1~2h 测量一次。体温超过 38.5℃，遵医嘱给予药物降温。若婴幼儿虽有发热甚至高热，但精神较好，玩耍如常，在严密观察下可暂不处置。如既往有热性惊厥病史，则应及早降温处理，控制患儿体温是预防热性惊厥发生的根本措施。退热措施实施 1h 后复测体温，并随时注意有无新的症状和体征出现，以防惊厥发生或体温骤降。如有虚脱表现，应给予保暖，饮热水，严重者给予静脉补液。并做好记录，观察效果及有无副作用的发生。

（3）用药护理：遵医嘱应用抗病毒药物或抗生素控制感染。如用青霉素类需做皮试，阴性者仍需密切观察有无过敏反应发生。使用退热剂后应注意多饮水，以免大量出汗引起虚脱。

2. 促进舒适的护理

（1）室温维持在 18~22℃，湿度 50%~60%，以减少空气对呼吸道黏膜的刺激。

（2）及时清除鼻腔分泌物，如因鼻塞而严重妨碍吸吮的婴儿，宜在哺乳前 15min 清除鼻腔分泌物后用 0.5% 麻黄碱溶液滴鼻，每次 1~2 滴（过频或量过多可引起心悸），使鼻腔通畅，保证吸吮。

（3）咽部不适或咽痛时可给予润喉含片或雾化吸入。

（4）婴幼儿进食后喂少许温开水清洗口腔，年长儿饭后漱口，保持口腔清洁。

3. 观察病情，防止并发症　应密切观察体温变化和惊厥先兆表现，若高热患儿出现兴奋、烦躁、惊跳等先兆症状，应立即遵医嘱给予镇静剂，并注意观察止惊的效果及药物的不良反应。注意咳嗽的性质、有无出现皮疹、神经系统症状等，以便早期发现传染病，及时采取隔离措施。如为链球菌感染，应彻底清除病灶，防止发生急性肾炎、风湿热。如患儿病情加重，高热持续不退，应考虑感染病灶波及邻近器官或向下蔓延，需及时报告和处理。

4. 心理护理　对患儿多关心爱护，及时处理患儿的不适，以减轻患儿的哭闹烦躁情绪。与家长多沟通交流，消除家长的焦虑，取得家长的理解和配合。对有热性惊厥史的患儿，告诉家长只要控制好体温，完全可以避免惊厥发生，以消除和缓解家长的焦虑和恐惧心理。

5. 健康教育

（1）疾病护理指导：介绍上呼吸道感染的病因、并发症及相关的治疗措施。强调注意休息、多饮水、做好呼吸道隔离。指导正确擤鼻涕，避免用力以防止发生中耳炎。因绝大多数上感是由病毒引起，不要随意使用抗生素。指导如何预防热性惊厥及发生时如何处理。

（2）预防知识宣教：强调预防的关键是增强体质。加强体格锻炼，多进行户外活动以增强机体抵抗力；科学喂养，婴儿提倡母乳喂养，及时添加换乳期食物，保证足量蛋白质和维生素的摄入；定期健康检查，按时预防接种，积极防治各种营养障碍疾病，如佝偻病、营养不良及贫血等；儿童居室采取湿式清扫，注意通风，保持室内空气新鲜；在上呼吸道感染流行期间，避免去人多拥挤的公共场所，居室可用食醋熏蒸法进行消毒（5~10ml/m³，加水 1~2 倍，加热熏蒸到全部汽化）；气候骤变时及时增减衣服，避免过热或过冷。

# 第三节　急性感染性喉炎

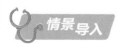

东东 2 岁，昨日开始咳嗽，今声音嘶哑、吸气时发出鸡鸣声，诊断"急性感染性喉炎"收住入院。晚上当班护士小李发现东东又出现气急、犬吠样咳嗽，并有吸气性喉鸣。

情景互动：

1. 为什么患儿夜间的喉喘鸣比白天严重？

2. 喉喘鸣严重时会出现哪种危险？

3. 为配合医生的治疗，小李应该准备好哪些急救用品？

## 【概述】

急性感染性喉炎（acute infectious laryngitis）是喉部黏膜急性弥漫性炎症，以声音嘶哑、犬吠样咳嗽、喉鸣和吸气性呼吸困难为临床特征，多发生于冬春季节，以婴幼儿多见。

本病由病毒（副流感病毒、流感病毒等）或细菌（金黄色葡萄球菌、链球菌和肺炎链球菌等）感染引起，亦可并发于麻疹、百日咳和流感等急性传染病。由于小儿喉腔狭小、软骨柔软、黏膜血管丰富，炎症时易充血、水肿而导致喉梗阻的发生，甚至死亡。

## 【护理评估】

（一）健康史

主要评估患儿有无相关的病因及病史。应详细询问患儿发病情况及发病前有无麻疹、百日咳等原发病；患儿有无发热、犬吠样咳嗽、声嘶等症状及出现时间。

（二）身体状况

1. 评估患儿有无相应的临床表现　声音嘶哑为急性喉炎的主要症状，初起可以不明显，但很快加重，甚至失音。犬吠样咳嗽，是小儿急性喉炎的重要特征之一。可有不同程度发热、喉鸣和吸气性呼吸困难，初起哭闹时喘息，较重者可有吸气性喉鸣、三凹征、烦躁不安、发绀等喉梗阻表现。一般白天症状轻，夜间加重，因为入睡后喉部肌肉松弛，分泌物易潴留、阻塞所致，若不及时抢救易致喉梗阻、窒息死亡。间接喉镜检查可见喉部及声带充血、水肿。

临床根据吸气性呼吸困难的轻重将喉梗阻分为四度（表7–3）。

图片：三凹征

表7–3　喉梗阻的分度

| 分度 | 临床表现 | 体征 |
| --- | --- | --- |
| Ⅰ度 | 仅于活动后出现吸气性喉鸣和呼吸困难 | 呼吸音及心率正常 |
| Ⅱ度 | 安静时有喉鸣和吸气性呼吸困难 | 可闻及喉传导音或管状呼吸音，心率加快 |
| Ⅲ度 | 喉鸣和吸气性呼吸困难，烦躁不安、口唇及指（趾）发绀，双眼圆睁，惊恐状，出汗 | 呼吸音明显减弱，心音低钝，心率快 |
| Ⅳ度 | 渐显衰竭，昏睡或昏迷。由于无力呼吸三凹征可不明显，面色苍白发灰，可因窒息而死亡 | 呼吸音几乎消失，仅有气管传导音，心音钝，心律不齐 |

2. 评估患儿有无相关的辅助检查结果　病毒感染者白细胞计数正常或偏低，细菌感染者白细胞计数增高。咽拭子或喉气管吸出物可作病毒分离和细菌培养以明确病原。

（三）心理–社会状况

评估患儿有无因呼吸困难而出现的烦躁、情绪紧张。评估患儿家长对急性感染性喉炎相关知识了解的程度，有无因患儿出现声音嘶哑、吸气性呼吸困难等而表现出焦虑、恐惧。

（四）治疗要点

1. 保持呼吸道通畅　应用糖皮质激素，可雾化吸入，以减轻喉部黏膜水肿；痰多者可吸痰，雾化吸入以湿化分泌物易于痰液咳出。

2. 控制感染　病毒感染者可予利巴韦林等抗病毒，细菌感染者及时用抗生素，如青霉素、大环内酯类或头孢菌素类等，严重者可联合使用两种以上抗生素。

3. 对症治疗　缺氧者予以吸氧，烦躁不安者予以异丙嗪、水合氯醛等镇静药物。经上述处理后仍有严重缺氧或有Ⅲ度以上喉梗阻者，应立即行气管切开术。

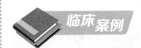

患儿 2 岁。因发热、咳嗽 2d,声音嘶哑伴气急 1d 入院。患儿 2d 前因受凉后出现发热,后出现声音嘶哑、犬吠样咳嗽,并出现吸气性喉鸣,尤以夜间为重。诊断为"急性感染性喉炎"收住入院。

查体:体重 13kg,体温 39℃,脉搏 130 次/min,呼吸 45 次/min。患儿神志清,较烦躁,吸气时有轻度三凹征,咽充血,无分泌物渗出,两肺呼吸音粗糙,可闻及喉传导音。心率 130 次/min,律齐。腹平软,肝脾未及,神经系统无异常。

护理工作任务:

1. 通过护理评估提出患儿的主要护理诊断。

2. 制订相应的护理措施。

## 【常见护理诊断/问题】

1. 低效性呼吸型态　与喉头水肿有关。

2. 有窒息的危险　与喉梗阻有关。

3. 体温过高　与感染有关。

## 【护理措施】

1. 改善呼吸功能,保持呼吸道通畅

(1)一般护理:保持室内安静,空气清新、湿润,室温维持在 18~22℃,湿度 55%~60%,减少浑浊空气对喉部的刺激。置患儿于有利于呼吸的舒适体位,如抬高床头、半坐卧位。保持患儿安静,避免哭闹,减少活动。尽可能将护理操作集中进行,避免对患儿的刺激,以免加重呼吸困难。保证充足的营养供给,给予易消化、营养丰富的流质或半流质饮食,少量多餐。婴幼儿哺喂时应耐心和细心,防止呛咳引起窒息。

(2)用药护理:遵医嘱使用抗感染药物、糖皮质激素及镇静剂,以迅速消除喉头水肿、恢复气道通畅。观察、记录药物的疗效和副作用。

(3)观察病情,做好急救准备:严密观察患儿发绀、三凹征、吸气性呼吸困难、喉鸣、肺部听诊的变化,及时对喉炎的临床分度作出判断;对经治疗不能有效缓解呼吸困难者和Ⅲ度以上的喉梗阻患儿,应迅速报告医生,准备好气管切开包等急救用品,以备及时行气管切开术。

2. 发热护理　见本章第二节急性上呼吸道感染。

3. 心理护理　给予患儿更多的关爱,避免情绪激动及紧张的活动。气急发作时,抚摸和搂抱患儿,并鼓励患儿,不要紧张、害怕,促使其放松紧张的心理,缓解和消除其恐惧。允许患儿及家长表达感情,鼓励患儿及时将不适告诉医护人员,并尽量满足其合理的要求。

4. 健康教育

(1)疾病护理指导:介绍急性感染性喉炎的病因、临床表现及相关的治疗措施。及时向家长解释病情的发展和可能采取的治疗方案,指导家长正确护理患儿。

(2)预防知识宣教:见本章第二节急性上呼吸道感染。

# 第四节　急性支气管炎

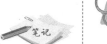

南南 2 岁,4d 前因为受凉后出现发热、咳嗽,初为干咳,近 2d 喉咙口听到"呼噜呼噜"的痰声,但

咳不出。母亲在药店购买了"小儿止咳糖浆"给南南服用,未见明显好转,遂来医院就诊。

　　情景互动:

　　1. 南南出现发热、咳嗽的原因可能是什么?

　　2. 如何指导家长协助排痰?

## 【概述】

　　急性支气管炎(acute bronchitis)是由各种病原体引起的支气管黏膜的急性感染。常继发于上呼吸道感染之后或为急性呼吸道传染病的早期表现。是儿童时期常见的呼吸道疾病,以婴幼儿多见。

　　病原体可为病毒、细菌或混合感染。特异性体质、免疫功能低下等均为本病的危险因素;气候变化、空气污染、化学因素的刺激为本病的诱发因素。

## 【护理评估】

　　(一) 健康史

　　主要评估患儿有无相关的病因及病史。应详细询问患儿有无上呼吸道感染史;患儿家庭居住环境,有无通风不良、居住拥挤、空气浑浊、化学刺激、阳光照射不足等;既往有无本病反复发作史、湿疹或其他过敏史;有无免疫功能低下、营养性障碍性疾病等。

　　(二) 身体状况

　　1. 评估患儿有无相应的临床表现　大多先有上呼吸道感染症状,随后以咳嗽为主要症状,开始为刺激性干咳,以后有痰。婴幼儿全身症状较重,常有发热、乏力、食欲下降、呕吐、腹泻等。年长儿一般症状较轻,可有头痛、胸痛等症状。听诊双肺呼吸音粗糙,可有不固定的散在干、湿啰音,其特点是随体位变化或咳嗽后啰音可减少或消失。一般无气促和发绀。

　　婴幼儿可发生一种特殊类型的支气管炎,称为哮喘性支气管炎,也称喘息性支气管炎,指一组以喘息为突出表现的婴幼儿急性支气管感染,除上述临床表现外,其特点为:①多见于 3 岁以下、常有湿疹或其他过敏史的患儿;②有类似哮喘的临床表现,如呼气性呼吸困难,肺部叩诊过清音,双肺听诊满布哮鸣音及少量粗湿啰音;③常有反复发作倾向,一般随年龄增长发作逐渐减少,至学龄期痊愈,少数可发展为支气管哮喘。

　　2. 评估患儿有无相关的辅助检查结果　病毒感染外周血白细胞数正常或偏低,合并细菌感染时,可明显增高。胸部 X 线检查多无异常改变或有肺纹理增粗。

　　(三) 心理－社会状况

　　评估家长有无因患儿反复发作担心会发展成为支气管哮喘而产生焦虑或恐惧。患儿有无因呼吸困难而烦躁或因陌生的住院环境及与父母分离而出现恐惧、焦虑。

　　(四) 治疗要点

　　主要是控制感染和对症治疗。有细菌感染时可选用青霉素类、大环内酯类等抗生素。止咳祛痰可口服复方甘草合剂、氨溴索等,喘息者可口服氨茶碱止喘或用支气管扩张剂行超声雾化吸入。一般不用镇静或镇咳药,以免抑制咳嗽反射,影响痰液咳出。

## 【常见护理诊断 / 问题】

　　1. 清理呼吸道无效　与痰液黏稠不易排出有关。

　　2. 体温过高　与病毒或细菌感染有关。

## 【护理措施】

　　1. 保持呼吸道通畅　观察咳嗽、咳痰的性质,指导并鼓励患儿有效咳嗽;对咳嗽无力的患儿,经常变换体位、拍背,促使呼吸道炎症消散及分泌物的排出;痰液黏稠可适当提高室内湿度,以湿化空气,湿润呼吸道,并鼓励患儿多饮水,使痰液稀释易于咳出,也可超声雾化吸入;如果分泌物多,影响呼吸时,可用吸引器吸痰,以及时清除痰液;按医嘱使用抗生素、止咳化痰及平喘药。

2. 发热护理　见本章第二节急性上呼吸道感染。

3. 用药护理　注意观察药物的疗效和不良反应。口服止咳糖浆后不要马上喝水,以使药物更好地发挥疗效。

4. 健康教育

(1)疾病护理指导:向家长解释急性支气管炎的病因、相关的治疗措施及预后,树立治疗信心,减轻焦虑和恐惧心理。

(2)预防知识宣教:见本章第二节急性上呼吸道感染。

# 第五节　气管支气管异物

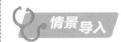

小宝 3 岁。今天妈妈在超市买了一袋小宝爱吃的甜果冻,小宝一边看动画片一边吃着果冻,看到高兴处不由自主大笑起来,突然小宝一阵咳嗽,面色发紫,妈妈急忙把小宝送到医院,医生诊断为"气管异物"。

情景互动:

1. 小宝怎么会发生气管异物的?

2. 如何向家长宣教防止小儿气管异物的发生?

【概述】

气管支气管异物(foreign bodies in the trachea and bronchi)是因异物误吸进入气管和支气管,产生以咳嗽和呼吸困难为主要表现的临床急症,其严重性取决于异物的性质和造成气道阻塞的程度,轻者可致肺部损害,重者可窒息死亡,是儿科常见的急危疾病之一。多见于 5 岁以下儿童。

儿童多在进食或口含物品时,因哭、笑、说话、跌倒等原因不慎将异物误吸滑入气管和支气管。常见异物有花生、瓜子、笔帽、纽扣、硬币等。也有幼儿在吞食果冻类食品时误吸。少数为全麻或昏迷患儿的呕吐物误吸所致。

【护理评估】

(一)健康史

主要评估患儿有无相关的病因及病史。应详细询问患儿发病情况,有无异物误吸及吸入时间;患儿有无呛咳、呼吸困难等症状及出现时间。

(二)身体状况

1. 评估患儿有无相应的临床表现　异物进入气管和支气管,即刻发生剧烈呛咳、喘憋、面色青紫和不同程度的呼吸困难,片刻后可缓解或加重。阵发性、痉挛性咳嗽是气管、支气管异物的一个典型症状,有时呈"空空"音,但发音正常,偶有咳嗽时咳出异物而症状缓解或消失者,也可因咳至声门或声门下嵌顿停留,症状突然加重。气管异物患儿多有不同程度的呼吸困难,重者可出现"三凹征"、面色发绀等,异物在气管内因上下活动,听诊可闻异物"拍击音",似金属声。支气管异物主要症状是阵发性咳嗽伴喘息,听诊有异物侧呼吸音减弱。

2. 评估患儿是否出现了并发症　常见并发症有肺不张、肺气肿、支气管肺炎。

3. 评估患儿有无相关的辅助检查结果　胸部 X 线拍片,除金属异物外,多数异物不能直接在胸片中显示具体位置。应行支气管镜检查,多能直接发现管腔内异物。

(三)心理－社会状况

评估患儿有无因呼吸困难而出现烦躁、情绪紧张。评估患儿家长对气管支气管异物相关知识了解的程度,有无因患儿出现呛咳、喘憋、呼吸困难等而表现出焦虑、恐惧。

（四）治疗要点

及时取出异物,保持呼吸道通畅,控制感染。

## 【常见护理诊断/问题】

1. 有窒息的危险　与气管、支气管内异物有关。
2. 气体交换受损　与异物阻塞气管、支气管有关。
3. 有感染的危险　与异物刺激气管、支气管黏膜,影响分泌物排出有关。
4. 知识缺乏:缺乏气管、支气管异物的预防知识,对其危害性认识不足。

## 【护理措施】

1. 防止窒息

（1）减少患儿哭闹,以免因异物变位发生急性喉梗阻,出现窒息危及生命。

（2）密切观察病情变化,如有烦躁不安,呼吸困难加重,三凹征明显,口唇发绀,出大汗情况应及时通知医生。

2. 手术护理

（1）术前护理:准备氧气、气管切开包、负压吸引器、急救药品等。支气管镜检查前需禁食 6~8h,吃奶的婴儿为 4h。

（2）术后护理:了解手术经过,包括时间、异物取出情况等;观察有无喉头水肿、纵隔气肿、皮下气肿引起的呼吸困难,内镜检查取出异物后,患儿需在 4h 后方可进食。

3. 按气管切开术后的常规护理,防治呼吸道感染。

4. 健康教育　向患儿或家长等介绍气管支气管异物的相关知识,预防为主,养成良好的进食习惯,成人不要在小孩进食时对其责备、挑逗、追逐等,防止因哭、笑、跌倒而误吸。教育儿童不要口含笔帽、哨及小玩具等物品玩耍的坏习惯。3 岁以下儿童避免进食花生、瓜子等硬壳类食物。疑似气管支气管异物应及时到医院就诊。

# 第六节　支气管肺炎

### 情景导入

夜班护士小李巡视病房时,发现 3 床患儿鑫鑫非常闹人,呼吸很快,鼻孔扇动,嘴唇发紫,立即向医生汇报。鑫鑫已 14 个月,发热、咳嗽 3d,医生诊断"支气管肺炎",今天刚收住入院。

情景互动:

1. 患儿哭闹、气急的原因是什么?

2. 小李护士配合医生要迅速采取哪些治疗措施?

## 【概述】

支气管肺炎(bronchopneumonia)是指不同病原体或其他因素所致的肺部炎症。临床以发热、咳嗽、气促、呼吸困难和肺部固定湿啰音为主要表现。严重者可出现循环、神经、消化系统相应的表现。是儿童肺炎中最常见的病理类型,为婴幼儿时期的常见病,是我国住院儿童死因的第一位,严重威胁着儿童健康,被卫生健康委列为儿童重点防治的四病之一。本病一年四季均可发生,以冬春寒冷季节及气候骤变时多见。

（一）肺炎分类

按病理可分为支气管肺炎、大叶性肺炎、间质性肺炎;按病因可分为感染性肺炎和非感染性肺炎;按病程可分为急性肺炎(病程 <1 个月)、迁延性肺炎(病程 1~3 个月)、慢性肺炎(病程 >3 个月);按病情可分为轻症肺炎、重症肺炎;按临床表现典型与否可分为典型肺炎、非典型肺炎;按肺炎发生的地点可分为社区获得性肺炎、医院获得性肺炎。

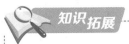

**知识拓展**

**非典型肺炎就是 SARS 吗?**

非典型肺炎泛指有肺炎表现及肺部 X 线改变,但病原体不明确、抗生素治疗无反应的不典型肺炎。2002 年冬季至 2013 年春季在我国发生流行的传染性非典型肺炎,已认定为新型冠状病毒引起,世界卫生组织将其命名为严重急性呼吸道综合征(severe acute respiratory syndrome),简称 SARS,以肺间质病变为主,传染性强,病死率较高(儿童患者临床表现较成人轻,病死率也较低,传染性也较弱)。即 SARS 属于非典型肺炎的一种。

**(二)病因**

常见病原体为病毒和细菌。病毒以呼吸道合胞病毒最多见,其次为腺病毒、流感病毒等。细菌以肺炎链球菌多见,其他有葡萄球菌、链球菌、革兰阴性杆菌等。发达国家儿童肺炎以病毒感染为主,发展中国家则以细菌为主。近年来肺炎支原体、衣原体和流感嗜血杆菌有增加趋势。患有营养不良、维生素 D 缺乏症、先天性心脏病、免疫缺陷等儿童易患本病,且病情严重,迁延不愈。

**(三)发病机制**

病原体多由呼吸道入侵,也可经血行入肺,引起支气管、肺泡的炎症。支气管因黏膜水肿、炎性渗出而管腔变窄,肺泡壁因充血水肿而增厚,肺泡腔内充满炎性渗出物,从而造成通气和换气功能障碍,导致低氧血症和高碳酸血症。由于缺氧,患儿出现代偿性呼吸与心率加快,出现鼻翼扇动和三凹征,严重时可发生呼吸衰竭。由于病原体毒素的作用,重症患儿常伴有毒血症,而引起不同程度的感染中毒症状。缺氧、二氧化碳潴留及毒血症共同作用可累及重要脏器,而导致循环系统、消化系统、神经系统的一系列改变及酸碱平衡失调和电解质紊乱。

**【护理评估】**

**(一)健康史**

主要评估患儿有无相关的病因及病史。应详细询问患儿出生史,有无羊水或胎粪吸入;喂养史,有无溢乳、呛咳等;患病史及过敏史,有无先天性心脏病、营养障碍性疾病,病前有无上呼吸道感染或支气管炎病史,有无麻疹、百日咳等病史;有无如受凉、室内空气污浊等诱因。询问患儿发病情况,如发热、咳嗽出现的时间等。

**(二)身体状况**

1. 评估患儿有无相应的临床表现

(1)轻症肺炎:以呼吸系统症状和相应的肺部体征为主。主要表现为发热、咳嗽、气促和肺部固定的湿啰音。

1)症状:①发热:热型不定,多为不规则热,但小婴儿及重度营养不良儿童可不发热,甚至体温不升;②咳嗽:较频繁,初为刺激性干咳,极期咳嗽反而减轻,恢复期咳嗽有痰;③气促:多在发热、咳嗽、哭闹后出现;④全身症状:精神不振、烦躁不安、食欲减退、轻度腹泻或呕吐。

2)体征:①呼吸增快:40~80 次 /min,可见鼻翼扇动和三凹征;②发绀:口周、鼻唇沟和指(趾)端发绀;③肺部啰音:早期不明显或仅呼吸音粗糙,以后可闻及固定的中、细湿啰音,以背部两肺下方脊柱旁较多,吸气末加明显。肺部叩诊多正常,如病灶融合,可有肺实变体征。

(2)重症肺炎:除呼吸系统症状外全身中毒症状明显,并可累及其他重要系统,并发心力衰竭、中毒性脑病、中毒性肠麻痹等。

1)循环系统:常见心肌炎和心力衰竭。心肌炎患儿表现为面色苍白,心动过速、心音低钝、心律不齐,心电图表现为 ST 段下移和 T 波低平、双向或倒置。心力衰竭患儿表现为:①呼吸突然加快,>60 次 /min;②心率突然增快,>180 次 /min,与体温升高和呼吸困难不相称;③突然极度烦躁不安,面色苍白或发灰、且明显发绀,指(趾)甲微循环再充盈时间延长;④肝脏迅速增大,超过肋下 3cm 以上;⑤心音低钝或有奔马律,颈静脉怒张;⑥尿少或无尿,眼睑或下肢水肿。

2)神经系统:常见脑水肿和中毒性脑病。患儿表现为烦躁或嗜睡,哭声尖叫,眼球上翻、凝视,反复惊厥。前囟饱满、隆起。晚期出现意识障碍、呼吸节律不齐等。

3)消化系统:常见中毒性肠麻痹和消化道出血。患儿表现为腹胀、肠鸣音减弱或消失。呕吐咖啡样物,便血。

4)其他:发生循环衰竭及 DIC 时,表现为血压下降,四肢凉,脉搏细速而弱,以及皮肤、胃肠道出血。

(3)几种不同病原体所致肺炎的特点见表 7-4。

视频:肺炎
临床表现

表 7-4　几种不同病原体所致肺炎的特点

| 分类 | 呼吸道合胞病毒肺炎 | 腺病毒肺炎 | 金黄色葡萄球菌肺炎 | 肺炎支原体肺炎 |
|---|---|---|---|---|
| 好发年龄 | 婴儿 | 6个月~2岁 | 新生儿及婴幼儿 | 婴幼儿及年长儿 |
| 临床特点 | 起病急,低、中度或高热,以喘憋为突出表现,很快出现呼气性呼吸困难及缺氧 | 起病急,稽留高热,可持续 2~3 周,中毒症状重,咳嗽剧烈,可出现喘憋、呼吸困难、发绀 | 起病急,多呈弛张热,中毒症状重,有皮疹,易并发脓胸、脓气胸、肺大疱等 | 起病缓慢,常有发热,可持续 1~3 周,刺激性干咳为突出表现,可有全身多系统受累表现 |
| 肺部体征 | 哮鸣音及中、细湿啰音 | 出现晚,高热 3~7d 后出现啰音 | 出现早,双肺可闻及中、细湿啰音 | 多不明显,婴幼儿啰音比年长儿多 |
| 胸部 X 线 | 小点片状、斑片状阴影及肺气肿 | 出现早,呈大小不等的片状阴影或融合成大病灶,有肺气肿 | 小片状浸润影,迅速出现小脓肿、肺大疱或胸腔积液 | 肺门阴影增浓;支气管肺炎改变;间质性肺炎改变;均一的片状影 |
| 外周血检查 | 白细胞数大多正常 | 白细胞数大多正常 | 白细胞数明显增高 | 白细胞数正常或增高 |
| 治疗 | 抗病毒 | 抗病毒 | 苯唑西林等抗生素 | 大环内酯类抗生素 |

2. 评估患儿是否出现了并发症　若延误诊断或病原体致病力强,则可引起脓胸、脓气胸、肺大疱等并发症,表现为在治疗中出现中毒症状或呼吸困难加重,体温持续不退,或退而复升。多见于金黄色葡萄球菌肺炎。

3. 评估患儿有无相关的辅助检查结果

(1)外周血检查:病毒感染时白细胞总数正常或降低,细菌感染时白细胞总数和中性粒细胞数常增高,可见核左移,胞质中可有中毒颗粒。

(2)病原学检查:血、痰、气管吸出物、胸腔积液、肺穿刺液、肺活检组织等做细菌培养和鉴定;鼻咽或气管分泌物做病毒分离鉴定;采用特殊分离培养明确肺炎支原体、沙眼衣原体、真菌;病原特异性抗原检测和病原特异性 IgM 检测有早期诊断价值。

(3)胸部 X 线检查:早期可见肺纹理增粗,以后出现大小不等的斑片状阴影,可融合成片,以双肺下野、中内带居多,可伴有肺不张、肺气肿。并发脓胸、脓气胸、肺大疱时则出现相应的 X 线改变。

(三)心理-社会状况

本病病情较重,发病率、死亡率较高,病程较长,常需住院治疗,以及患儿因发热、咳嗽等不适害怕打针等,常有烦躁不安、哭闹、易怒、不合作现象。家长因患儿住院,家庭的正常生活秩序被打乱,同时缺乏肺炎的预防、保健知识和护理知识,而产生焦虑、自责、忧虑、抱怨等心理反应。同时,也应了解患儿既往有无住院经历,家庭居住环境和经济状况等。

(四)治疗要点

1. 控制感染　明确为细菌感染或病毒感染继发细菌感染者,应使用抗生素。使用原则:①选用敏感并在肺组织中有较高浓度的药物;②早期、足量、足疗程;③重症宜静脉、联合用药。如肺炎链球菌肺炎首选青霉素或阿莫西林,耐药者首选万古霉素或头孢曲松或头孢噻肟;葡萄球菌肺炎对甲氧西林敏感者首选苯唑西林或氯唑西林,耐药者选用万古霉素或联用利福平;流感嗜血杆菌肺炎首选阿莫西林加克拉维酸或氨苄西林加舒巴坦;肺炎支原体或衣原体肺炎首选大环内酯类抗生素如红霉素、罗红霉素及阿奇霉素。

抗生素一般用至体温正常后 5~7d,临床症状、体征消失后 3d。支原体肺炎至少用药 2~3 周。葡萄球菌肺炎易复发及产生并发症,体温正常后继续用药 2 周,总疗程 ≥ 6 周。

病毒感染者,可选用利巴韦林、干扰素等抗病毒药物。

2. 改善肺通气功能　及时清除呼吸道分泌物,使用祛痰药、雾化吸入,喘憋严重者可选用支气管解痉剂,以保持呼吸道通畅,改善通气功能。

3. 对症治疗　有缺氧症状时应及时吸氧;高热患儿给予物理或药物降温;心衰患儿给予镇静、吸氧、强心、利尿、扩血管;中毒性脑病患儿给予脱水、改善通气、扩血管、止痉、糖皮质激素、促进脑细胞恢复的药物;腹胀伴低钾者及时补钾,中毒性肠麻痹者应禁食、胃肠减压、皮下注射新斯的明等;中毒症状明显或严重喘憋、感染性休克、脑水肿、呼吸衰竭者,可短期用糖皮质激素,可减少炎症渗出,解除支气管痉挛,改善血管通透性和微循环,降低颅内压;恢复期可用红外线照射、超短波胸部理疗促进肺部炎症的吸收。

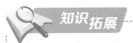

### 儿童肺炎的胸部物理疗法

胸部物理疗法是利用物理技术治疗呼吸道疾病的一种方法。以简单的手法或改变患者的体位、训练患者呼吸调整的动作或咳嗽的技巧,或者借助器械,以减轻气道阻塞、帮助气道分泌物排出,改善通气和气体交换,增加呼吸肌功能和协调性的治疗技术。胸部物理疗法包括体位法、叩击振动法、呼吸控制法、体位引流法、咳嗽运动法、吸痰法等。由于儿童特殊的解剖、生理特点,儿童胸部常用的物理治疗包括体位引流法、体位变换法、超声雾化法。另外,在儿童肺炎的恢复期为了促进炎症的吸收或啰音的消散,常使用超短波治疗。

4. 并发症治疗　脓胸和脓气胸者应及时进行胸腔穿刺引流,如脓液黏稠经反复穿刺抽脓不畅或发生张力性气胸时,宜采用胸腔闭式引流。

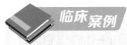

患儿,女,14 个月。因发热,咳嗽 3d,诊断"支气管肺炎"入院。患儿于 3d 前出现发热,体温 38~39℃,伴有咳嗽,并逐渐加剧,喉有痰声。发病以来患儿食欲较差,大便稀黄,每天 3~4 次。查体:体重 10.5kg,体温 39℃,呼吸 54 次/min,脉搏 140 次/min。阵发性烦躁,口周发绀,鼻翼扇动。心率 140 次/min,心律齐。两肺可闻及固定的中、细湿啰音。腹软,肝肋下 1.5cm,质软。神经系统无异常。辅助检查:血常规示白细胞计数 $15 \times 10^9$/L,中性粒细胞百分率 76%,淋巴细胞百分率 24%。X 线胸片显示:双肺下野中内侧见点片状阴影。

护理工作任务:

1. 通过护理评估列出患儿的主要护理诊断。
2. 根据列出的护理诊断,制订相应的护理措施。
3. 教会家长拍背协助排痰的方法。

### 【常见护理诊断 / 问题】

1. 气体交换受损　与肺部炎症有关。
2. 清理呼吸道无效　与呼吸道分泌物过多、黏稠,无力排痰有关。
3. 体温过高　与肺部感染有关。

4. 营养失调:低于机体需要量 与摄入不足、消耗增加有关。

5. 潜在并发症:心力衰竭、中毒性脑病、中毒性肠麻痹、脓胸、脓气胸等。

## 【护理目标】

1. 患儿气促、发绀症状逐渐改善、消失,呼吸平稳。

2. 患儿能有效咳出痰液,呼吸道通畅。

3. 患儿体温恢复正常。

4. 患儿营养摄入充足。

5. 患儿不发生并发症,或发生时得到及时发现和处理。

## 【护理措施】

1. 控制肺部炎症,改善呼吸功能

(1)休息:保持室内空气新鲜,室温维持在 18~20℃,湿度 60%。置患儿有利于呼吸的舒适体位,减少活动。注意被褥应轻、暖,穿衣不要太多,以免引起不安和出汗,内衣应宽松,以免影响呼吸。治疗护理应集中进行,年长儿做好解释工作,婴幼儿可采取抚摸、搂抱等安抚,尽量使患儿安静,避免哭闹,以减少机体的耗氧量。

(2)氧疗:有烦躁、口唇发绀等缺氧表现的患儿应及早给氧,以改善低氧血症。吸氧前应先清除鼻腔内分泌物;吸氧过程中应经常检查导管是否通畅,患儿缺氧症状是否改善,发现异常及时处理。一般采用鼻前庭导管给氧,氧流量为 0.5~1L/min,氧浓度不超过 40%;缺氧明显者可用面罩或头罩给氧,氧流量为 2~4L/min,氧浓度不超过 50% ~60%;如出现呼吸衰竭,应使用人工呼吸机。

(3)按医嘱用抗生素或抗病毒药物,控制肺部炎症,改善通气和换气功能。

2. 清除呼吸道分泌物,保持呼吸道通畅

(1)湿化痰液:①提高室内湿度,维持 60%左右,利于呼吸道的湿化,有助于分泌物的排出;②保证充足的水分摄入,以湿润呼吸道黏膜,防止痰液黏稠不易排出;③超声雾化吸入,使痰液变稀薄利于咳出,每天 2~3 次,每次雾化吸入时间不超过 20min,以免引起肺泡内水肿。

(2)促进痰液排出:

1)经常变换患儿体位,并叩击背部。具体方法是五指并拢、掌指关节略屈,由下向上、由外向内,轻拍背部,边拍边鼓励患儿有效咳嗽,以促使肺泡和呼吸道的分泌物借助重力和震动排出。病情许可的情况下,可进行体位引流。

2)及时清理口、鼻腔分泌物,如分泌物较多影响呼吸或排出不畅时,可采用吸痰器吸出痰液。吸痰时动作要轻柔,以防损伤呼吸道黏膜;不能过频、过慢,否则可刺激黏液产生增多、妨碍呼吸使缺氧加重;不宜在哺乳后 1h 内进行,以免引起呕吐;吸痰时患儿多因刺激而咳嗽、烦躁,吸痰后宜立即吸氧。

(3)按医嘱使用祛痰药,如复方甘草合剂等,严重喘憋者给予支气管扩张剂,如氨茶碱等,由于氨茶碱的有效浓度与中毒浓度很接近,浓度过高、速度过快可强烈兴奋心脏和中枢神经系统,故氨茶碱静脉注射或静脉滴注时,抽吸的剂量要精确、输入的速度应缓慢,防止中毒。

3. 发热护理 密切监测体温的变化,采取相应护理措施。见本章第二节急性上呼吸道感染。

4. 饮食护理 发热期间给予易消化、营养丰富的流质或半流质饮食为宜,婴儿每日热量供给不少于 230kJ(55kcal)/(kg·d),液体入量每天 60~80ml/(kg·d)。应少量多餐,防止过饱而影响呼吸。哺喂时应耐心,每次喂食时将患儿头部抬高或抱起,防止呛入气管发生窒息。重症患儿不能进食时,采取静脉营养,静脉输液时,最好采用输液泵,滴注的速度应控制在 5ml/(kg·h)以下,以免发生心力衰竭。

5. 观察病情变化,防止并发症

(1)密切观察患儿神志、面色、呼吸、心率、肝脏等变化。如出现心力衰竭的表现,应及时报告医生,将患儿取半卧位,并减慢输液速度,遵医嘱给予强心、利尿、镇静、吸氧等治疗;若患儿咳粉红色泡沫样痰则为肺水肿的表现,可给患儿吸入经 20% ~30%乙醇湿化的氧气,但每次吸入不宜超过 20min。

(2)密切观察患儿有无烦躁或嗜睡、惊厥、昏迷、肌张力增高、呼吸不规则等颅内压增高的表现,发

图片:鼻前庭吸氧

图片:面罩吸氧

视频:头罩吸氧

视频:氧疗

视频:保持呼吸道通畅的护理

生时应立即报告医生,遵医嘱给予脱水、止痉等治疗。

(3)密切观察患儿有无腹胀、肠鸣音减弱或消失;是否有呕吐咖啡样物、便血等,以便及时发现中毒性肠麻痹和消化道出血,遵医嘱给予禁食、胃肠减压、皮下注射新斯的明等治疗。

(4)若患儿病情突然加重,出现烦躁不安、剧烈咳嗽、呼吸困难、面色发绀、胸痛及一侧呼吸运动受限等,提示并发脓胸或脓气胸,应及时配合医生进行胸穿或胸腔闭式引流。

6. 心理护理　对频繁咳嗽、气促的患儿除满足其生理需要外,应经常搂抱和安抚患儿,使其得到心理满足;了解患儿最依恋的人或玩具,允许将其熟悉的玩具、生活用品带进病室;对年长儿可用亲切、通俗的语言进行交流或讲故事,以此消除患儿焦虑、恐惧的情绪,增强其战胜疾病的信心,积极配合治疗与护理。

7. 健康教育

(1)疾病护理指导:向家长介绍患儿的病情,解释治疗用药的作用和疗程,缓解患儿和家长的紧张、焦虑心理。指导患儿休息、多饮水、经常更换体位,并解释其意义,教会家长拍背协助排痰的方法。教育患儿咳嗽时,用手帕或纸巾捂嘴,不随地吐痰,防止病原传播。

(2)预防知识宣教:见本章第二节急性上呼吸道感染。

【护理评价】

1. 患儿气促、发绀症状是否逐渐改善、消失,呼吸平稳。

2. 患儿是否能有效咳出痰液,呼吸道通畅。

3. 患儿体温及其他生命体征是否恢复正常。

4. 患儿是否得到充足的营养。

5. 患儿是否发生并发症或发生时是否及时发现并处理。

(李琦)

### 思考题

1. 患儿 2 岁,2d 前出现发热、犬吠样咳嗽、声音嘶哑、烦躁不安。查体:体温 39.8℃,安静时有吸气性三凹征,双肺可闻及喉传导音或管状呼吸音。临床诊断为"急性感染性喉炎"。

请思考:

(1)该患儿目前主要护理问题有哪些?

(2)应采取哪些护理措施?

2. 患儿 2 岁,发热、咳嗽 2d。查体:体温 37.8℃,心率 140 次/min,呼吸 50 次/min,口周发绀、鼻翼扇动、三凹征明显,双肺可闻及中、细湿啰音。临床诊断为"支气管肺炎"。

请思考:

(1)目前患儿首要的护理问题是什么?

(2)应采取哪些护理措施?

思路解析　　　　扫一扫,测一测

**学习目标**

1. 掌握常见先天性心脏病的护理评估及护理措施。
2. 熟悉先天性心脏病的病因、分型;病毒性心肌炎的护理评估及护理措施。
3. 了解儿童循环系统解剖生理特点。
4. 学会运用护理程序,对先天性心脏病患儿进行整体护理。
5. 具有良好的沟通能力,尊重家长、爱护患儿,以达到护理的预期目标。

## 第一节　儿童循环系统解剖生理特点

### 一、心脏胚胎发育

胚胎第 2 周开始形成原始心脏为心房、心室和心球三部分。在胚胎第 4 周形成共腔的房室,开始有循环作用,第 4 周后开始形成间隔,至第 8 周房室中隔完全形成,即成为四腔心脏。因此,胚胎期心脏发育的关键时期在第 2~8 周,也是预防先天性心脏畸形发生的重要时期。

### 二、正常胎儿血液循环及出生后的改变

1. 正常胎儿血液循环　胎儿的营养代谢与气体交换,是通过胎盘与母体进行交换的。胎盘的动脉血经脐静脉进入胎儿体内,至肝脏下缘分为两支:一支入肝与门静脉汇合后经肝静脉进入下腔静脉;另一支经静脉导管进入下腔静脉,与来自下半身的静脉血混合(以动脉血为主),共同流入右心房,其中一部分经卵圆孔入左心房,再经左心室流入升主动脉,主要供应心、脑及上肢;其余的流入右心室。从上腔静脉回流的来自上半身的静脉血,流入右心房后绝大部分流入右心室,与来自下腔静脉的血一起进入肺动脉。由于胎儿的肺尚无呼吸功能,所以仅有少量血液入肺,大部分血液经动脉导管流入降主动脉,与来自升主动脉的血汇合(以静脉血为主),供应腹腔器官和下肢。最后血液经脐动脉回到胎盘,换取营养及氧气(图 8-1)。

正常胎儿血液循环特点:

(1)营养和气体交换是通过脐血管和胎盘与母体之间以弥散的方式进行的。

(2)胎儿体内循环的血液,大多是动脉与静脉血的混合,只是混合成分的比例不同,其中肝脏含氧

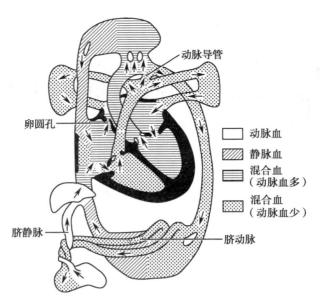

图 8-1　正常胎儿血液循环示意图

量最高,脑、心和上肢次之,腹腔脏器和下肢含氧量最低。

(3)胎儿时期左右心都向全身供血,由于肺尚未建立呼吸,故只有体循环,几乎没有肺循环。

(4)胎儿血液循环中有 3 个特殊通道,静脉导管、卵圆孔和动脉导管。

2. 出生后血液循环的改变　出生后脐血管结扎,呼吸建立,肺循环阻力下降,从右心经肺动脉入肺的血液增多,左心房压力增高,当左心房压力超过右心房时,卵圆孔发生功能性关闭,生后 5~7 个月可形成解剖上的闭合。同时,由于肺循环压力降低与体循环压力的上升,流经动脉导管的血流逐渐减少,最后停止。约 80% 的足月儿在生后 24h 发生功能性关闭,约 80% 婴儿在生后 3 个月、95% 婴儿在出生后 1 年内形成解剖上的闭合。脐血管则在血流停止后 6~8 周完全闭锁形成韧带。

### 三、正常儿童心脏、心率、血压的特点

1. 心脏大小和位置　儿童心脏体积相对比成人大。心脏的位置随年龄增长而变化。2 岁以下婴幼儿心脏多呈横位,心尖冲动位于胸左侧第 4 肋间、锁骨中线外侧。2 岁以后随着直立行走,肺和胸部的发育和横膈的下降等,心脏由横位逐渐转为斜位,3~7 岁时心尖冲动已位于胸左侧第 5 肋间、锁骨中线处,7 岁以后心尖冲动位置逐渐移至锁骨中线以内 0.5~1cm。

2. 心率　由于儿童新陈代谢旺盛、交感神经兴奋性较高,故心率较快,随着年龄的增长心率逐渐减慢。儿童心率易受各种内外因素的影响,如哭闹、活动、进食、发热或精神紧张,心率可明显加快。一般体温每升高 1℃,心率每分钟增加 10~15 次。睡眠时心率每分钟可减少 20 次左右。因此,宜在儿童安静或睡眠时测量心率(表 8-1)。

表 8-1　各年龄段心率、血压参考值

| 年龄 | 心率(次/min) | 收缩压(mmHg) | 舒张压(mmHg) |
|---|---|---|---|
| 新生儿 | 120~140 | 60~70 | 40 |
| <1 岁 | 110~130 | 70~80 | 50 |
| 2~3 岁 | 100~120 | 80~90 | 50 |
| 4~7 岁 | 80~100 | 85~95 | 50~60 |
| 8~14 岁 | 70~90 | 90~130 | 60~90 |

3. 血压　其高低主要取决于心搏出量和外周血管阻力。由于儿童心搏出量较少,动脉壁的弹性较好和血管口径相对较大,故血压较低,但随着年龄增长而逐渐升高。2 岁以后的收缩压可按公式计算,收缩压 = 年龄 ×2+80mmHg(年龄 ×0.26+10.7kPa)。舒张压为收缩压的 2/3。收缩压高于此标准

20mmHg（2.6kPa）考虑为高血压；低于此标准 20mmHg（2.6kPa）可考虑为低血压。正常下肢血压比上肢约高 20mmHg（2.6kPa）。脉压为收缩压与舒张压之差，正常为 30~40mmHg（4.0~5.2kPa）。

　　小儿血压受诸多外界因素的影响，如哭叫，体位变动，情绪紧张皆可使血压暂时升高。故测量血压要保持绝对安静，并注意测量时的体位和血压计袖带的宽度。血压计袖带的宽度约为上臂长度的2/3，袖带过宽测得的血压偏低，过窄测得的血压偏高。

# 第二节　常见的先天性心脏病

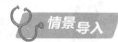

　　小张今天应邀参加"妈妈知道、有问必答"育儿保健咨询的现场活动。有位妈妈询问，"4 岁的宝宝有先天性心脏病，昨天在哭闹中突然晕厥，面色青紫，指压人中约 1min 清醒过来。宝宝自 3 个月起口唇偶有轻度发绀，后有加重，平时喜静少动，每次活动后有气急，喜欢蹲下，片刻后可缓解。"

　　情景互动：

　　1. 宝宝突然发生晕厥的原因是什么？

　　2. 为何宝宝活动后喜欢"蹲下"？

【概述】

　　先天性心脏病（congenital heart disease，CHD）简称先心病，是胎儿期心脏及大血管发育异常而致的先天畸形。是儿童最常见的心脏病，发病率为活产婴儿的 7‰~8‰。随着超声心动图、心导管检查和心血管造影术等的应用，低温麻醉、体外循环下心脏直视手术及介入性导管术的发展，术后监护技术的提高，许多常见的先天性心脏病得到准确的诊断，多数患儿获得彻底根治，先天性心脏病的预后已大为改善，病死率显著下降。

　　（一）分类

　　临床常根据左、右心腔或大血管之间有无分流和青紫，分为三大类。

　　1. 左向右分流型（潜伏青紫型）　是临床上最常见的类型。在左、右心之间或主动脉与肺动脉之间有异常通路，由于左心压力高于右心压力，主动脉压力高于肺动脉压力，血流方向由左向右，因此，平时不出现青紫，在特殊情况下，如肺炎、哭闹、右心衰竭时，致肺动脉和右心压力增高并超过左心时，血流方向由右向左，出现暂时性青紫。随着病情进展，肺血流量的持续增多致使肺小动脉发生痉挛，产生动力型肺动脉高压，日久肺小动脉肌层和内膜层增厚，形成梗阻型肺动脉高压，产生反向分流而出现持续青紫，称为艾森曼格综合征（Eisenmenger syndrome）。这一阶段的患儿已失去手术机会。常见的有室间隔缺损、房间隔缺损和动脉导管未闭等（图 8-2）。

　　2. 右向左分流型（青紫型）　为先天性心脏病中最严重、死亡率高的类型。由于畸形的存在，造成右心压力增高超过左心，使血液从右向左分流，或大血管起源异常，使大量静脉血流入体循环，出现持续性青紫。常见的有法洛四联症（图 8-2）和大血管错位等。

　　3. 无分流型（无青紫型）　指心脏左右两侧或动静脉之间不存在异常通道或分流，故不出现青紫。常见的有肺动脉狭窄和主动脉缩窄等。

　　（二）病因

　　先天性心脏病的病因目前还不完全明了。目前认为其发生主要由环境和遗传因素及其相互作用所致。

　　1. 环境因素（外在因素）　主要的是孕早期宫内感染，如风疹、流感等病毒感染。其他包括孕母缺乏叶酸、接触放射线、服用药物（抗癌药、抗癫痫药等）、代谢性疾病（糖尿病、高钙血症等）以及宫内慢性缺氧、妊娠早期酗酒或吸食毒品等。

　　2. 遗传因素（内在因素）　可由常染色体畸变或多基因突变引起，如 21 - 三体综合征、马方综合

111

征等可合并心血管畸形。

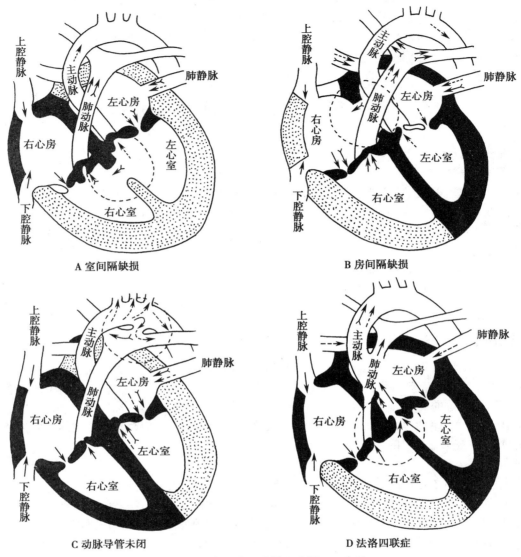

A 室间隔缺损

B 房间隔缺损

C 动脉导管未闭

D 法洛四联症

图 8-2 常见先心病的血液循环示意图

## 【护理评估】

### (一) 健康史

主要评估患儿有无相关的病因和病史。应详细询问患儿母亲妊娠史,尤其是妊娠早期有无病毒感染、接触放射线、服用药物、吸烟、饮酒及是否患有代谢性疾病;家族中有无先天性心脏病病史;发现患儿心脏病的时间,详细询问有无青紫及出现青紫的时间,小儿生长发育情况,有无喂养困难、声音嘶哑、反复呼吸道感染,是否喜欢蹲踞,有无阵发性呼吸困难或突然昏厥发作等。

### (二) 身体状况

1. 评估患儿有无相应的临床表现

(1) 室间隔缺损(ventricular septal defect, VSD):是先天性心脏病中最常见的类型。患儿临床表现出现的早晚、轻重,取决于缺损的大小及肺循环的阻力。小型缺损常无明显症状,生长发育不受影响。中、大型缺损分流量大者,因体循环血量明显减少,可影响生长发育,患儿出现消瘦、乏力、面色苍白;而肺循环内明显充血,患儿哺乳时气促、发绀、大汗而出现喂养困难,活动后气急、心悸,易患肺部感染。肺动脉扩张可压迫喉返神经,引起声音嘶哑。体检心前区隆起,心尖冲动弥散,心界扩大。胸骨左缘 3、4 肋间有响亮、粗糙的 Ⅲ ~ Ⅳ 级以上全收缩期杂音,杂音最响处可触及收缩期震颤,肺动脉瓣第二音亢进。分流量较大时,肺静脉回流入左心房血量过多,可于心尖部听到舒张期隆隆样杂音。

(2)房间隔缺损(atrial septal defect,ASD):缺损小可无症状。缺损大时可出现乏力、活动后气急、心悸、生长发育落后,易患呼吸道感染。体检可见心前区隆起,心尖冲动弥散,心界扩大。胸骨左缘2~3肋间闻及Ⅱ～Ⅲ级喷射性收缩期杂音(肺动脉瓣相对狭窄),肺动脉瓣第二音亢进呈固定分裂(肺动脉瓣延迟关闭)。

音频:室间隔缺损全收缩期杂音

(3)动脉导管未闭(patent ductus arteriosus,PDA):分流量小可无症状,分流量大者有体循环供血不足的表现(消瘦、乏力、生长发育落后等),肺循环充血的表现(反复呼吸道感染等),肺动脉扩张压迫喉返神经引起的声音嘶哑等。体检心尖冲动弥散,心界扩大,胸骨左缘第2肋间闻及粗糙响亮的连续性机器样杂音,向左锁骨下、颈部和背部传导,常伴有震颤,肺动脉瓣第二音亢进。婴幼儿期、肺动脉高压、心力衰竭或哭闹时,主动脉与肺动脉舒张期压力差很小,可仅听到收缩期杂音。由于肺动脉分流使舒张压降低,而收缩压多正常,当脉压大于40mmHg(5.3kPa),可有周围血管征,如水冲脉、毛细血管搏动和股动脉枪击音等。有显著肺动脉高压时,产生右向左分流,出现下半身青紫,左上肢轻度青紫,右上肢正常,即为差异性青紫。

音频:房间隔缺损杂音

音频:动脉导管未闭杂音

(4)法洛四联症(tetralogy of Fallot,TOF):是存活婴儿中最常见的青紫型心脏病。由4种畸形组成:①肺动脉狭窄;②室间隔缺损;③主动脉骑跨;④右心室肥厚。其中以肺动脉狭窄最重要。临床表现有:

1)青紫:生后青紫逐渐加重为主要表现。其程度和出现时间的早晚与肺动脉狭窄程度有关。青紫常见于毛细血管丰富的部位,如口唇、指(趾)甲、球结膜、耳垂等,患儿在哭闹、情绪激动及活动后,气促及青紫加重。

2)缺氧发作:患儿在吃奶、哭闹或用力时可突发呼吸困难、青紫加重,重症可出现晕厥、抽搐,甚至死亡。这是由于在肺动脉漏斗部狭窄的基础上,突然发生该处肌部痉挛,引起一时性肺动脉梗阻,使脑缺氧加重所致。

图片:法洛四联症患儿发绀

3)蹲踞现象:患儿在行走、活动中常自行下蹲片刻。蹲踞时因下肢屈曲,使静脉回心血量减少,可减轻心脏负荷,同时下肢动脉受压,体循环阻力增加,使右向左分流减少,缺氧的症状得以暂时缓解。

4)杵状指(趾):由于长期缺氧,致使指(趾)端毛细血管扩张、增生,局部软组织和骨组织也增生肥大,随后指(趾)末端膨大如鼓槌状。

图片:法洛四联症杵状指、发绀

5)体检:患儿体格发育落后,心前区隆起,抬举性心尖冲动,胸骨左缘2~4肋间可闻及Ⅱ～Ⅲ级喷射性收缩期杂音,杂音响度取决于肺动脉狭窄程度,严重的狭窄使流经肺动脉的血液减少,杂音则轻而短。部分伴有收缩期震颤。肺动脉瓣第二音减弱或消失。

2. 评估患儿是否出现了并发症　左向右分流型先天性心脏病易出现反复呼吸系统感染(如肺炎)、心力衰竭、感染性心内膜炎等。法洛四联症由于长期缺氧使红细胞代偿性增多,血液黏稠度增高,易并发脑血栓,若为细菌性血栓,可引起脑脓肿、感染性心内膜炎。

音频:法洛四联症杂音

3. 评估患儿有无相关的辅助检查结果

(1)胸部X线:可反映肺部血量和心脏大小。左向右分流型先心,如分流量小者可无明显改变。如分流量大者,可见肺野充血、肺动脉段凸出、肺门血管影增粗,搏动增强,称"肺门舞蹈"征。室间隔缺损可见左心房、左右心室增大,主动脉影缩小;房间隔缺损可见右心房、右心室增大,主动脉影缩小;动脉导管未闭可见左心室、左心房增大,主动脉弓增宽。法洛四联症可见右心室肥大使心尖圆钝上翘,肺动脉狭窄使心腰凹陷,心影呈"靴形",肺门血管影缩小,肺纹理减少,肺野清晰,部分患儿肺野出现网状侧支循环影。

图片:法洛四联症胸片靴型心

(2)超声心动图:可反映心脏解剖结构信息,多普勒彩色血流显像可显示分流的位置、方向及分流量。

(3)心电图:可反映心脏位置和大小。

(4)心导管:可了解心腔及大血管不同部位的血氧含量和压力变化,明确有无分流、分流的部位,是先天性心脏病进一步明确诊断和决定手术前重要的检查方法之一。

(三)心理－社会状况

评估患儿正常活动、游戏、学习是否受到不同程度的限制和影响而出现抑郁、焦虑、自卑及恐惧等心理。评估家长是否因疾病的检查和治疗比较复杂、风险较大、预后难以预测、医疗费用高而对家庭经济造成压力,出现焦虑和恐惧感等。

笔记

（四）治疗要点

（1）内科治疗：目的使患儿能安全到达适宜手术的年龄。措施有：①建立合理的生活制度，保护心功能；②预防感染、防治并发症。动脉导管未闭的早产儿可生后1周内试用吲哚美辛（消炎痛）治疗，促使动脉导管关闭。

（2）外科治疗：手术时间一般选择学龄前期4~6岁较适宜。但反复患肺炎、缺损较大影响生长发育、难以控制的充血性心力衰竭者，则应及早手术治疗。

（3）介入疗法：为微创手术，通过介入性封堵装置关闭缺损，使单纯的动脉导管未闭、室间隔缺损、房间隔缺损的手术年龄大大地提前。

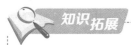

**先天性心脏病导管介入治疗**

心导管的介入治疗已成为除外科手术外治疗先天性心脏病的一种重要手段，一些先天性心脏病患儿可能因此可免于手术治疗或延缓手术治疗时间。

介入心导管术是通过非开胸途径，将特种的导管及装置由外周血管插入，到达所需治疗的心血管腔内，以替代外科手术治疗。这种非手术治疗的优势是无需开胸，避免了体外循环的风险、缩短住院时间及康复时间、没有开胸的手术瘢痕。但与手术治疗相比，发生残余瘘的可能性比手术治疗稍大。

介入治疗的方法包括：球囊房间隔造口术及房间隔切开术，球囊肺动脉瓣成形术，球囊主动脉瓣成形术，这些治疗可以使本来狭小的变宽、关闭的结构开放；介入封堵技术可使本来开放的关闭，用封堵装置可治疗房间隔缺损、室间隔缺损、动脉导管未闭和侧支血管。经皮股静脉或股动脉穿刺是最常用的途径。

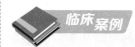

患儿，3岁。因"感冒"来医院就诊时，发现有心脏杂音，诊断为"先天性心脏病"收住入院。患儿经常患上呼吸道感染，平时活动后有气促，多汗，哭闹时有口周发绀。查体：身材矮小、消瘦，心前区隆起，胸骨左缘3~4肋间闻及响亮粗糙的Ⅱ~Ⅲ级收缩期杂音，杂音最响处可触及收缩期震颤，肺动脉第二音亢进。胸部X线检查显示：左心室和右心室增大，肺动脉段突出，肺野充血，肺门"舞蹈"征。

护理工作任务：

1. 通过护理评估列出患儿主要护理诊断。

2. 根据列出的护理诊断，制订相应的护理措施。

3. 患儿出院时，为患儿和家长提供健康指导。

**【常见护理诊断/问题】**

1. 活动无耐力　与先天性心脏病体循环血量减少或氧饱和度下降有关。

2. 营养失调：低于机体需要量　与喂养困难及体循环血量减少、组织缺氧有关。

3. 有感染的危险　与肺循环血量增多及心脏畸形易致心内膜损伤有关。

4. 潜在并发症：心力衰竭、脑缺氧发作、脑血栓等。

5. 焦虑　与担心疾病的预后、对手术或检查的担忧有关。

**【护理目标】**

1. 患儿活动量能得到适当控制，满足基本生活所需。

2. 患儿能获得足够的营养,满足生长发育所需。

3. 患儿住院期间不发生并发症,或发生时能及时发现和处理。

4. 患儿及家长能获得本病的相关知识及心理支持,减轻或消除焦虑。

**【护理措施】**

1. 建立合理的生活制度,安排适度的活动量　安排好患儿的作息时间,保证睡眠、休息,根据患儿活动耐力安排适度的活动量。方法:①活动前测量生命体征;②活动后立即测量其生命体征、观察其有无缺氧表现;③休息 3min 后再测量其生命体征,如呼吸、血压恢复到活动前水平,脉率增快不超过 6 次 /min,则说明活动耐力适度。活动耐力适度应与正常儿童一样生活,活动无耐力的患儿应限制活动,严重者应卧床休息。各项护理应集中进行,避免引起患儿情绪激动和哭闹。

2. 注意营养搭配,保证营养需要　供给充足营养,给予高蛋白、高热量、高维生素饮食,以及适量的蔬菜类粗纤维食品,以保证大便通畅。对有水肿或有心力衰竭者,根据其程度,适当限制食盐摄入。对喂养有困难的患儿要耐心喂养,吃奶前先给予吸氧,每次哺乳时间可适当延长,以免呛咳和呼吸困难。必要时滴管喂养或静脉补充营养,哺喂应少量多餐,防止过饱。

3. 观察病情,防止并发症

(1)注意观察体温的变化,及时发现感染征象。根据气候变化及时加减衣服,避免受凉引起呼吸道感染。做好保护性隔离,防止交叉感染。做各种小手术时,应给予抗生素,预防感染性心内膜炎的发生,一旦发生感染应积极治疗。

(2)观察有无气促、烦躁、心率加快、肝大等心力衰竭表现,一旦发现患儿有心力衰竭征象应立即置患儿于半卧位,给予吸氧,并保持安静,及时报告医生。遵医嘱使用洋地黄类药物时,应注意观察、记录疗效及副作用,避免洋地黄中毒。

(3)法洛四联症患儿在哭闹、进食、活动、排便时易引起脑缺氧发作,所以应注意以上诱发因素。保护患儿"蹲踞现象"(婴幼儿喜欢膝胸卧位),蹲踞时不应强行拉起,让其自然蹲踞和起立。一旦脑缺氧突发性昏厥发作,应立即将患儿置于膝胸卧位,吸氧,并通知医生,同时准备好普萘洛尔、吗啡等急救药品。

(4)法洛四联症患儿由于血液黏稠度高,可因发热、多汗、吐泻导致体液减少,加重血液浓缩,易形成血栓,有重要器官栓塞的危险,因此,应注意供给充足的水分,尤其是夏天患儿不显性失水增加、大量出汗时更应注意多饮水,必要时静脉输液。密切观察有无偏瘫等脑栓塞的表现,一旦出现,立即报告医生,配合处理。

4. 心理护理　先天性心脏病的治疗需要一个较长的过程,家长可能缺乏这方面的信息支持,护士应关心、爱护患儿,在建立起良好的护患关系基础上,耐心向家长和患儿解释先天性心脏病的相关知识,介绍心脏外科手术的进展及同类型疾病治愈的病例,以消除其焦虑、紧张的情绪,树立信心、配合治疗。

5. 健康教育　指导家长掌握先天性心脏病的日常护理,建立合理的生活制度;预防感染和其他并发症;定期复查,合理用药,维持心功能正常,使患儿能安全到达合适的手术年龄,通过手术彻底根治。

图片:法洛四联症患儿膝胸卧位

**【护理评价】**

1. 患儿活动耐力是否得到改善,能满足基本生活所需。

2. 患儿是否获得充足的营养,满足生长发育的需要。

3. 患儿住院期间是否发生感染或其他并发症。

4. 患儿和家长是否了解相关疾病的知识,消除焦虑,能积极配合治疗。

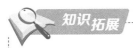

**儿童心脏移植**

　　儿童心脏移植主要针对小儿终末期心脏病又无适当的内、外科治疗方法,接受移植的主要以扩张型心肌病和一些无法手术的复杂型先天性心脏病为主。

　　心脏供体必须达到脑死亡的标准,分娩窒息、颅内出血、严重畸形死亡的新生儿可作为新生儿和婴幼儿的供体。意外事故死亡者可作为年长儿心脏移植的供体。

　　儿童心脏移植术后的抗排异反应治疗与成人一样,主要是应用环孢素 A、硫唑嘌呤、肾上腺皮质激素。其副作用主要是影响小儿发育,可造成感染、高血压、肾功能不全等。

　　心脏移植术后远期并发症常见的有恶性肿瘤、感染、移植心脏功能衰竭、慢性排异反应、多器官功能衰竭、心性猝死及小儿心脏移植后冠状动脉疾病。

　　现有资料提示心脏移植绝大多数的患儿术后能够恢复正常和接近正常的心理状况,能够完成正常的教育、社交和日常生活,基本回归社会。

　　但心脏移植并不是人们认为的疾病的治愈,而是另一种需要终身医疗照顾的医疗问题。

# 第三节　病毒性心肌炎

## 【概述】

　　病毒性心肌炎(viral myocarditis)是病毒侵犯心脏所致,以心肌炎性病变为主要表现的疾病,有的可伴有心包炎和心内膜炎。本病临床表现轻重不一,多数病例属轻症,预后良好,但重症可发生心力衰竭、心源性休克,甚至猝死。

　　引起心肌炎的病毒主要为柯萨奇病毒,其次是埃可病毒,其他还有脊髓灰质炎病毒、腺病毒、流感和副流感病毒、流行性腮腺炎病毒、麻疹病毒、风疹病毒及疱疹病毒等。本病发病机制尚不完全清楚,一般认为与病毒及其毒素早期直接侵犯心肌细胞有关,病毒感染后的变态反应和自身免疫也与发病有关。

## 【护理评估】

　　(一) 健康史

　　主要评估患儿有无相关的病因及病史。应详细询问发病诱因,了解近期有无呼吸道或消化道病毒感染史,如发热、全身不适、咽痛、肌痛、腹痛、腹泻和皮疹等前驱症状;还应注意询问饮食、睡眠和活动等情况。

　　(二) 身体状况

　　1. 评估患儿有无相应的临床表现　临床表现轻重不一,轻症患儿可无明显症状;一般病例患儿有发热、疲乏无力、头晕、面色苍白、食欲缺乏、恶心呕吐、气促、心悸和心前区不适等表现。查体可发现心脏有轻度扩大,伴心动过速,第一心音低钝,部分有奔马律、心包摩擦音;可有心律失常,以房性和室性期前收缩最常见;重症患儿可出现心力衰竭、心源性休克,甚至猝死。

　　2. 评估患儿有无相关的辅助检查结果

　　(1)心肌损害的血生化指标:病程早期血清肌酸激酶(CK)及其同工酶(CK-MB)、乳酸脱氢酶(LDH)及其同工酶($LDH_1$)、血清谷草转氨酶(SGOT)均增高。心肌肌钙蛋白 T(cTnT)升高,具有高度的特异性。

　　(2)病毒学诊断:早期可从咽拭子、咽冲洗液、粪便、血液、心包液中分离出病毒,但需结合血清抗体测定才更有意义。

　　(3)心电图检查:可见心律失常,包括各种期前收缩、室上性和室性心动过速、房颤和室颤、房室传导阻滞等。心肌受累明显时可见 T 波降低、ST-T 段改变。

（4）超声心动图检查：可显示心房、心室的扩大，心室收缩功能受损的程度，探查有无心包积液及瓣膜功能的改变。

（5）X 线检查：心影正常或增大，合并大量心包积液时心影显著增大。心功能不全时两肺呈淤血表现。

（三）心理－社会状况

评估患儿及家长对本病的了解程度，能否配合医院的治疗和护理，是否存在焦虑和恐惧，家庭经济情况如何等。

（四）治疗要点

目前尚无特效治疗，主要是：①保证患儿充分休息，减轻心脏负荷；②改善心肌代谢，促进心肌修复：给予大剂量维生素 C 和能量合剂，对重者有致死性心律失常、心源性休克、心力衰竭患儿应早期应用肾上腺皮质激素；③大剂量丙种球蛋白可通过免疫调节作用减轻心肌细胞损害；④防治并发症：心力衰竭时，可根据病情联合应用利尿剂、洋地黄、血管活性药物，由于心肌炎对洋地黄制剂较敏感，一般用饱和剂量的 1/2~2/3 量；心源性休克时静脉大剂量滴注肾上腺皮质激素或静脉推注大剂量维生素 C 常可取得较好的效果，效果不满意时可应用多巴胺、异丙肾上腺、间羟胺等加强心肌收缩、维持血压和改善微循环。

## 【常见护理诊断／问题】

1. 活动无耐力 与心肌收缩力下降，组织供氧不足有关。
2. 潜在并发症：心力衰竭、心律失常、心源性休克等。

## 【护理措施】

1. 休息与活动 卧床休息可改善心功能，减轻心脏负荷。故急性期应强调卧床休息，至体温稳定后 3~4 周；恢复期避免剧烈的活动，继续限制活动量，一般总休息时间不少于 6 个月；有心力衰竭及心脏扩大者应绝对卧床休息，并延长卧床休息时间，直至心脏大小和心功能恢复正常后，根据具体情况逐渐增加活动量（以不出现心悸为宜）。

2. 观察病情，防止并发症

（1）观察和记录患儿的精神状态、面色、心率、心律、呼吸、体温和血压变化。对严重心律失常者应连续进行心电监护，发现多源性期前收缩、频发室性期前收缩、完全性房室传导阻滞、心动过速、心动过缓、心房颤动等，应立即通知医生并采取紧急措施。

（2）胸闷、气促、心悸时应休息，必要时给予吸氧。烦躁者可根据医嘱给予镇静剂。有心力衰竭时，置患儿于半卧位，并保持其安静，静脉给药应注意静脉滴注的速度不能过快，防止加重心脏负担。使用洋地黄类药物时应仔细核对剂量，抽吸药物要精确，密切观察药物毒副作用，若出现心率过慢、新的心律失常，恶心、呕吐，色觉异常等洋地黄中毒症状，应立即停药，报告医生。

（3）若患儿出现面色苍白、四肢厥冷、脉搏细速、血压下降等表现，提示心源性休克。应立即配合医生采取紧急措施，使用血管活性药物时，应密切观察心率和血压的变化，要注意控制血管活性药物的滴速，最好使用输液泵，以防血压波动过大。

3. 心理护理 给予患儿良好的休息环境，关心体贴患儿，做到态度亲切、和蔼、耐心，以减轻患儿分离性焦虑，对年长儿可用通俗语言说明卧床休息对治疗的重要性，根据不同年龄患儿的特点进行有效的沟通，耐心解答问题。关注患儿及家长的心理需求，向家长讲明患儿的病情、治疗方案及预后，减少患儿及家长的焦虑和恐惧，给予家属以心理支持。

4. 健康教育

（1）疾病护理指导：对患儿及家长介绍本病的治疗过程和预后，减少患儿和家长的焦虑和恐惧心理。强调休息对心肌炎恢复的重要性，使其能严格按心功能状况自觉配合治疗。带药出院的患儿，应让患儿和家长了解药物的名称、剂量、用药方法及副作用，出院后应定期门诊随访。

（2）预防知识宣教：预防本病最根本的措施是加强锻炼、增强体质，预防呼吸道、消化道等病毒感染。疾病流行期间应尽量少带儿童到公共场所,一旦发病应及时就诊治疗。

(李琦)

## 思考题

1. 患儿4岁,自生后5个月起口唇偶有轻度发绀,后逐渐加重,每次活动后有气急,喜欢蹲下,片刻后可缓解。今天哭闹时突然人事不省,面色青紫,指压人中约2min清醒过来。查体:心率115次/min,胸骨左缘第2~4肋间闻及Ⅱ～Ⅲ级柔和喷射性收缩期杂音,肺动脉瓣区第二音减弱,四肢末端可见发绀及杵状指(趾)。

请思考:

(1)初步考虑患儿患了何种疾病?

(2)患儿为何出现晕厥? 应如何紧急处理?

(3)其常见的并发症有哪些? 如何预防?

2. 患儿6岁。2周前患呼吸道感染,近3天因乏力、胸闷、气短收住入院。查体:面色苍白,第一心音低钝,有心律不齐。心肌酶谱测定增高。治疗过程中患儿出现烦躁不安,呼吸困难、颈静脉怒张、心率增快、呈奔马律,双肺布满湿性啰音,肝脏肋下3cm。

请思考:

(1)该患儿最可能的疾病诊断有哪些?

(2)该患儿应立即采取的体位是什么?

(3)遵医嘱使用强心药时,应注意哪些事项?

思路解析　　　扫一扫,测一测

**学习目标**

1. 掌握急性肾小球肾炎、肾病综合征和泌尿道感染的临床表现及护理措施。

2. 熟悉急性肾小球肾炎、肾病综合征和泌尿道感染的病因、治疗要点和护理诊断。

3. 了解儿童泌尿系统解剖生理特点;急性肾小球肾炎、肾病综合征和泌尿道感染的发病机制、辅助检查。

4. 学会按照护理程序对常见泌尿系统疾病患儿实施整体护理。

5. 在护理工作中具有爱心、细心、热心和诚心,能体谅患儿及家长的心情。

# 第一节　儿童泌尿系统解剖生理特点

## 一、解剖特点

1. **肾脏**　儿童年龄越小,肾脏相对越大。婴儿期肾脏位置较低,下极位于髂嵴以下平第 4 腰椎,2 岁以后才达髂嵴以上,故 2 岁以内健康儿童腹部触诊可扪及肾脏。新生儿肾脏表面呈分叶状,2~4 岁时消失。

2. **输尿管**　婴幼儿的输尿管长而弯曲,管壁肌肉和弹力纤维发育不良,容易受压和扭曲而导致梗阻,易发生尿潴留而诱发感染。

3. **膀胱**　婴儿膀胱位置相对较高,尿液充盈时其顶部可在耻骨联合上触及,随着年龄的增长逐渐降至盆腔内。

4. **尿道**　新生女婴的尿道长度仅 1cm(性成熟期 3~5cm),尿道外口暴露且接近肛门,易受污染引起上行性感染。男婴尿道较长(5~6cm),但常有包茎,积垢时也可引起上行性细菌感染。

## 二、生理特点

新生儿出生时肾单位的数目已达成人水平,但肾小球滤过率仅为成人的 1/4。肾小管的重吸收、排泄、浓缩和稀释功能均不成熟,对水、电解质及酸碱平衡的调节能力较差,易发生脱水、水肿、电解质紊乱及酸中毒等,一般至 1~1.5 岁时肾功能接近成人水平。

### 三、排尿及尿液特点

1. **排尿次数**　93%新生儿在生后 24h 内排尿,99% 在 48h 内排尿。生后头几天因摄入少,每日排尿 4~5 次;1 周后因摄入量增加,代谢旺盛,而膀胱容量小,排尿次数增至每日 20~25 次;1 岁时每日排尿 15~16 次;学龄前和学龄期每日 6~7 次。3 岁左右能控制排尿。

2. **尿量**　儿童尿量个体差异较大。正常儿童排尿量为:新生儿生后 48h 正常尿量为 1~3ml/(kg·h),婴儿 400~500ml/d,幼儿 500~600ml/d,学龄前儿童 600~800ml/d,学龄儿童 800~1400ml/d。当新生儿尿量 <1.0ml/(kg·h),婴幼儿尿量 <200ml/d,学龄前儿童 <300ml/d,学龄儿童 <400ml/d 时即为少尿;当新生儿尿量 <0.5ml/(kg·h),其他儿童尿量 <50ml/d 为无尿。

3. **排尿控制**　一般至 3 岁左右儿童已经能够控制排尿,在 1.5~3 岁间,儿童主要通过控制尿道外括约肌和会阴肌控制排尿;若 3 岁后仍保留这种排尿机制,不能控制膀胱逼尿肌收缩,被称为不稳定膀胱。

4. **儿童尿液特点**

(1) 尿色及酸碱度:正常儿童尿液淡黄色透明,pH 为 5~7。出生后前几天尿色较深,稍浑浊,放置后有红褐色沉淀,为尿酸盐结晶所致。正常婴幼儿尿液在寒冷季节放置后可出现白色浑浊,此为盐类结晶析出所致,加热后溶解。

(2) 尿渗透压及尿比重:新生儿尿比重为 1.006~1.008,渗透压平均为 240mmol/L,1 岁后接近成人水平。儿童尿比重通常为 1.011~1.025,渗透压 500~800mmol/L。

(3) 尿蛋白:正常儿童尿中仅含微量蛋白,定量不超过每天 100mg,定性试验阴性。

(4) 细胞和管型:正常清洁新鲜尿液离心后沉渣镜检:红细胞 <3 个 /HP,白细胞 <5 个 /HP,偶见透明管型。12h 尿细胞计数(Addis count):红细胞 <50 万个,白细胞 <100 万个,管型 <5000 个。

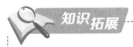

**世界肾脏日**

鉴于当前全球慢性肾脏病发病率不断上升,而公众对该病的防治知识普遍缺乏,经国际肾脏病学会与国际肾脏基金联盟联合提议,决定从 2006 年起将每年 3 月份的第二个星期四确定为世界肾脏日,目的在于提高人们对慢性肾脏病以及相关的心血管疾病和死亡率的认识,并重视在慢性肾脏病的早期的检测和预防方面全球的迫切需求。国际肾脏病学会和国际肾脏基金联合会呼吁,每个人都应关爱自己"神奇"的肾脏,及早发现肾脏损害并接受必要治疗,以免引发严重病症。世界肾脏日的焦点是让全科医生和肾脏健康的专业护理人员更加清醒地认识到肾脏作用:作为相关慢性病(如糖尿病和心血管病)的危险性标志,早期检测任何形式的肾脏损害是需要急切解决的问题。

## 第二节　急性肾小球肾炎

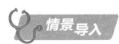

丽丽 6 岁,2 周前她得了扁桃体炎,现在已经痊愈。这两天妈妈发现丽丽眼睑和面部出现了水肿,排尿也减少,排出尿的颜色还像洗过肉的水。妈妈非常担心,急忙带孩子来到医院。

情景互动:

1. 丽丽为什么会出现水肿、少尿?

2. 如何指导妈妈做好丽丽的饮食护理?

## 【概述】

急性肾小球肾炎(acute glomerulonephritis,AGN)简称急性肾炎,是一组不同病因引起的感染后免疫反应所致的急性弥漫性肾小球炎性病变,临床表现为急性起病,多有前驱感染,以血尿为主,伴不同程度蛋白尿,可有水肿、少尿、高血压,严重病例可发生严重循环充血、高血压脑病和急性肾衰竭。多见于5~14岁儿童,2岁以下少见,男女比例为2:1。

急性肾炎大多数是由A组β溶血性链球菌感染引起(图9-1),此外,其他细菌(如草绿色链球菌、肺炎球菌、金葡萄球菌)、病毒、支原体感染也可导致,故可分为急性链球菌感染后肾炎和非链球菌感染后肾炎。

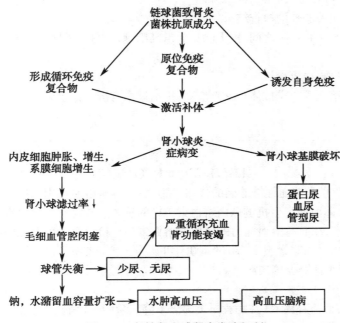

图9-1 急性肾小球肾炎发病机制

## 【护理评估】

(一)健康史

评估患儿有无相关的病因及病史。应询问患儿发病前1~4周有无上呼吸道或皮肤感染等病史,有无水肿、血尿、高血压等表现;了解水肿开始时间和发生部位,24h尿量和尿的颜色,以及目前治疗情况。

(二)身体状况

1. 评估患儿有无相应的临床表现

(1)前驱感染:发病前1~4周患儿常有前驱感染史,以上呼吸道感染最多见,其次为皮肤感染。

(2)典型表现:急性期常有全身不适、乏力、食欲缺乏、发热、头痛、恶心、呕吐等全身症状。主要表现为:

1)水肿:为最常见和最早出现的症状,70%的患儿有水肿,多为眼睑及颜面部水肿,重者2~3d遍及全身,呈非凹陷性。

2)少尿:水肿同时可伴有尿量减少,严重者可出现少尿,甚至无尿。

3)血尿:起病时几乎都有血尿,其中肉眼血尿50%~70%,颜色因尿液的酸碱性不同而异,酸性尿时呈浓茶色或烟蒂水样;中性或弱碱性时呈鲜红色或洗肉水样,肉眼血尿多在1~2周后转为镜下血尿,镜下血尿可持续数周或数月,运动后或并发感染时血尿可暂时加剧。

4)高血压:30%~80%的患儿有高血压,多为轻或中度增高,一般随尿量增多而降至正常。

视频:急性肾小球肾炎病因

图片:急性肾小球肾炎眼睑水肿

图片:急性肾小球肾炎肉眼血尿标本

2. 评估患儿是否出现了严重并发症　少数患儿在起病 2 周内可出现下列严重表现：

(1)严重循环充血：多发生在起病一周内，由于水钠潴留，血浆容量增加而出现循环充血。轻者仅有呼吸急促和肺部湿啰音，严重者表现为呼吸困难、端坐呼吸、频咳、咳粉红色泡沫痰、两肺满布湿啰音、心脏扩大、心率增快甚至奔马律、肝大而硬。极少数危重患儿可因急性肺水肿而死亡。

(2)高血压脑病：常发生在疾病早期，血压可达 150~160/100~110mmHg 以上，临床表现为剧烈头痛、呕吐、一过性失明，严重者突发惊厥、昏迷。主要由于脑血管痉挛导致缺血、缺氧、血管通透性增高而发生脑水肿，也有人认为是脑血管扩张所致。若能及时控制高血压，高血压脑病的症状可迅速消失。

(3)急性肾衰竭：疾病初期出现持续少尿或无尿症状，引起暂时性的氮质血症、电解质紊乱和代谢性酸中毒，一般持续 3~5d，随尿量增多而缓解。

3. 评估患儿有无相关的辅助检查结果

(1)尿液检查：尿蛋白 +~+++ 之间，镜下除见大量红细胞外，可见透明、颗粒或红细胞管型。

(2)血液检查

1)血常规：轻度贫血，血沉增快。

2)血清抗链球菌溶血素"O"抗体(ASO)增高：提示近期有链球菌感染。

## 知识拓展

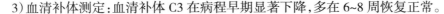

### 抗链球菌溶血素"O"试验

链球菌溶血素"O"是溶血性链球菌的代谢产物之一，具有溶血作用和抗原性。人被溶血性链球菌感染后 2~3 周，体内便产生抗链球菌溶血素"O"的抗体。抗链球菌溶血素"O"试验基于抗原抗体中和试验的原理，用具有溶血能力的还原型溶血素"O"检验血清中有无中和抗体产生。凡查出患者血清中此抗体效价显著升高，超过 400U，可认为患者近期被溶血性链球菌感染过，并用以辅助诊断风湿热、肾小球肾炎等疾病。

3)血清补体测定：血清补体 C3 在病程早期显著下降，多在 6~8 周恢复正常。

4)肾功检查：少尿期有血尿素氮、肌酐的升高。

(三) 心理 - 社会状况

由于患儿需要休息、调控饮食、甚至休学等，改变了原有的生活模式，使患儿产生紧张、忧虑、恐惧等情绪反应。家长因缺乏疾病的相关知识，担心患儿的预后，而产生焦虑、沮丧等心理，渴望寻求治疗方法，愿意接受健康指导并与医务人员合作。

(四) 治疗要点

本病为自限性疾病，无特异疗法，重点要做好休息和饮食管理，给予对症治疗。

1. 对症治疗

(1)利尿：有明显水肿、少尿、高血压及全身循环充血者，应用利尿剂，一般选用氢氯噻嗪口服，每天 1~2mg/kg，分 2~3 次口服，无效时可用呋塞米注射。

(2)降压：经休息、利尿及限制水和钠摄入而血压仍高者，当舒张压高于 90mmHg 应给予降压药，可选用硝苯地平、卡托普利。

(3)控制链球菌感染和清除病灶：青霉素肌内注射 10~14d，彻底清除感染灶。

2. 严重病例的治疗

(1)严重循环充血：严格控制水、钠入量，可用呋塞米、硝普钠等，必要时行腹膜透析或血液透析治疗。

(2)高血压脑病：首选硝普钠，辅以利尿、镇静等。

(3)急性肾衰竭：维持水电平衡，及时处理水过多、高钾血症和低钠血症等危及生命的水、电解质紊乱，必要时采用透析治疗。

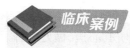

患儿,男,8岁。水肿、尿少、肉眼血尿4d。眼睑、颜面部及双下肢水肿,伴乏力、头痛、恶心,尿呈浓茶色。2周前曾患扁桃体炎,用青霉素治疗好转。尿液检查:尿蛋白(++),红细胞满视野。

护理工作任务:

1. 评估患儿身体状况,列出该患儿主要的护理问题。
2. 密切观察患儿出现的严重表现。
3. 指导患儿合理休息。

## 【常见护理诊断/问题】

1. 体液过多  与肾小球滤过率下降,水、钠潴留有关。
2. 活动无耐力  与水肿、血压升高有关。
3. 潜在并发症:严重循环充血、高血压脑病、急性肾衰竭。
4. 知识缺乏:患儿及家长缺乏本病的护理知识。

## 【护理目标】

1. 患儿尿量增加,水肿消退。
2. 患儿肉眼血尿消失,血压维持在正常范围。
3. 患儿无严重循环充血、高血压脑病及急性肾衰竭发生或发生时能得到及时发现与处理。
4. 患儿及家长能了解限制活动的意义及饮食调控的方法,配合治疗及护理。

## 【护理措施】

1. 休息、控制水盐摄入

(1)休息:可以减轻心脏负担,改善肾血流量,预防并发症的发生。强调发病2周内应绝对卧床休息,直至水肿消退、血压正常、肉眼血尿消失方可下床轻微活动;血沉正常可上学,但需避免体育活动;Addis计数正常后恢复正常活动。

(2)饮食管理:给予高糖、高维生素、适量蛋白质、适量脂肪的低盐饮食。水肿、高血压时应限制盐和水的摄入,食盐以60mg/(kg·d)为宜,水分以不显性失水加尿量计算;有氮质血症时应限制蛋白质的摄入,控制在0.5g/(kg·d),并给予优质动物蛋白;尿量增加、水肿消退、血压正常即可恢复正常饮食,以保证儿童生长发育需要。

2. 用药护理  遵医嘱给予利尿剂和降压药,观察药物的疗效和不良反应。应用利尿剂前后,观察患儿体重、尿量、水肿的变化并做好记录,注意观察有无电解质紊乱的发生。应用硝普钠时,应新鲜配制,放置4h后不能再用,整个输液系统须用黑纸或铝箔遮盖避光;准确控制滴速,每分钟不宜超过8μg/kg,并严密观察血压和心率。

3. 观察病情变化

(1)观察水肿:注意水肿程度及部位,每日或隔日测体重一次。

(2)观察尿量及尿色:每日准确记录出入量,每周送尿常规检查2次。患儿尿量增加,肉眼血尿消失提示病情好转。若持续少尿,甚至无尿,提示可能发生急性肾功能衰竭,除限制水、钠的摄入外,还应限制蛋白质和钾的摄入,以免发生氮质血症及高钾血症,并做好透析前护理。

(3)观察并发症的发生:严密观察生命体征变化,若突然出现血压升高,剧烈头痛、呕吐、一过性失明、眼花等,提示高血压脑病发生,立即配合医生救治,遵医嘱给予降压、镇静和脱水剂;若发现呼吸困难、端坐呼吸、颈静脉怒张、心率增快的表现,提示严重循环充血的发生,应立即使患儿半卧位、吸氧,并遵医嘱给药;观察有无恶心、呕吐、乏力、嗜睡、惊厥、昏迷等氮质血症的表现;注意有无四肢软弱无力、心音低钝、腹胀、肠鸣音减弱、呼吸困难、膝腱反射减弱等低血钾表现。密切监测尿量,如发生急性

123

肾衰竭表现,配合医生按肾衰治疗。

4. **心理护理** 病室的布置要符合儿童心理特点,根据年龄提供患儿所喜爱的床上娱乐活动,调整情绪。多接近患儿及家长,用能理解的语言讲解有关疾病的知识和预后,倾听其心声,做好解释、安慰工作,使患儿树立战胜疾病的信心,消除焦虑和沮丧情绪,积极配合治疗和护理,促进患儿早日康复。

5. **健康指导** 向患儿和家长介绍本病为自限性疾病,无特异疗法,主要是休息及对症治疗,预后良好,95%能完全恢复;强调限制患儿活动是控制病情进展的重要措施,尤其前2周最为关键;锻炼身体,增强体质,避免或减少呼吸道感染,彻底清除感染灶是预防本病的关键。一旦发生上呼吸道或皮肤感染,应尽早应用抗生素彻底治疗。

**【护理评价】**

1. 评价患儿尿量是否增加,水肿是否逐渐消退,肉眼血尿是否消失,血压是否维持在正常范围;有无出现并发症或出现时是否得到及时处理。

2. 评价患儿及家长是否掌握休息和饮食的调控方法;是否积极配合治疗及护理,并学会自我护理。

# 第三节 肾病综合征

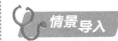

**情景导入**

龙龙4岁,3d前妈妈发现龙龙眼睑有些肿,没特别重视。昨天妈妈给他洗澡时,看见龙龙双下肢水肿、阴囊也肿大,用手指按压水肿处,有明显凹陷。妈妈非常紧张,急忙带龙龙来医院就诊。

情景互动:

1. 龙龙为什么会出现水肿?

2. 龙龙需要做哪些辅助检查,可能的结果是什么?

**【概述】**

原发性肾病综合征(nephrotic syndrome,NS)简称肾病,是一组由多种原因引起的肾小球基底膜通透性增加,导致血浆内大量蛋白质从尿中丢失的临床综合征。临床具有四大特点:大量蛋白尿、低蛋白血症、高胆固醇血症、不同程度的水肿,其中前两项为必备条件。在儿童肾脏疾病中其发病率仅次于急性肾炎,多见于学龄前期儿童,男多于女,3~5岁为发病高峰。

(一) 分类

肾病综合征按病因可分为原发性、继发性和先天性三大类。原发性肾病按其临床表现又分为单纯性和肾炎性肾病二型,其中以单纯性肾病多见;继发性肾病是指在诊断明确的原发病基础上出现肾病表现;先天性肾病在我国较少见,多于新生儿或生后6个月内起病。儿童时期的肾病90%为原发性,故本节主要介绍原发性肾病综合征。

(二) 病因和发病机制

病因尚不十分清楚。单纯性肾病的发病可能与细胞免疫功能紊乱有关。肾炎性肾病患者的肾病变中常可发现免疫球蛋白和补体成分沉积,提示与免疫损伤有关。近年来研究发现该病还具有遗传倾向。

(三) 病理生理

1. **大量蛋白尿** 基本病变是肾小球通透性增加,导致蛋白尿,而低蛋白血症、水肿和高胆固醇血症是继发的病理生理变化。

2. **低蛋白血症** 主要原因:①大量血浆蛋白从尿中丢失;②从肾小球滤出的清蛋白被肾小管重吸

收后分解。

3. 不同程度的水肿　水肿的发生是由于：①低蛋白血症使血浆胶体渗透压下降,当血浆清蛋白低于 25g/L 时,液体在间质区潴留,表现全身可凹陷性水肿,低于 15g/L 时,则有腹水或胸腔积液形成;②血浆胶体渗透压下降,血容量减少,刺激容量和压力感受器,促使抗利尿激素和肾素 – 血管紧张素 – 醛固酮分泌,心钠素减少,远端肾小管对钠、水的重吸收增多,导致钠、水潴留;③低血容量使交感神经兴奋性增高,近端肾小管对钠的重吸收增加。

4. 高胆固醇血症　低蛋白血症促进肝脏合成脂蛋白增加,其中大分子脂蛋白难以从肾小球基底膜滤过,导致血浆总胆固醇、甘油三酯、低密度脂蛋白和极低密度脂蛋白均增高。持续高脂血症可促使肾小球硬化和间质纤维化。

视频：肾病综合征病理生理

## 【护理评估】

（一）健康史

评估患儿有无相关的病因及病史:询问患儿起病的急缓、是首次发作还是复发;此次发病的时间、水肿的程度和部位,目前治疗情况和治疗效果;患儿排尿次数、尿量及尿色;还要了解发病前有无感染或劳累。

图片：肾病综合征凹陷性水肿

（二）身体状况

1. 评估患儿有无相应的临床表现

（1）单纯性肾病:发病年龄多为 2~7 岁,男女之比为（2~4）：1。起病隐匿,水肿是最突出的表现,呈凹陷性,开始于眼睑、面部,逐渐遍及全身,甚至出现胸腔积液、腹水和阴囊水肿。水肿严重时常伴尿量减少,一般无血尿及高血压。

（2）肾炎性肾病:发病年龄多在学龄期。水肿一般不严重,多伴有血尿、不同程度的高血压、血清补体下降和不同程度氮质血症。

图片：肾病综合征阴囊水肿

2. 评估患儿有无相应的并发症

（1）感染:是最常见的并发症。常见为呼吸道、皮肤、泌尿道感染和原发性腹膜炎等,尤以上呼吸道感染最多见,占 50% 以上。结核杆菌感染亦应引起重视。

（2）电解质紊乱和低血容量:常见的电解质紊乱有低钠血症、低钾血症和低钙血症。另外由于显著水肿而常有血容量不足,尤其在低钠血症时易出现低血容量性休克。

图片：肾病综合征腹水

（3）高凝状态和血栓形成:肝脏合成蛋白质增多,包括凝血因子合成增加,加之尿中丢失抗凝血酶Ⅲ、高脂血症时血液黏稠等因素,肾病患儿血液处于高凝状态,易发生血栓。以肾静脉血栓常见,表现为突发腰痛、血尿、少尿,严重者可发生急性肾衰竭。还可发生下肢深静脉血栓、肺栓塞、脑栓塞等。

（4）急性肾衰竭:多数为低血容量所致的肾前性肾衰竭。

（5）生长延迟:见于频繁复发和长期接受肾上腺皮质激素治疗的患儿。

视频：肾病综合征临床表现

3. 评估患儿有无相关的辅助检查结果

（1）尿液检查:了解蛋白尿的程度。单纯性肾病患儿,尿蛋白定性多为 +++~++++,24h 尿蛋白定量 ≥ 50mg/（kg·d）。肾炎性肾病患儿除尿蛋白外,尿中红细胞增多。

（2）血液检查:血浆总蛋白及清蛋白明显降低,血浆清蛋白 <25g/L,白、球比例（A/G）倒置;血沉增快;血清胆固醇 >5.7mmol/L;肾炎性肾病有补体 C3 降低和不同程度的氮质血症。

图片：蛋白尿标本

（三）心理 – 社会状况

本病病程较长,容易复发,单纯性肾病预后良好,肾炎性肾病预后较差,患儿和家长精神压力大;患儿因长期使用糖皮质激素而出现满月脸、向心性肥胖等形体改变,易产生自卑心理;患儿住院时间较长,影响学业,家庭经济压力亦较大,患儿及家长可产生抑郁、焦虑等心理,渴望获得相关知识,愿意与医护人员配合。

（四）治疗要点

1. 糖皮质激素　是治疗肾病综合征的首选药物。

（1）短程疗法:泼尼松 2mg/（kg·d）,最大剂量不超过 60mg/d,分次口服,共 4 周,以后 5~8 周

笔记

改为泼尼松 1.5mg/kg,隔日清晨顿服,共 4 周。全疗程共 8 周,然后骤然停药。此疗法易复发,较少用。

(2)中、长程疗法:适应于初治的病例,泼尼松 2mg/(kg·d),最大剂量不超过 60mg/d,分次口服或晨起顿服,尿蛋白转阴后巩固 2 周(一般足量不少于 4 周,最长不超过 8 周),以后进入巩固维持阶段,改为 2mg/kg,隔日晨顿服,持续 4 周。如尿蛋白持续转阴,以后每 2~4 周减 2.5~5mg,直至停药,6 个月为中程疗法,9 个月为长程疗法。

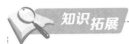

**知识拓展**

**激素治疗的副作用**

长期超生理剂量使用糖皮质激素可见以下副作用:①代谢紊乱:可出现明显的库欣貌、肌肉萎缩无力、伤口愈合不良、蛋白质营养不良、高血糖、尿糖、水钠潴留、高血压、尿中失钾、高尿钙和骨质疏松;②消化性溃疡和精神欣快感、兴奋、失眠,甚至呈精神病、癫痫发作等,还可发生白内障、无菌性股骨头坏死、高凝状态、生长停滞等;③易发生感染或诱发结核灶活动;④急性肾上腺皮质功能不全、阶段综合征。

视频:肾病
综合征治疗

2. 免疫抑制剂治疗　适用于对激素部分敏感、耐药、依赖和复发的病例,或对激素副作用不耐受的患儿。常用药物为环磷酰胺(CTX),其他免疫抑制剂有环孢素 A、苯丁酸氮芥、雷公藤多甙等。

3. 其他治疗　必要时给予利尿、抗凝、免疫调节以及中药等治疗。

**临床案例**

患儿,男,5 岁。因"眼睑及面部水肿伴少尿"3d,拟为肾病综合征收入院。查体:BP 90/60mmHg,双下肢呈凹陷性水肿明显。尿液检查:尿蛋白定性(++++)。血液检查:血浆清蛋白 28g/L。

护理工作任务:

1. 列出该患儿目前存在的主要护理问题。

2. 教会患儿及家长观察激素的副作用及其他注意事项。

3. 指导患儿如何进行皮肤护理。

【常见护理诊断/问题】

1. 体液过多　与低蛋白血症导致的水、钠潴留有关。

2. 营养失调:低于机体需要量　与大量蛋白从尿中丢失有关。

3. 有感染的危险　与免疫功能低下有关。

4. 潜在并发症:电解质紊乱、血栓形成及药物的副作用等。

5. 焦虑　与病情反复、病程长及相关知识缺乏有关。

【护理措施】

1. 休息　一般不需卧床休息,严重水肿和高血压时应卧床休息,以减轻心肾负担,但应经常变换体位,病情缓解后可逐渐增加活动量,但不要过度劳累,以免病情复发。

2. 饮食管理

(1)饮食:一般患儿不需要特别限制饮食,应注意减轻胃肠道负担,给予易消化的饮食,如优质蛋白、少量脂肪、足量糖类及高维生素饮食。

(2)蛋白质:大量蛋白尿期间蛋白摄入量不宜过多,为 1.5~2g/(kg·d),以高生物效价的动物蛋白为宜,如乳类、蛋、禽类以及牛肉等。

笔记

（3）水和盐：重度水肿、高血压时限制钠、水的入量，给予无盐或低盐饮食（氯化钠1~2g/d），病情缓解后不必继续限盐。

（4）维生素及微量元素：患儿应用糖皮质激素治疗过程中，每日应给予维生素D及适量钙剂。

3. 预防感染

（1）保护性隔离：肾病患儿与感染性疾病患儿分室居住，病室每日进行紫外线消毒，减少探视人数，避免患儿到人多的公共场所，还要避免受凉。

（2）加强皮肤护理：保持皮肤清洁、干燥，及时更换内衣；保持床单位清洁、干燥、平整无渣屑，被褥松软，衣服宽松；臀部和四肢水肿严重时，受压处可垫棉圈或用气垫床，每1~2h协助患儿翻身1次，避免拖、拉、拽等动作；阴囊水肿时可用棉垫或丁字吊带将阴囊托起，局部保持干燥。严重水肿者尽量避免肌内注射。

（3）做好会阴部清洁：每日用3%硼酸坐浴1~2次，预防尿路感染。

（4）监测体温、血常规：有感染征象及时报告医生。

4. 观察病情　密切监测病情变化，观察药物疗效及副作用。

（1）激素治疗期间，注意每日血压、尿量、尿蛋白的变化；严格按医嘱发药，保证患儿服药；密切观察是否出现高血压、消化道溃疡、库欣综合征等副作用。

（2）应用利尿剂时，密切观察尿量，监测血钾、血钠的变化，以防发生电解质紊乱。尿量过多应及时与医生联系，警惕低血容量性休克或血栓形成。

（3）免疫抑制剂常见的副作用有白细胞减少、脱发、胃肠道反应、肝功能损害及出血性膀胱炎等，用药期间注意多饮水和监测血象变化。

5. 心理护理　护士要关心爱护患儿，与患儿及家长多沟通，鼓励他们倾诉内心的感受。对担心自身形象改变而引起焦虑者，应告诉向心性肥胖是暂时性的，会随着药量的减少而恢复，切记不要以患儿的形象改变开玩笑，以消除心理负担。适当安排游戏等活动，增加生活乐趣，增强患儿和家长的信心，使其积极配合治疗。

6. 健康指导　向患儿及家长讲解疾病的相关知识，患儿必须按计划服药，出院后定期来医院随访、复查，不可骤然停药，以免复发；感染是本病最常见的并发症和复发诱因，使患儿和家长知道预防感染的重要性，并能采取有效措施避免感染，不去人群密集的地方；患儿不能剧烈活动，避免奔跑、打闹等，以防摔伤或骨折；教会家长及较大儿童学会用试纸监测尿蛋白的变化；预防接种需在病情完全缓解且停用糖皮质激素6个月后进行。

# 第四节　泌尿道感染

## 【概述】

泌尿道感染（urinary tract infection, UTI）是指病原体直接侵入尿路，在尿液中生长繁殖，并侵犯尿道黏膜或组织而引起的损伤。按病变部位不同分为肾盂肾炎、膀胱炎、尿道炎。肾盂肾炎又称为上尿路感染，膀胱炎、尿道炎合称为下尿路感染。由于儿童时期感染很少局限于某一部位，且临床上又难以准确定位，故常统称为泌尿道感染。UTI是儿童泌尿系统常见的疾病之一，发病率女孩高于男孩。

1. 病因　多数细菌可引起泌尿道感染，但大多数为革兰阴性杆菌，如大肠埃希菌、副大肠埃希菌、变形杆菌、克雷伯杆菌、铜绿假单胞菌等，少数为肠球菌和葡萄球菌。其中大肠埃希菌是泌尿系感染中最常见的致病菌，占60%~80%。

2. 感染途径

（1）上行性感染：是最主要途径，以大肠埃希菌最多见。致病细菌由尿道口至膀胱，经输尿管上行至肾脏而发生感染。

（2）血源性感染：通常为全身性感染的一部分，主要见于新生儿和小婴儿，致病菌主要是金黄色葡萄球菌。

（3）淋巴感染和直接蔓延：结肠内和盆腔的细菌感染可通过淋巴管感染肾脏，肾脏邻近组织的感染也可直接蔓延引起泌尿道感染。

### 【护理评估】

（一）健康史

主要评估患儿有无相关的病因及病史。应询问患儿排尿情况及尿色，有无发热、排尿哭闹、遗尿等表现；有无尿道口污染、尿布更换不及时、留置导尿等诱因；感染是初发还是再发，患儿有无泌尿系统畸形。

（二）身体状况

1. 评估患儿有无相应的临床表现

（1）急性泌尿道感染：因年龄组不同而症状有较大差异。

1）新生儿：症状极不典型，多以全身症状为主，症状轻重不一，可以出现败血症、黄疸，可有发热、体温不升、体重不增、拒乳、腹泻、嗜睡和惊厥等。

2）婴幼儿：症状也不典型，以发热为最突出，拒食、呕吐、腹泻等全身症状也较明显。细心观察可发现，部分患儿有排尿哭闹，尿有臭味和顽固的尿布疹。

3）年长儿：与成人相似，以发热、寒战、腹痛等全身表现为突出，常伴有腰痛、肾区叩击痛等。同时，尿路刺激症状明显，患儿可出现尿频、尿急、尿痛、尿液浑浊，偶见肉眼血尿。

（2）慢性泌尿道感染：是指病程迁延或反复发作，多在 6 个月以上；伴有贫血、消瘦、高血压和肾功能不全者。

2. 评估患儿有无相关的辅助检查结果

（1）尿常规：清晨首次中段尿离心沉渣镜检白细胞 ≥ 5 个 /HP，即可怀疑泌尿道感染，也可见红细胞。

（2）尿培养细菌学检查：尿培养和菌落计数是确诊泌尿道感染的主要依据。中段尿培养菌落计数 $>10^5$/ml 可确诊，$10^4\sim10^5$/ml 为可疑感染，$<10^4$/ml 为污染。通过耻骨上膀胱穿刺获取尿培养标本，只要有细菌生长即有诊断价值。如临床高度怀疑泌尿系感染而尿普通细菌培养阴性者，应作 L– 型细菌和厌氧菌培养。

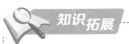

#### 耻骨上膀胱穿刺术

适应证：急性尿潴留导尿未成功者；需膀胱造口引流者；取膀胱尿液作检验及细菌培养；小儿、年老体弱不宜导尿者。

方法及内容：①穿刺前，膀胱内须有一定量尿液；②下腹部皮肤消毒，在耻骨联合上缘一横指正中部行局麻；③选好穿刺点，以穿刺针向后下方倾斜刺入膀胱腔内，拔出针芯，即有尿液溢出，将尿液抽尽并送检；④过分膨胀的膀胱，抽吸宜缓慢，以免内压减低过速而出血，或诱发休克；⑤如用套管针穿刺做耻骨上膀胱造口者，在穿刺点行局麻后先做一皮肤小切口，将套管针刺入膀胱，拔出针芯，再将导管经套管送入膀胱，观察引流通畅后，拔出套管，妥善固定引流导管；⑥对曾经作过膀胱手术的患者需特别慎重，以防穿入腹腔伤及肠管。

（3）尿液直接涂片找菌：油镜下每个视野都能找到 1 个细菌，表明尿内细菌数 $>10^5$/ml，有诊断意义。

（4）影像学检查：以腹部平片及静脉肾盂造影最常用，确诊有无泌尿系畸形和膀胱输尿管反流。

（三）心理 – 社会状况

评估患儿及家长对该病的护理知识的了解程度，以及家长有无焦虑、抱怨的心理状况。

（四）治疗要点

1. 抗菌治疗 根据尿培养和药敏试验结果选用抗生素，选择抗菌谱广且对肾脏毒性较小的强效杀菌药。下尿路感染可选用阿莫西林/克拉维酸钾，连服 7~10d；上尿路感染多选用广谱抗生素或两种抗菌药物联合用药，如氨苄西林、头孢噻肟钠、头孢曲松钠等，疗程 10~14d。

2. 积极矫治尿路畸形。

【常见护理诊断/问题】

1. 体温过高 与细菌感染有关。
2. 排尿异常 与膀胱、尿道炎症有关。
3. 知识缺乏：患儿及家长缺乏泌尿道感染的护理及预防知识。

【护理措施】

1. 维持体温正常

（1）休息：急性期需卧床休息，轻者适当活动。

（2）饮食：发热患儿宜给予流质或半流质饮食。给予清淡易消化、高热量、丰富蛋白质和维生素的饮食，以增加机体抵抗力。

（3）降温：监测体温变化，高热给予物理降温或药物降温。

2. 减轻排尿异常，促进患儿舒适

（1）多饮水：鼓励患儿多饮水以促进排尿，通过增加尿量起到冲洗尿道的作用，减少细菌在尿道的停留时间，并促进细菌毒素和炎症分泌物的排出。

（2）保持会阴部清洁：勤换尿布，尿布用开水烫洗或煮沸消毒。

（3）提供排尿环境：患儿有尿频、尿急，提供合适的排尿环境，便器要放在易取的位置。

（4）用药护理：服用磺胺类药物宜多饮水，尿路刺激症状明显者，可用阿托品和山莨菪碱等缓解症状。

3. 健康指导

（1）解释护理要点和预防知识：向患儿和家长解释本病的护理要点和预防知识，如婴儿应勤换尿布并烫洗晾干，幼儿不穿开裆裤；女孩臀部清洗和擦拭均由前向后，单独使用洁具。

（2）定期复查：尿路感染有复发和慢性的可能，须定期复查。一般急性感染疗程结束后每月复查 1 次，做中段尿培养连续 3 个月，如无复发方可视为治愈，反复发作者每 3~6 个月复查一次，共 2 年或更长时间。

（刘迎）

思考题

1. 患儿，男，5 岁。眼睑、颜面部及全身水肿，少尿 3d，伴乏力、食欲缺乏、头痛、恶心，尿呈鲜红色。2 周前曾患上呼吸道感染，用青霉素治疗好转。尿液检查：可见红细胞，蛋白（++）。

请思考：如何指导患儿合理休息及饮食管理？

2. 患儿，男，4 岁。眼睑、颜面部水肿 3d，以肾病综合征入院。查体：双下肢呈凹陷性水肿、阴囊水肿。尿液检查：尿蛋白定性（++++）。血液检查：血浆清蛋白 23g/L。

请思考：
(1)患儿首选何种药物治疗?
(2)用药过程有何注意事项?

思路解析　　　扫一扫，测一测

| 第十章 | 血液系统疾病患儿的护理 |
|---|---|

 **学习目标**

　　1. 掌握营养性缺铁性贫血和营养性巨幼细胞性贫血的临床表现、护理诊断及护理措施。

　　2. 熟悉儿童贫血的分度和分类；营养性贫血的病因、治疗特点、护理目标及护理评价；特发性血小板减少性紫癜、血友病的临床表现、护理诊断及护理措施。

　　3. 了解儿童造血特点和血液特点；出血性疾病的病因、辅助检查和治疗要点。

　　4. 学会运用护理程序，对营养性贫血患儿进行整体护理。

　　5. 在护理工作中具有爱心、细心、热心和诚心，能体谅患儿及家长的心情。

## 第一节　儿童造血和血液特点

### 一、造血特点

　　1. 胚胎期造血　　胚胎期造血分为三个阶段：中胚叶造血期、肝脾造血期、骨髓造血期。开始于卵黄囊，然后在肝、脾，最后在骨髓（图 10-1）。

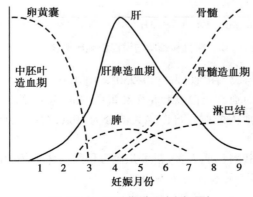

图 10-1　胚胎期造血（坐标图）

　　2. 生后造血　　儿童生后造血为胚胎造血的延续，主要是骨髓造血。

(1)骨髓造血:婴儿期所有骨髓均为红髓,全部参与造血,以满足生长发育的需要。幼儿期开始,长骨干中出现脂肪细胞(黄髓);5~7岁开始,长骨中的红髓逐渐被黄髓所代替;至成年时红髓仅限于颅骨、锁骨、胸骨、肋骨、肩胛骨、脊柱、骨盆及长骨近端。黄髓具有潜在的造血功能,当造血需要增加时,它可转变成红髓而恢复造血功能。

(2)骨髓外造血:是儿童造血器官的一种特殊反应。正常情况下骨髓外造血极少。婴幼儿期因缺少黄骨髓,造血的代偿潜力甚少,当发生严重感染或贫血等造血需要增加时,肝、脾和淋巴结可随时适应需要,恢复到胎儿时期的造血状态,出现肝、脾、淋巴结肿大,同时外周血中可出现有核红细胞和(或)幼稚中性粒细胞,当感染及贫血纠正后即恢复正常。

## 二、血液特点

1. 红细胞数与血红蛋白量　由于胎儿期处于相对缺氧状态,红细胞数和血红蛋白量均较高,出生时红细胞数$(5~7) \times 10^{12}$/L,血红蛋白量150~220g/L。随着生后自主呼吸的建立,血氧含量的增高,胎儿红细胞寿命短,破坏较多(生理性溶血)。同时红细胞生成素不足,骨髓暂时性造血功能降低;加之婴儿生长发育迅速,循环血量迅速增加等因素,红细胞数和血红蛋白量逐渐降低,至生后2~3个月时红细胞数降至$3 \times 10^{12}$/L左右,血红蛋白量降至110g/L左右,出现轻度贫血,称为"生理性贫血"。"生理性贫血"呈自限性,一般无临床症状,3个月以后随着红细胞生成素的增加,红细胞数和血红蛋白量又逐渐上升,约12岁时达成人水平。

2. 白细胞数与分类　出生时白细胞总数为$(15~20) \times 10^9$/L,生后6~12h达$(21~28) \times 10^9$/L,然后逐渐下降,至生后一周后约为$12 \times 10^9$/L,婴儿期维持在$10 \times 10^9$/L左右,8岁以后接近成人水平。白细胞分类主要是中性粒细胞(N)与淋巴细胞(L)比例的变化。出生时中性粒细胞占0.60~0.65,淋巴细胞占0.30~0.35。随着白细胞总数的下降,中性粒细胞比例也相应下降,至生后4~6d时两者比例约相等;随后淋巴细胞比例上升,婴幼儿时期淋巴细胞约占0.60,中性粒细胞约占0.35,至4~6岁时两者又相等;以后中性粒细胞比例增多,分类逐渐达成人值(图10-2)。嗜酸性粒细胞、嗜碱性粒细胞及单核细胞各年龄期差异不大。

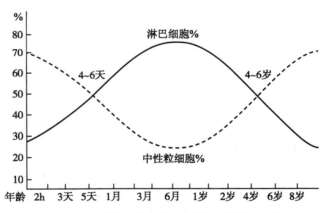

图10-2　中性粒细胞与淋巴细胞比例变化示意图

3. 血小板数　血小板数与成人相似,为$(150~250) \times 10^9$/L。

4. 血红蛋白种类　出生时血红蛋白以胎儿血红蛋白HbF为主,约占70%,成人型血红蛋白HbA约占30%,其中$HbA_2 < 1\%$。成人的血红蛋白绝大部分为HbA,约占95%,$HbA_2$占2%~3%,HbF不超过2%。

5. 血容量　儿童血容量相对较成人多,新生儿血容量约占体重的10%,平均300ml;儿童血容量占体重的8%~10%;成人血容量占体重的6%~8%。

## 第二节　儿童贫血概述

贫血（anemia）是指末梢血中单位容积内红细胞数或血红蛋白量低于正常。由于儿童的红细胞数和血红蛋白量随年龄不同而有差异，在诊断贫血时必须参照不同年龄的正常值。按世界卫生组织提出的标准：6个月~6岁血红蛋白<110g/L、6~14岁<120g/L是诊断儿童贫血的标准（海拔每升高1000米，血红蛋白上升4%）。6个月以下的婴儿由于生理性贫血等因素，血红蛋白值变化较大，目前国际尚无统一标准。我们国家儿童血液病学会（1989年）暂定：新生儿期血红蛋白<145g/L、1~4月<90g/L、4~6月<100g/L者为贫血。

### 一、贫血的分度

根据末梢血中血红蛋白量和红细胞数可将贫血分为轻度、中度、重度、极重度四度（表10-1）。

表10-1　贫血的分度

| 指标 | 轻度 | 中度 | 重度 | 极重度 |
|---|---|---|---|---|
| 血红蛋白量（g/L） | <120~90 | <90~60 | <60~30 | <30 |
| 红细胞数（×10$^{12}$/L） | <4~3 | <3~2 | <2~1 | <1 |
| 新生儿血红蛋白量（g/L） | <144~120 | <120~90 | <90~60 | <60 |

### 二、贫血的分类

1. 病因学分类　根据贫血发生的原因和发病机制将其分为红细胞或血红蛋白生成不足、溶血性贫血和失血性贫血三大类。

（1）红细胞和血红蛋白生成不足：①造血物质缺乏：如营养性缺铁性贫血、营养性巨幼细胞性贫血；②骨髓造血功能障碍：如再生障碍性贫血；③其他：慢性感染性及炎症性贫血、慢性肾脏疾病所致的贫血、铅中毒所致的贫血、骨髓浸润伴发的贫血如白血病。

（2）溶血性贫血：

1）红细胞内在异常：红细胞膜结构缺陷，如遗传性球形红细胞增多症、阵发性睡眠性血红蛋白尿等；红细胞酶缺陷，如葡萄糖-6-磷酸脱氢酶缺陷病、丙酮酸激酶缺乏症等；血红蛋白合成与结构异常，如地中海贫血、血红蛋白病等。

2）红细胞外在因素：免疫因素，如新生儿溶血症、自身免疫性或药物所致的溶血性贫血等；感染因素，如细菌或疟原虫对红细胞破坏；物理化学因素，如烧伤、蛇毒等可直接破坏红细胞；其他如脾功能亢进、弥散性血管内凝血等。

（3）失血性贫血：①急性失血：如创伤性大出血、出血性疾病等；②慢性失血：如溃疡病、钩虫病、鲜牛奶过敏、肠息肉等引起的贫血。

2. 形态学分类　根据红细胞平均容积（MCV）、红细胞平均血红蛋白量（MCH）、红细胞平均血红蛋白浓度（MCHC）的值将贫血分为四类（表10-2）。

表10-2　贫血的细胞形态分类

| 分类 | MCV（fl） | MCH（pg） | MCHC（%） |
|---|---|---|---|
| 正常值 | 80~94 | 28~32 | 32~38 |
| 大细胞性 | >94 | >32 | 32~38 |
| 正细胞性 | 80~94 | 28~32 | 32~38 |
| 单纯小细胞性 | <80 | <28 | 32~38 |
| 小细胞低色素性 | <80 | <28 | <32 |

临床上多采用病因学分类,形态学分类有助于推断病因。

# 第三节　儿童营养性贫血

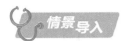

门诊护士小王,今天上午接诊了一名患儿。该患儿 11 个月,母乳喂养,已添加少量米粉,未添加其他辅食。妈妈发现她近 1 个月爱哭闹人、面色不好,同时体重不增,故来医院要求进一步检查。

情景互动:

1. 患儿为什么会出现爱哭闹人、面色不好、体重不增?
2. 如何指导家长给患儿正确服用铁剂?

## 一、营养性缺铁性贫血

### 【概述】

营养性缺铁性贫血(iron deficiency anemia,IDA)是由于体内铁缺乏导致血红蛋白合成减少而引起的一种贫血,临床上以小细胞低色素性贫血、血清铁蛋白减少和铁剂治疗有效为特点。是儿童最常见的一种贫血,任何年龄均可发病,以 6 个月 ~2 岁婴幼儿发病率最高,是我国儿童保健重点防治的“四病”之一。

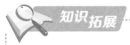

**人体铁的来源**

主要是衰老的红细胞释放的铁全部被重新利用;其次为摄入含铁较多的食物。主要有动物性食物如肝、肾、瘦肉、血、蛋黄、鱼,植物性食物如黑木耳、黑芝麻等。母乳中含铁量虽较少,但 50% 可被吸收,而牛乳中铁吸收率为 10%;肉类、鱼类、肝脏等动物性食物中铁吸收率 10% ~25%;谷物等植物性食物中的铁吸收率约 1%。

铁是构成血红蛋白必需的原料。任何引起体内铁缺乏的原因均可导致贫血。

1. 铁储存不足　胎儿在孕期最后 3 个月从母体获得的铁足够其生后 4~5 个月造血所需,如系早产、双胎、胎儿失血和孕母患严重缺铁性贫血等均可使胎儿储铁减少。

2. 铁摄入不足　食物铁供应不足是缺铁性贫血的主要原因。人乳、牛乳、谷物中含铁量均较低,吸收率也不同,单纯喂养如不及时添加含铁较多的辅食,则易发生缺铁性贫血。年长儿偏食、挑食或摄入动物性食品过少等可导致铁摄入量不足。

3. 生长发育快　婴儿期、青春期生长发育迅速,血容量增加较快,故需铁量也增加,如不及时添加含铁丰富的辅食就很容易造成缺铁。早产儿和低出生体重儿生后生长发育更快,更容易缺铁。

4. 铁吸收减少　食物中的不同成分对铁的吸收可产生不同影响,如维生素 C、果糖、氨基酸等还原物质可促进铁的吸收;磷酸、草酸等可与铁形成不溶性铁盐,妨碍铁吸收;植物纤维、茶、牛乳、蛋、咖啡等可抑制铁的吸收,所以食物搭配不合理可使铁吸收减少。某些肠道疾病如慢性腹泻可导致铁吸收减少、排泄增加。

5. 铁丢失过多　长期慢性失血可致铁缺乏,每失血 1ml 即损失 0.5mg 铁,如用未经加热的鲜牛奶喂养婴儿,可因对蛋白过敏而发生小量肠出血(每日失血约 0.7ml);溃疡病、肠息肉、膈疝、钩虫病等慢性小量出血;初潮后少女月经量过多等均可致铁丢失过多。

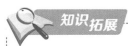

**铁缺乏对造血系统的影响**

　　铁是合成血红蛋白的原料。缺铁时血红素生成不足,进而血红蛋白合成减少,导致新生红细胞内血红蛋白含量不足,细胞质少使细胞变小;而缺铁对细胞的分裂、增殖影响较小,故红细胞数量减少的程度不如血红蛋白减少明显,从而形成小细胞低色素性贫血。

　　人体总铁量的60% ~70%存在于血红蛋白和肌红蛋白中,约有30%以铁蛋白和含铁血黄素形式储存于肝、脾和骨髓中,称为储存铁。当铁供应不足时,储存铁可供造血所需,故缺铁早期无贫血表现,而是要经过三个阶段:①铁减少期(ID):体内贮存铁减少,但供红细胞制造血红蛋白的铁尚未减少;②红细胞生成缺铁期(IDE):贮存铁进一步减少,红细胞生成所需的铁也不足,但循环中血红蛋白量尚不减少;③缺铁性贫血期(IDA):储存铁耗竭,出现小细胞低色素性贫血和一些非血液系统症状。因此,缺铁性贫血是缺铁的晚期表现。

## 【护理评估】

**(一) 健康史**

　　主要评估患儿有无相关的病因及病史。应重点询问母亲孕期有无贫血;患儿是否早产、多胎,询问其年龄、生长发育情况、喂养方法或饮食习惯、辅食添加的时间及种类,饮食结构是否合理,有无偏食、挑食等。患儿有无消化道畸形、慢性腹泻、钩虫病、肠息肉或反复感染等疾病以及用药情况。

**(二) 身体状况**

　　1. 评估患儿有无相应的临床表现　本病起病缓慢,任何年龄均可发病,以6个月至2岁儿童最为多见。临床表现随病情轻重而有不同。

　　(1)一般贫血表现:皮肤黏膜逐渐苍白,以口唇、口腔黏膜及甲床最为明显。易疲乏无力,不爱活动,常有烦躁不安或精神不振,体重不增或增加缓慢。年长儿可诉头晕、眼前发黑、耳鸣等。

　　(2)髓外造血表现:肝、脾、淋巴结可轻度肿大;年龄愈小、病程愈久、贫血愈重,肝脾大愈明显。

　　(3)非造血系统表现:

　　1)消化系统症状:食欲减退,可有呕吐、腹泻;少数有异食癖,如喜食泥土、墙皮、煤渣等;可出现口腔炎、舌炎或舌乳头萎缩;重者可出现萎缩性胃炎或吸收不良综合征等。

　　2)神经系统症状:婴幼儿表现为烦躁不安、易激惹或萎靡不振,年长儿常注意力不能集中、记忆力减退,智力多数低于同龄儿。由此影响到儿童之间的交往,以及语言学习和思维活动的能力,以致影响心理的正常发育。

　　3)循环系统症状:明显贫血时心率增快、心脏扩大,重者可发生心力衰竭。

　　4)其他:因细胞免疫功能低下,常合并感染。可因上皮组织异常而出现指甲薄脆、不光滑甚至反甲(匙状指)。

　　2. 评估患儿有无相应的辅助检查结果

　　(1)血常规:末梢血中红细胞数、血红蛋白量均低于正常,血红蛋白降低比红细胞数减少更明显,呈小细胞低色素性贫血。MCV、MCH、MCHC均降低。涂片可见红细胞大小不等,以小细胞为多,中央淡染区扩大。网织红细胞数正常或轻度减少。白细胞、血小板一般无特殊改变。

　　(2)骨髓象:可见红细胞增生活跃,以中、晚幼红细胞增生为主。各期红细胞均较小,显示胞质成熟程度落后于胞核。粒细胞系和巨核细胞系一般无明显改变。

　　(3)有关铁代谢的检查:血清铁蛋白、血清铁和转铁蛋白饱和度降低,红细胞游离原卟啉、总铁结合力升高。

**(三) 心理 - 社会状况**

　　评估年长儿是否因记忆力减退、学习成绩下降出现焦虑、抑郁、自卑、厌学等心理问题。家长

图片:营养性缺铁性贫血外周血涂片

因对本病知识的缺乏,对患儿早期贫血往往不够重视,病情加重时产生焦虑、歉疚的心理。对有异食癖的患儿,家长和社会往往不能正确对待,过多的责备,甚至歧视,对患儿心理产生极其不良的影响。

（四）治疗要点

1. 祛除病因　合理喂养,及时添加含铁食物,纠正不良的饮食习惯;积极治疗原发病如驱虫、手术治疗消化道畸形、控制慢性失血等。

2. 铁剂治疗　铁剂是治疗缺铁性贫血的特效药。口服补铁经济、安全、副作用小,应为首选。二价铁易吸收,常用硫酸亚铁、葡萄糖酸亚铁等。

3. 输血治疗　一般不需输血。重症贫血并发心力衰竭或明显感染者、或急需外科手术者可输血,以输入新鲜浓缩红细胞为宜。

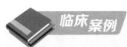

患儿,女,9 个月,因"面色苍白、反复感冒 2 月余"入院。患儿系 35 周早产,出生体重 2.3kg,人工喂养,以牛乳为主,未正规添加其他辅食。入院检查:体重 6.8kg,全身皮肤苍白,双颌下可触及黄豆大淋巴结,活动、无压痛。两肺呼吸音稍粗,心音稍钝,肝肋下 2.5cm,脾肋下 1cm。血常规检查:红细胞 $2.5 \times 10^{12}/L$,血红蛋白 60g/L,涂片红细胞大小不等,以小细胞为多见,中央淡染区扩大。

护理工作任务:

1. 根据主要护理诊断,对该患儿实施整体护理。

2. 患儿出院时,请对患儿及其家长进行健康教育。

【常见护理诊断 / 问题】

1. 活动无耐力　与组织、器官缺氧有关。

2. 营养失调:低于机体需要量　与铁的摄入不足、食欲下降、吸收不良、丢失过多或消耗增加有关。

3. 潜在并发症:感染、心力衰竭、药物副作用。

4. 知识缺乏:儿童及家长缺乏铁营养知识及疾病的预防和护理知识。

【护理目标】

1. 患儿倦怠乏力减轻,活动耐力逐渐增强,活动量增加。

2. 患儿食欲恢复正常,缺铁因素消除,贫血纠正。

3. 患儿未发生感染、心力衰竭等并发症或已控制。

4. 患儿及家长能说出贫血的原因,能正确选择含铁丰富的食物,能根据指导正确服用铁剂。

【护理措施】

1. 注意休息,适量活动　患儿病室应安静、清洁,阳光充足,空气新鲜。根据活动耐力下降程度制订休息方式、活动强度及每次活动持续时间,同时注意观察病情,调整活动强度。

（1）轻、中度的贫血:患儿不必严格限制日常活动,注意避免剧烈运动。生活应有规律,有足够的时间保证患儿充分的休息,保证足够的睡眠。做适合自身的运动,如户外活动、幼儿体操等,以不感到疲乏为度。

（2）重度贫血:患儿可有心悸、气短,活动后症状加重,应卧床休息、吸氧,以减轻心脏负担,协助患儿日常生活,定时测量心率。

（3）对易烦躁、激动的患儿:护士应耐心细致看护、抚慰,使其保持安静,避免因烦躁而加重缺氧。同时各项护理操作应集中进行。

视频：营养性缺铁性贫血

2. 合理安排饮食,补充含铁食物

(1)增加含铁食物,纠正不良饮食习惯:提倡母乳喂养,按时添加含铁丰富的辅食或补充铁强化食品,如铁强化奶粉等。人乳含铁虽少,但吸收率高。婴儿 6 个月后应逐渐减少每日的奶类摄入量,以便增加含铁丰富的固体食物。在营养师指导下制订饮食计划,提供含铁丰富的食品种类,如动物肝脏、动物血、瘦肉、鱼类、豆类、紫菜、海带、黑木耳等。向家长及年长患儿解释不良饮食习惯会导致本病,协助纠正不良饮食习惯,避免挑食、偏食等。

(2)保持患儿心情愉快,促进消化:进食前不做引起疲劳的活动,不做引起疼痛、不愉快或不舒适的检查、治疗及护理,创造良好的进食环境;经常更换饮食品种,注意色、香、味的调配,增添新鲜感;必要时根据医嘱给患儿服用助消化药,如胃蛋白酶、多酶片等。

3. 观察病情变化,防止并发症

(1)观察病情:在自然光线下仔细观察口唇、口腔黏膜、眼结膜及甲床等皮肤黏膜苍白的表现,了解病情进展;注意有无头晕、眼花、昏厥等脑缺氧的表现。对重症患儿应及时测脉搏、血压,细心观察呼吸、脉搏、血压、面色等变化,如有异常应及时报告医生处理。

(2)预防感染:缺铁会造成患儿细胞免疫功能缺陷,增加对感染的易感性;同时感染也可影响铁的吸收,从而加重贫血。因此,应保护患儿,不要到公共场所人群集中的地方,在医院内与感染患儿分室居住,施行保护性隔离,以免交互感染;做好口腔护理,一般每日 2 次,并鼓励患儿多饮水,可起到清洁口腔的作用,防止发生口腔感染;保持皮肤清洁,勤洗澡,勤换内衣。对重症贫血卧床患儿,要注意勤翻身,更换体位,按摩受压部位,防止发生压疮。积极防治慢性腹泻、感染及慢性失血性疾病。

(3)预防心力衰竭:重度贫血患儿应卧床休息,以减少耗氧。取半卧位,使横膈降低,减少回心血量,必要时吸氧。应密切观察心率、呼吸、尿量变化,若出现心悸、气促、发绀、肝增大等症状和体征时,应及时通知医生,并按心力衰竭护理患儿。对重症贫血并发心力衰竭或有明显感染的患儿,输血时应注意:贫血愈重,一次输血量应愈小,速度应愈慢,以免加重心力衰竭。

4. 正确应用铁剂

(1)口服补充铁剂:按医嘱正确服用铁剂,并告知家长儿童每日需铁量,让家长掌握铁剂的正确剂量;口服铁剂对胃肠道有刺激,可致恶心、呕吐、腹泻或便秘、厌食、胃部不适及疼痛等,宜从小剂量开始,1~2d 内加至足量,并在两餐间服用,以减少对胃肠道的刺激;铁剂或含铁食品可与维生素 C、稀盐酸、氨基酸、果汁等同服,以利吸收;忌与妨碍铁吸收的食物如牛奶、蛋类、茶、咖啡、钙片等同服;液体铁剂可使牙齿染黑,应用吸管或滴管服之,直接将药液送到舌根部;服用铁剂后大便变黑或呈柏油样,停药后恢复,应向家长说明原因,消除紧张心理。

(2)肌内注射铁剂:注射铁剂易出现不良反应,常在不能口服铁的情况下使用。注射右旋糖酐铁、山梨醇枸橼酸铁复合物等铁剂可出现过敏现象,如面红、荨麻疹、发热、关节痛、头痛或局部淋巴结肿大,个别可发生过敏性休克,故慎用铁针剂。首次注射应严密观察,警惕过敏的发生。用药时应深部肌内注射,最好分层注药,以利吸收、减轻疼痛、避免硬结形成,每次更换注射部位,并在注射前更换新针头或注射器内有微量(约 0.1ml)气体,以防药液漏入皮下组织致局部坏死。

(3)观察铁剂治疗效果:有效者在用药后 12~24h 临床症状好转,烦躁等精神症状减轻,食欲增加。网织红细胞 2~3d 后升高,5~7d 达高峰,2~3 周后降至正常。血红蛋白 1~2 周后逐渐上升,一般 3~4 周达正常。如服药 3~4 周仍无效,应查找原因。铁剂治疗的疗程到血红蛋白达正常水平后再用 6~8 周(2 个月左右),以补充铁的贮存量。

5. 心理护理　因长期贫血可导致智力减退、成绩下降,应加强患儿的教育与训练,减轻自卑心理;应关心患儿,重视心理疏导,对有异食癖患儿不应过多责备和歧视,鼓励患儿纠正不良嗜好。

6. 健康教育

(1)合理安排日常生活及膳食:指导家长观察和调整患儿活动的强度和时间,注意休息。提倡母乳喂养,按时添加含铁丰富的辅食。足月儿 4~6 个月后应加维生素 C 及含铁较多的绿色蔬菜汤、水果汁,可逐渐在米粥、米糊内加蛋黄、鱼泥、肝泥、动物血等含铁多且易消化吸收的食物;早产儿和低体重儿应注意从出生 4 周后补充元素铁,直至校正年龄 1 岁。贫血纠正后仍要坚持合理安排儿童膳食,纠正挑食、偏食等不良饮食习惯,这是防止复发、保证正常生长发育的关键。

(2)指导家长配合治疗:大力宣传母亲孕期及哺乳期营养的重要性,指导孕妇及哺乳期母亲食用含铁丰富的食物,母亲患贫血应及时治疗。详细告诉家长口服铁剂的注意事项、服药的时间及服药后的反应,指导正确用药,坚持全疗程。

### 【护理评价】

1. 患儿倦怠乏力是否有所减轻,活动耐力是否逐渐增强,活动量增加后是否无心慌、气短。

2. 患儿食欲是否恢复正常,缺铁因素是否消除,贫血是否纠正。

3. 患儿是否未发生或已经控制感染、心力衰竭等并发症。

4. 家长及年长患儿是否知道本病的发病原因;是否能根据指导正确服用铁剂,并能正确选择含铁较多的食物,纠正不良的饮食习惯,合理搭配饮食。

## 二、营养性巨幼细胞性贫血

### 【概述】

营养性巨幼细胞性贫血(nutritional megaloblastic anemia,NMA)是由于缺乏维生素 $B_{12}$ 和(或)叶酸所引起的一种大细胞性贫血,主要临床特点为贫血、神经精神症状、红细胞数较血红蛋白量减少更明显、红细胞的胞体变大、骨髓中出现巨幼细胞、用维生素 $B_{12}$ 和(或)叶酸治疗有效。本病多见于婴幼儿,2 岁以内约占 96% 以上。

维生素 $B_{12}$ 和(或)叶酸缺乏的原因主要有:

1. 摄入不足 人体所需的维生素 $B_{12}$ 主要来源于动物性食物,如肝、肾、肉类、蛋类、海产品等,乳类中含量少,羊乳几乎不含维生素 $B_{12}$,植物性食物中含量甚少。故单纯母乳喂养、仅添加植物性食物或偏食均可导致维生素 $B_{12}$ 摄入不足。绿色新鲜蔬菜、水果、酵母、谷类和动物肝、肾等含丰富叶酸,但经加热易被分解破坏;羊乳含叶酸量很低,牛乳中叶酸经加热也遭破坏,故单纯用这类乳品喂养而未及时添加辅食的婴儿可致叶酸缺乏。年长儿偏食、挑食者易致缺乏。

2. 储存不足 胎儿可通过胎盘获得维生素 $B_{12}$ 和叶酸,并贮存在肝脏,如孕妇缺乏维生素 $B_{12}$ 可致婴儿储存不足。

3. 需要量增加 婴幼儿生长发育较快,尤其是早产儿,对维生素 $B_{12}$ 和叶酸的需要量也增加,如不及时添加辅食易造成缺乏。

4. 疾病影响 维生素 C 缺乏、严重感染均可使维生素 $B_{12}$ 消耗增加,如供给不足可致缺乏;严重营养不良、胃肠疾病、慢性腹泻或吸收不良综合征等使维生素 $B_{12}$、叶酸吸收减少。其他肝脏疾病可致维生素 $B_{12}$ 代谢障碍。

5. 药物作用 长期应用广谱抗生素可使正常结肠内细菌所含的叶酸被清除而减少叶酸的供应;抗叶酸代谢药物(如巯嘌呤)抑制了叶酸代谢;长期服用抗癫痫药(如苯妥英钠、苯巴比妥、扑痫酮等)也可导致叶酸缺乏。

### 【护理评估】

(一) 健康史

主要评估患儿有无相关的病因及病史。应重点询问母亲孕期情况、胎龄、乳母营养情况;患儿年龄、生长发育情况、喂养方法或饮食习惯、辅食添加的时间及种类;患儿有无疾病及用药情况。

(二) 身体状况

1. 评估患儿有无相应的临床表现

(1)一般贫血表现:起病缓慢,大多呈轻度或中度贫血。患儿皮肤蜡黄,睑结膜、口腔黏膜、口唇、指甲等处苍白,毛发稀疏发黄,颜面轻度水肿,多呈虚胖,疲乏无力,常伴有肝、脾肿大。严重病例可有皮肤出血点或皮肤瘀斑。

（2）神经精神症状：患儿可出现烦躁不安、易怒等症状。维生素 $B_{12}$ 缺乏者还可出现表情呆滞、目光发直、嗜睡,对外界反应迟钝,少哭不笑,智力及动作发育落后,甚至倒退。重症病例可出现肢体、躯干、头部和全身震颤、手足无意识运动,甚至抽搐、感觉异常、共济失调、踝阵挛和巴宾斯基征阳性等。

（3）其他：常有食欲缺乏、厌食、恶心、呕吐、腹泻和舌炎、舌下溃疡等表现；重症患儿可有心脏扩大、心力衰竭,可闻及收缩期杂音；易发生感染和出血。

2. 评估患儿有无相应的辅助检查结果

（1）血常规：末梢血中红细胞数、血红蛋白量均低于正常,红细胞数减少比血红蛋白量减少更明显,呈大细胞性贫血,MCV、MCH 升高,MCHC 正常。血涂片可见红细胞大小不等,以大细胞为多,中央淡染区不明显,可见巨幼有核红细胞、巨大幼稚粒细胞和中性粒细胞呈分叶过多现象。网织红细胞、白细胞、血小板计数常减少。

（2）骨髓象：红细胞系增生明显活跃,各期红细胞均出现巨幼变,胞体大,胞核发育落后于胞质。中性粒细胞的胞质空泡形成,核分叶过多。巨核细胞的核有过度分叶现象。

（3）血清维生素 $B_{12}$ 和叶酸测定：血清维生素 $B_{12}$<100ng/L(正常值 200~800ng/L),血清叶酸 <3μg/L(正常值 5~6μg/L)。

（三）心理 – 社会状况

严重贫血不但会影响儿童的体格发育,而且会影响神经精神的正常发育,以及儿童心理行为的正常发展。应评估患儿有无注意力不集中、反应迟钝、情绪不稳定等；有震颤的患儿是否不能正常游戏和生活,有无烦躁、易怒、哭闹甚至拒绝他人照顾等现象。年长儿是否产生焦虑或抑郁、自卑等改变。评估家长是否出现焦虑、担忧、歉疚等心理。

（四）治疗要点

治疗原则为祛除诱因,补充维生素 $B_{12}$ 和叶酸,防治感染。肌内注射维生素 $B_{12}$,每次 $100 μg$,每周 2~3 次；口服叶酸,每次 5mg,每日 3 次。坚持用足疗程,至临床症状好转,血象恢复正常为止。对有明显神经、精神症状的患儿可用镇静剂。重症贫血并发心功能不全或明显感染者可输入红细胞制剂。

图片：营养性巨幼细胞性贫血外周血涂片

### 临床案例

患儿,男,10 月,因"面色逐渐蜡黄,手足颤抖 2 月"来院检查。人工喂养,以羊乳为主,未添加其他辅食。4~5 个月时会笑、能认识人。近 2 个月面色渐黄、表情呆滞、嗜睡,肢体可见不自主颤动。查体：面色蜡黄,双肺呼吸音清,心率 122 次 /min,肝肋下 3cm,脾肋下 1cm,手足可见细微抖动。血象检查：红细胞 $2.0 × 10^{12}$/L,血红蛋白 70g/L,血涂片：红细胞大小不均,以大者为多,中央淡染区不明显。

护理工作任务：

1. 根据护理评估,提出患儿的护理诊断。

2. 根据护理诊断,列出患儿相应的护理措施。

## 【常见护理诊断 / 问题】

1. 活动无耐力　　与贫血致组织、器官缺氧有关。
2. 营养失调：低于机体需要量　　与维生素 $B_{12}$ 和（或）叶酸摄入不足、吸收不良等有关。
3. 有受伤的危险　　与肢体或全身震颤甚至抽搐、舌下溃疡等有关。
4. 生长发育迟缓　　与营养不足、贫血及维生素 $B_{12}$ 缺乏,影响生长发育有关。

## 【护理措施】

1. 注意休息,适当活动 根据患儿的耐受情况,合理安排休息与活动。一般不需严格卧床,严重贫血者适当限制活动,协助满足其日常生活所需。有烦躁、震颤、抽搐者限制活动,必要时遵医嘱用镇静剂。

2. 加强营养,指导喂养 改善哺乳母亲营养,及时添加富含维生素 $B_{12}$ 的食物,如肝、肾、肉类、蛋类、海产品等;添加富含叶酸的食物,如绿色新鲜蔬菜、水果、酵母、谷类和动物肝、肾。注意饮食均衡,合理搭配。对年长儿要防止偏食、挑食,养成良好的饮食习惯;对年幼儿要耐心喂养,少量多餐,改变烹调方法,注意食物的色、香、味、形的调配,以引起患儿食欲。对震颤严重不能吞咽者可改用鼻饲。

3. 观察病情,防止受伤 由于维生素 $B_{12}$ 缺乏的患儿可出现全身震颤、抽搐、感觉异常、共济失调等,应严密观察患儿病情的进展。震颤严重者应按医嘱给予镇静剂;上下门齿之间可垫上缠有纱布的压舌板,以防咬破口唇、舌尖;限制活动防止发生外伤。

4. 加强训练,促进生长发育 部分患儿可有体格、动作、智能发育落后和倒退现象,需进行监测和评估,并加强护理、耐心教育和训练。如指导患儿及家长做被动体操,逐渐训练坐、立、行等运动功能,并尽早给予药物治疗,以促进动作和智能发育。

5. 按医嘱用药,观察疗效 补充维生素 $B_{12}$ 和(或)叶酸,一般 2~4d 后患儿精神症状好转、食欲增加,随即网织红细胞上升,5~7d 达高峰,2 周后降至正常。2~6 周红细胞和血红蛋白恢复正常,但神经精神症状恢复较慢。只有维生素 $B_{12}$ 缺乏时,应单纯补充维生素 $B_{12}$,不宜加用叶酸治疗,以免加重神经精神症状;维生素 C 有助叶酸的吸收,同时服用可提高疗效;恢复期应加用铁剂,防止红细胞增加过快时出现缺铁。

6. 健康教育

(1)向家长介绍本病的发病原因、表现特点,指导合理用药,告知家长预防的要点就是要按时添加含维生素 $B_{12}$ 和叶酸丰富的辅食。

(2)保持口腔清洁,注意施行保护性隔离,避免交互感染。指导家长按时带儿童预防接种,少去公共场所,适当户外活动。

(3)指导家长为患儿提供愉快的生活环境,多给患儿触摸、拥抱、亲吻等爱抚,促进其心理行为的发展;加强教养与训练,促进患儿动作和智力发育。

其他常见儿童贫血性疾病

# 第四节 出血性疾病

情景导入

门诊护士小许,今天上午接诊了一名 2 岁患儿。患儿妈妈发现她四肢皮肤出现瘀斑,仔细察看还有针尖大小的出血点,遍布全身,故来医院要求进一步检查。追问家长患儿 2 周前有流涕、咳嗽等上呼吸道感染表现,化验检查血象正常,血小板低于正常。

情景互动:

1. 患儿为什么会出现皮肤瘀斑、出血点?

2. 如何指导家长保护患儿避免创伤、预防出血?

## 一、免疫性血小板减少症

## 【概述】

免疫性血小板减少症(immune thrombocytopenia,ITP)又称特发性血小板减少性紫癜,是儿童最常见的出血性疾病。临床主要特点为皮肤、黏膜自发性出血,血小板减少,出血时间延长,血块收缩不良,束臂试验阳性,骨髓巨核细胞数正常或减少。

目前认为是一种自身免疫性疾病。患儿因自身免疫过程缺陷或外来抗原(如病毒感染和其他因素)的作用,使机体产生血小板相关抗体(PAIgG),而引起血小板减少。血小板数量减少是导致出血的主要原因。附着有 PAIgG 的血小板不同程度功能异常及抗体损伤血管壁致毛细血管脆性和通透性增加,是出血的促进因素。感染可加重血小板减少或使疾病复发。

**【护理评估】**

(一) 健康史

主要评估患儿有无相关的病因及病史。应仔细询问发病前 1~3 周是否有急性病毒感染史,主要为上呼吸道感染,还有麻疹、风疹、流行性腮腺炎、水痘、传染性单核细胞增多症等,偶见注射活疫苗后发病;患儿平素有无自发性皮肤、黏膜出血等表现。

(二) 身体状况

1. 评估患儿有无相应的临床表现

(1) 急性型:占 70% ~90%,多见于婴幼儿,7 岁以后较少发病。起病急,常有发热。以自发性皮肤、黏膜出血为突出表现,多为针尖大小出血点,或皮肤瘀斑、紫癜,遍布全身,以四肢及易碰撞部位较多。常有鼻出血、齿龈出血,可见便血、呕血、球结膜下出血,偶见肉眼血尿和颅内出血。颅内出血是死亡的主要原因。青春期女孩可有月经量过多。出血严重者可伴贫血。肝脾偶见轻度肿大,淋巴结不肿大。本病呈自限性过程,85% ~90% 的患儿在 1~6 个月内痊愈,10% ~20% 可转为慢性型。

图片:免疫性血小板减少症皮肤紫癜

(2) 慢性型:病程超过 6 个月,多见于学龄期儿童,男女发病数约 1 : 3。起病缓慢,出血症状相对较轻,主要为皮肤、黏膜出血,可持续性或反复发作出血,出血持续期和间歇期长短不一。约 1/3 患儿发病数年后自然缓解。反复发作者脾脏常轻度肿大。

2. 评估患儿有无相应的辅助检查结果

(1) 血常规:血小板数 $<50 \times 10^9/L$,甚至 $<20 \times 10^9/L$;出血时间延长,血块收缩不良;血清凝血酶原消耗不良;凝血时间正常;白细胞数正常;出血较多时可有贫血。

(2) 骨髓象:骨髓巨核细胞数正常或增多,胞体大小不一,以小型巨核细胞为主;幼稚巨核细胞明显增多,核分叶减少,常有空泡形成,颗粒减少或胞质少等现象。

(3) 血小板抗体 PAIgG 测定:含量明显增高。

(三) 心理 - 社会状况

评估患儿在出血及止血技术操作中是否产生恐惧心理,有无烦躁、哭闹、不合作等表现,加之疾病的痛苦和限制,患儿不能正常的游戏和生活,是否产生焦虑、恐惧、悲观等不良心理;评估患儿家长的心理状况及对本病的认知程度,是否对出血会产生震惊、恐惧的心理,同时了解家庭环境及经济状况。

(四) 治疗要点

1. 肾上腺皮质激素治疗　口服泼尼松 1.5~2mg/(kg·d),每日 3 次。严重出血者可用冲击疗法:静脉滴注地塞米松 0.5~2mg/(kg·d),连用 3d,症状缓解后改口服泼尼松。2~3 周后逐渐减量停药,一般不超过 4 周。停药后如复发,可再用肾上腺皮质激素治疗。

2. 静脉用大剂量丙种球蛋白　静滴剂量按每天 0.4g/kg,连用 5d;或每次 1g/kg,必要时次日再用 1 次,以后每 3~4 周一次。可与肾上腺皮质激素合用。

3. 输注血小板和红细胞　严重出血危及生命时可输注血小板。但尽量少输,因患儿血液中含有大量 PAIgG,可使输入的血小板很快被破坏;反复输注还可产生抗血小板抗体。贫血者可输浓缩红细胞。

另外,激素和丙种球蛋白治疗无效或慢性难治性病例可给免疫抑制剂治疗或行脾切除术。

**【常见护理诊断/问题】**

1. 皮肤完整性受损 与血小板减少皮肤黏膜出血有关。

2. 有脏器出血的危险 与血小板减少有关。

3. 有感染的危险 与糖皮质激素和(或)免疫抑制剂应用致免疫功能下降有关。

4. 恐惧 与严重出血有关。

**【护理措施】**

1. 防治出血,避免创伤

(1)局部止血:口、鼻黏膜出血可用浸有1%麻黄碱或0.1%肾上腺素的棉球、纱条或明胶海绵局部压迫止血。无效者,可请眼耳鼻咽喉口腔科医生会诊,以油纱条填塞,2~3d后更换。遵医嘱给止血药、输同型血小板。

(2)预防出血:尽量减少肌内注射或深静脉穿刺抽血,必要时应延长压迫时间,以免形成深部血肿。

(3)避免创伤:提供安全的环境,床头、床栏及家具的尖角用软垫子包扎,禁忌玩锐利玩具。急性期应减少活动,避免创伤,尤其是头部外伤,明显出血时应卧床休息。慢性型也要限制剧烈运动如篮球、足球、爬树等,以免碰伤、刺伤或摔伤出血。禁食坚硬、多刺的食物,防止损伤口腔黏膜及牙龈出血。保持大便通畅,防止用力大便时腹压增高而诱发颅内出血。

2. 观察病情,监测生命体征

(1)观察出血情况:注意皮肤瘀点、瘀斑变化,监测血小板数量变化,对血小板极低者应严密观察有无其他出血情况发生。

(2)观察危重情况:观察神志、面色,记录出血量。如面色苍白加重,呼吸、脉搏增快,出汗,血压下降提示可能有失血性休克;若患儿烦躁、嗜睡、头痛、呕吐,甚至惊厥、昏迷等提示可能有颅内出血;若呼吸变慢或不规则,双侧瞳孔不等大,光反射迟钝或消失提示可能合并脑疝。如有消化道出血常伴腹痛、便血;肾出血伴血尿、腰痛等。

3. 预防感染 应与感染患儿分室居住,避免接触感染者,注意个人卫生,保持出血部位清洁,严格无菌技术操作。

4. 心理护理 关心、安慰患儿,操作前应做好解释工作,以取得患儿及家长的合作。

5. 健康教育

(1)指导自我保护,预防损伤:服药期间不与感染患儿接触,去公共场所时戴口罩;衣着适度,尽量避免感冒,以防加重病情或复发。禁忌服抑制血小板功能的药物如含阿司匹林的药物;不玩尖利的玩具和使用锐利工具,不做剧烈的、有对抗性的运动,常剪指甲,选用软毛牙刷等。

(2)指导家长配合治疗,预防感染:教会家长识别出血征象和学会压迫止血的方法,一旦发现出血,立即到医院复查或治疗。脾切除的患儿易患呼吸道感染和皮肤化脓性感染,且易发展为败血症。术后二年内应定期随诊,并遵医嘱应用长效青霉素每月一次或丙种球蛋白,以增强抗感染能力。

## 二、血友病

**【概述】**

血友病(hemophilia)是一组遗传性凝血功能障碍的出血性疾病,包括:①血友病甲,即因子Ⅷ(抗血友病球蛋白,AHG)缺乏症;②血友病乙,即因子Ⅸ(血浆凝血活酶成分,PTC)缺乏症,或称Christmas病;③血友病丙,即因子Ⅺ(血浆凝血活酶前质,PTA)缺乏症。以血友病甲最为常见(约占75%)。其共同特点为终身在轻微损伤或小手术后发生长时间的出血。

血友病甲、乙为X连锁隐性遗传,由女性传递,男性发病。多数有家族史,约30%的病例无肯定的家族史,可能是由于基因突变或家族中轻型病例未被发现。血友病丙为常染色体显性或不完全性隐性遗传,两性均可发病,双亲均可传递,是一种罕见的血友病。凝血因子Ⅷ、Ⅸ、Ⅺ缺乏,使凝血过程第一阶段中的凝血活酶生成减少,引起血液凝固障碍,导致出血倾向。

### 【护理评估】

（一）健康史

主要评估患儿有无相关的病因及病史。应询问是否有家族史,如血友病甲、乙为 X 连锁隐性遗传,由女性传递,男性发病,约 30% 病例无肯定的家族史;血友病丙为常染色体显性或不完全性隐性遗传,两性均可发病,双亲均可传递。

（二）身体状况

1. 评估患儿有无相应的临床表现

（1）血友病甲和乙大多在 2 岁时发病,重型在新生儿期即发病。发病后即终生易出血,出血程度与血浆因子Ⅷ、Ⅸ的活性水平相关。常有皮肤瘀斑、黏膜出血、皮下及肌肉血肿,关节腔出血、积血,也可见消化道、泌尿道等内脏出血。颅内出血少见,但常危及生命。关节出血以膝、踝关节最常受累,且在同一部位反复发生。急性期关节肿胀、疼痛、活动受限。初发者血肿可于数日或数周内完全吸收,疼痛消失,功能恢复。反复关节出血,血肿吸收不全,可致慢性关节炎,滑膜增厚、骨质破坏、关节纤维化,而致关节强直畸形、功能丧失。

（2）血友病丙的出血症状一般较轻,与因子Ⅺ活性高低不相关,可无出血症状（杂合子患儿）。出血多发生于外伤或手术后。

血友病发病年龄越早,程度越重,预后越差,重症患儿多于 5 岁内死亡。随着年龄增大,逐渐知道保护自己,受伤机会减少,可使病情好转。

2. 评估患儿有无相应的辅助检查结果　凝血时间延长,部分凝血活酶时间延长,凝血酶原消耗不良,凝血活酶生成试验异常。出血时间、凝血酶原时间和血小板计数正常。为鉴别 3 种血友病,需做进一步检查如纠正试验。用免疫学方法测定因子Ⅷ、Ⅸ的活性,对血友病甲、乙有诊断意义。

（三）心理 – 社会状况

评估患儿及家长的心态及对本病的认识程度。由于疾病终生性,患儿不能正常的游戏和生活,加之疾病的痛苦和限制,可能会产生烦躁、焦虑、恐惧、悲观等不良心理;家长由于对本病知识的缺乏,可能会出现恐惧、歉疚的态度,对医护人员的言行和态度非常敏感。

（四）治疗要点

目前尚无根治疗法。治疗原则是预防出血、局部止血和尽快补充凝血因子。住院期间不出现并发症。

1. 止血

（1）尽快输注凝血因子:血友病甲应用Ⅷ因子浓缩制剂。无该制剂时可酌用冷沉淀物、新鲜血浆或新鲜冷冻血浆。血友病乙应用因子Ⅸ制剂、凝血酶原复合物,或酌用新鲜冷冻血浆。输注次数、剂量依出血程度而定。

（2）应用止血药物:① 1– 脱氧 –8– 精氨酸加压素（DDAVP）缓慢静注,可提高血浆Ⅷ因子活性,并有抗利尿作用,因能激活纤溶系统,需与 6– 氨基己酸或氨甲环酸联用;②达拉唑（danazol）和复方炔诺酮,有减少血友病甲患儿的出血作用。

（3）局部止血:压迫止血、加压包扎。

2. 基因治疗　血友病乙基因治疗已获成功。

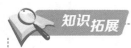

#### 知识拓展

**血友病的基因治疗**

血友病的传统治疗方法为静脉输入纯化的 FⅧ,虽然可以有效纠正临床症状,但有感染人免疫缺陷病毒、乙型肝炎病毒等危险。因此,基因治疗血友病是一种有效的可供选择的治疗手段。目前,主要的基因治疗有重组 FⅧ浓缩物和病毒介导基因转移法两种。

## 【常见护理诊断 / 问题】

1. 有出血的危险　与凝血因子缺乏致出血有关。
2. 组织完整性受损：皮肤、黏膜、关节或深部组织出血　与凝血因子缺乏致出血有关。
3. 疼痛　与关节腔出（积）血及皮下、肌肉血肿有关。
4. 躯体活动障碍　与关节腔积血、肿痛、活动受限及关节畸形、功能丧失有关。
5. 长期性低自尊　与疾病终生性有关。
6. 知识缺乏：患儿及家长缺乏对疾病的认识。

## 【护理措施】

1. 防止出血

（1）避免外伤：为患儿提供安全的家庭环境，让患儿养成安静的生活习惯，以减少或避免损伤出血；鼓励患儿规律、适度地进行体格锻炼和运动，以增强关节周围肌肉的力量和强度，延缓出血或使出血局限化。

（2）预防出血：尽量避免肌内注射、深部组织穿刺。必须穿刺时，须选用小针头、拔针后延长按压时间，以免出血和形成深部血肿。尽量避免手术。必须手术时，应在术前、术中、术后补充所缺乏的凝血因子。

（3）观察出血情况：观察生命体征，神志，皮肤黏膜瘀点、瘀斑增减及血肿消退情况，记录出血量，及时发现内脏及颅内出血，并组织抢救。

2. 控制出血

（1）局部止血：口、鼻黏膜出血或表面创伤可局部压迫止血。口鼻出血还可用浸有 0.1% 肾上腺素或新鲜血浆的棉球、明胶海绵压迫，必要时用油纱条填塞，保持口鼻黏膜湿润，48~72h 后拔出油纱条。肌肉、关节出血早期可用弹力绷带加压包扎，冷敷，抬高患肢并制动。

（2）遵医嘱尽快输注凝血因子：认真阅读说明书，按要求输注；输注时严密观察有无不良反应，有反应者酌情减慢输注速度；严重不良反应者，需停止输注，并将制品和输液器保留送检。

3. 减轻疼痛　疼痛主要发生在出血的关节和肌肉部位。可用冰袋冷敷出血部位，抬高患肢、制动并保持其功能位。

4. 预防致残　关节出血停止，肿痛消失后，应逐渐增加活动，以防畸形。反复关节出血致慢性关节损害者，应进行康复指导与训练。严重关节畸形可行手术矫正。

5. 心理护理　维护患儿自尊，鼓励年长儿参与自身的护理，如日常生活自理，有利于增强自信心和自我控制感。鼓励年长儿表达想法，减轻焦虑和挫折感。提供适龄的游戏活动，安排同学、同伴探望，可减轻孤独感。

6. 健康教育　指导家长采取必要的防护措施，减少或避免损伤出血，告知患儿的老师和学校卫生员其病情及应限制的活动。教会家长及年长儿必要的应急处理措施如局部止血方法，以便出血时能得到尽快处理。对家长进行遗传咨询，使其了解本病的遗传规律和筛查基因携带者的重要性。基因携带者孕妇应行产前基因分析检查，如确定胎儿为血友病患儿，可及时终止妊娠。

（许玲）

**思考题**

1. 患儿 11 个月，因"面色苍白、体重不增 3 月余"收入院。母乳喂养，仅添加少量稀粥。查体：体重 7.5kg，全身皮肤苍白，双颌下可触及黄豆大淋巴结，活动、无压痛。两肺呼吸音清，心音稍钝，肝肋下 2.5cm，脾肋下刚扪及。血常规检查：红细胞 $3 \times 10^{12}$/L，血红蛋白 80g/L，涂片红细胞大小不等，以小细胞为多见，中央淡染区扩大。临床诊断：营养性缺铁性贫血。

请思考：

（1）该患儿主要的护理问题是什么？

（2）患儿出院时请你为患儿家长进行健康教育。

2. 患儿 9 岁，因"感冒一周后全身出现散在瘀斑"来医院就诊。查体：体温正常，心肺未闻及明显异常，肝脾不大，全身可见散在的皮肤瘀斑及小出血点，以四肢较为多见。门诊查血红蛋白 120g/L，白细胞 $8.0 \times 10^9$/L，血小板 $9.5 \times 10^9$/L，拟为"血小板减少性紫癜"。

请思考：

指导该患儿及家长如何观察病情，进行日常生活护理。

思路解析　　扫一扫，测一测

1. 掌握化脓性脑膜炎、病毒性脑炎及惊厥患儿的临床表现、护理措施;惊厥的急救处理措施。
2. 熟悉化脓性脑膜炎、病毒性脑炎及惊厥的病因、治疗要点和护理诊断。
3. 了解儿童神经系统解剖生理特点;脑性瘫痪患儿的护理评估、护理诊断、护理措施。
4. 学会对化脓性脑膜炎、病毒性脑炎及惊厥患儿进行整体护理。
5. 在护理工作中具有爱心、耐心,关心爱护儿童,能理解患儿及家长的心情。

## 第一节　儿童神经系统解剖生理特点

### 一、脑和脊髓

1. **脑的发育**　在胚胎时期神经系统首先形成,脑的发育最为迅速。出生时脑重约370g,7岁时已接近成人脑重,约1 500g。出生时神经细胞数目已与成人相同,但树突与轴突少而短。出生后脑重的增加主要由于神经细胞体积增大和树突的增多、加长,以及神经髓鞘的形成和发育,神经系统功能逐渐成熟和复杂化。3岁时神经细胞基本分化完成,8岁时接近成人。神经纤维到4岁时才完成髓鞘化。在此之前,尤其在婴儿期,各种刺激引起的神经冲动传导速度缓慢,且易于泛化;不易形成兴奋灶,儿童易疲劳而进入睡眠状态。

图片:腰椎
穿刺术

2. **脊髓的发育**　脊髓的结构发育与脊柱的发育相对不平衡,胎儿3个月时两者等长,脊髓下端在第2腰椎下缘,4岁时上移至第1~2腰椎之间。故确定腰椎穿刺部位时要注意年龄特点,婴幼儿以第4~5腰椎间隙为宜,4岁以后以第3~4腰椎间隙为宜。

### 二、脑脊液

儿童脑脊液100~150ml,新生儿脑脊液量少(约50ml)、压力低,腰椎穿刺抽取脑脊液较困难。正常及颅内常见感染性疾病的脑脊液特点见表11-1。

表 11-1　正常及颅内常见感染性疾病的脑脊液特点

| 分类 | 压力<br>（kPa） | 外观 | 潘氏<br>试验 | 白细胞<br>（×10⁶/L） | 蛋白(g/L) | 糖（mmol/L） | 氯化物<br>（mmol/L） | 查找<br>病原 |
|---|---|---|---|---|---|---|---|---|
| 正常新<br>生儿 | 0.29~0.78kPa | 清亮<br>透明 | − | 0~34<br>婴儿 0~20 | 0. 2~1.2 | 婴儿<br>3. 9~5.0 | | |
| 正常<br>儿童 | 0. 69~1.96kPa | 清亮<br>透明 | − | 0~10 | 0. 2~0.4 | 2. 8~4.5 | 117~127 | |
| 化脓性<br>脑膜炎 | 不同程度增高 | 米汤<br>样浑<br>浊 | +~+++ | 数百至数<br>千,多核为<br>主 | 明显增高 | 明显降低 | 多数降低 | 涂片或培<br>养可发现<br>致病菌 |
| 结核性<br>脑膜炎 | 增高 | 微浊<br>毛玻<br>璃样 | +~+++ | 数十至数<br>百,淋巴细<br>胞为主 | 增高 | 降低 | 降低 | 涂片或培<br>养可发现<br>抗酸杆菌 |
| 病毒性<br>脑膜炎 | 正常或轻度增<br>高 | 清亮 | −~+ | 正常至数<br>百,淋巴细<br>胞为主 | 正常或轻<br>度增高 | 正常 | 正常 | 特异性抗<br>体 阳 性,<br>病毒分离<br>可阳性 |
| 隐球菌<br>性脑膜<br>炎 | 增高或明显增<br>高 | 微浊 | +~+++ | 数十至数<br>百,淋巴细<br>胞为主 | 增高 | 降低 | 多数降低 | 涂片墨汁<br>染色可发<br>现隐球菌 |

## 三、神经反射

1. 生理反射

（1）出生时已存在以后逐渐消失的反射：如握持反射（生后 3~4 个月消失）、拥抱反射（生后 3~6 个月消失）、觅食反射和吸吮反射（生后 4~7 个月消失）等。这些反射生后缺乏或到消失时间仍存在则为异常。

（2）出生时已存在终身不消失的反射：如角膜反射、瞳孔反射、结膜反射和吞咽反射等。神经系统有病变时，这些反射将减弱或消失。

（3）出生时不存在以后逐渐出现且终身不消失的反射：如腹壁反射、腱反射和提睾反射等。这些反射该出现时引不出或减弱则为异常。

2. 病理反射　2 岁内的婴幼儿由于神经系统发育不成熟，巴宾斯基（Babinski）征双侧阳性可为生理现象，2 岁后或单侧阳性为病理现象。

3. 脑膜刺激征　包括颈强直、克氏（Kernig）征、布鲁津斯基（Brudzinski）征。4 个月以内的婴儿因屈肌张力较高，克氏征、布鲁津斯基征可为阳性。

# 第二节　化脓性脑膜炎

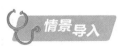

张宝宝，男，4 岁。3d 前出现发热、咽痛，妈妈以为"感冒"了，给宝宝喝了"感冒灵冲剂"，但效果不好，宝宝仍然发热较高，昨天宝宝诉头痛，并多次出现喷射性呕吐，而且精神很差。妈妈急带宝宝来医院儿科就诊，医生拟诊为"化脓性脑膜炎"收住入院，医生告诉妈妈宝宝需要做"腰椎穿刺"这项操作。

情景互动：

1. 该患儿要确诊为化脓性脑膜炎应做什么检查？

2. 化脓性脑膜炎患儿为什么要做"腰椎穿刺"？注意事项有哪些？

## 【概述】

化脓性脑膜炎（purulent meningitis）简称化脑，是指由细菌引起的脑膜急性化脓性感染，是小儿常见的中枢神经系统感染性疾病。一年四季均可发病，但以冬季多见。

许多化脓性细菌都可引起本病，但大部分患儿是由脑膜炎奈瑟菌、肺炎链球菌和流感嗜血杆菌引起。2个月以下幼婴和新生儿以及原发性或继发性免疫缺陷者，易发生革兰阴性杆菌（多为大肠埃希菌）和金黄色葡萄球菌脑膜炎。

最常见的入侵途径是血流，致病菌大多由上呼吸道入侵，也可通过胃肠道、破损的皮肤黏膜或新生儿的脐部入侵，进而入血流通过血 – 脑屏障到达脑膜。邻近组织器官感染如中耳炎、乳突炎等可波及脑膜。颅骨骨折、脑脊膜膨出等与颅腔存在直接通道，细菌可直接进入蛛网膜下腔。

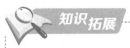

**知识拓展**

### 颅内压增高的原因

颅内压是指颅腔内各种结构如脑组织、脑血管系统、组织间液及脑脊液所产生的压力总和。若其中任何一种内容物体积增大时，其余内容物则相应减少以缓冲颅内压的增高，当代偿功能超过其所能代偿的限度时即称为颅内高压，严重时迫使部分脑组织嵌入孔隙，形成脑疝，导致中枢性呼吸、循环衰竭，危及生命。颅内、颅外感染是颅内压增高的主要原因，脑缺血缺氧、颅内占位性病变、脑脊液循环异常等也是导致颅内压增高的原因。

## 【护理评估】

### （一）健康史

主要评估患儿有无相关的病因及病史。应详细询问患儿病前有无呼吸道、皮肤或胃肠道感染史；近期是否患过鼻窦炎、中耳炎、乳突炎等；新生儿应询问生产史、脐部感染史及有无败血症史；有无先天性或后天性神经与皮肤的解剖异常，如皮肤窦道或脑脊膜膨出。

### （二）身体状况

1. 评估患儿有无相应的临床表现　多见于5岁以下儿童，1岁以下为患病高峰年龄。大多急性起病，部分患儿发病前数日有上呼吸道感染或胃肠道感染病史。

（1）典型表现：

1）感染中毒及急性脑功能障碍症状：发热、烦躁不安和进行性加重的意识障碍。随着病情加重，患儿逐渐从精神萎靡、嗜睡、昏睡、昏迷到深度昏迷。30%以上的患儿有惊厥发作。脑膜炎球菌感染常有瘀点、瘀斑和休克。

2）颅内压增高：表现为剧烈头痛、喷射性呕吐。婴儿则有前囟饱满与张力增高、头围增大等。严重者可发生脑疝，表现为呼吸不规则、突然意识障碍加重、双侧瞳孔不等大、对光反射迟钝等。

3）脑膜刺激征：颈项强直、克氏征、布氏征阳性。

（2）不典型表现：多见于3个月内的患儿，起病隐匿，缺乏典型症状。可表现为体温异常、面色青灰、吸吮力差、吐奶，颅内高压表现不明显，惊厥可不典型，脑膜刺激征表现不明显。

2. 评估患儿是否出现了并发症　可发生硬脑膜下积液、脑性低钠血症、脑积水、脑室管膜炎等并发症。部分幸存者可有后遗症，如耳聋、视力障碍、智力低下、肢体瘫痪和癫痫等。

3. 评估患儿有无相关的辅助检查结果

（1）脑脊液检查：是诊断本病的重要依据。典型改变是外观浑浊，压力增高，白细胞总数明显增多可达$1\,000 \times 10^6/L$以上，分类以中性粒细胞为主；糖和氯化物含量下降，蛋白显著增高，涂片或细菌培养可找到致病菌（表11-1）。

（2）血常规检查：白细胞计数明显增高，分类以中性粒细胞增高为主。

图片：脑积水患儿

### （三）心理－社会状况

该病往往病情重、病程长，且后遗症多、病死率高。因此，应注意评估家长对本病的认知程度，以及经济承受能力和焦虑程度；还应评估患儿患病后对生活环境改变的适应能力，对治疗、护理带来不适的承受能力。

### （四）治疗要点

1. 抗生素治疗　应选用对病原菌敏感、易透过血－脑脊液屏障的抗生素，做到早期、足量、足疗程、静脉给药，力求用药 24h 内杀灭致病菌。目前多用三代头孢菌素治疗，疗程 2~3 周。

2. 对症支持治疗　颅高压时应用甘露醇；高热时给予物理降温或药物降温；惊厥发作时镇静止惊；肾上腺皮质激素不仅可抑制多种炎性因子的产生，还可降低血管通透性，因此可减轻脑水肿和颅内高压。积极处理并发症。

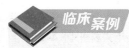

患儿 7 个月，发热、咳嗽 5d，近 2d 呕吐，今突然抽搐。查体：体温 38.9℃，嗜睡，前囟饱满，颈抵抗，双肺少许细湿啰音，克氏征（+）、布氏征（－），血常规示白细胞计数 $17 \times 10^9/L$，中性粒细胞百分率 66%，淋巴细胞百分率 34%，脑脊液外观微浑浊，白细胞计数 $1800 \times 10^6/L$ 中性粒细胞百分率 70%，淋巴细胞百分率 30%，蛋白质 2 000mg/L，糖 1.7mmol/L，氯化物 105mmol/L。

护理工作任务：

1. 请提出该患儿主要的护理诊断／问题。
2. 请针对该患儿颅内压增高进行护理。

## 【常见护理诊断／问题】

1. 潜在并发症：颅内压增高。
2. 体温过高　与细菌感染有关。
3. 营养失调：低于机体需要量　与机体消耗过多有关。
4. 焦虑　与家长知识缺乏及病情重、后遗症多有关。

## 【护理目标】

1. 患儿颅内压降低，不发生脑疝或一旦发生能及时发现和处理。
2. 患儿的体温逐渐恢复正常。
3. 患儿在住院期间营养摄入充足，体重稳定。
4. 患儿和家长情绪稳定，能积极配合治疗和护理。

## 【护理措施】

1. 协助降低颅内压

（1）保持环境安静，避免光线刺激，避免不必要的搬动，采取舒适体位，头抬高 15°~30°，利于脑血液回流，预防脑疝。护理操作尽量集中进行，避免过多打扰患儿。

（2）按医嘱正确地使用降颅压的药物，如 20% 甘露醇、肾上腺皮质激素等，静脉应用甘露醇时不能漏到血管外，以免引起局部刺激和皮肤坏死。配合医生行腰椎穿刺术，做好术后护理。

（3）按医嘱正确地使用抗生素，有效控制颅内感染并注意药物副作用。由于用药时间长，必须有计划地选择和保护静脉，保证药物按时、准确地输入。

（4）密切观察患儿生命体征，观察患儿的意识状态、瞳孔、囟门等变化。若患儿出现意识障碍加重、呼吸节律深而慢或不规则、瞳孔忽大忽小或两侧不等大、对光反应迟钝、血压升高等，应警惕脑疝及呼吸衰竭的发生，备好抢救物品，及时采取抢救措施。婴儿经 48~72h 治疗发热不退或退后复升，或一般症状好转后又出现意识障碍、惊厥、前囟隆起等应考虑并发硬脑膜下积液的可能。若高热不退，反复惊厥发作,前囟饱满,颅缝裂开,频繁呕吐,出现"落日目"现象提示出现脑积水。应详细记录观察结果,早期预测病情变化,及时报告医生。

2. 发热的护理　病室温度、湿度适宜,注意空气流通、开窗换气。监测体温变化,超过 38.5℃时给予物理降温或药物降温。多饮水,出汗后及时更换衣服及被褥,注意皮肤清洁和口腔护理。

3. 饮食护理　提供高热量、高维生素的流质及半流质饮食。注意少量多餐,减轻胃的饱胀感,防止呕吐的发生;注意食物的搭配,提高食欲;频繁呕吐不能进食者,遵医嘱给予静脉营养,注意观察和记录呕吐次数、性状和量。

4. 心理护理　多与患儿交流取得信赖,密切观察情绪反应,鼓励表达内心感受。用能理解的语言讲解有关疾病的知识和预后,使其克服焦虑心理,积极配合医护工作。鼓励与同病室的病友交流,创造良好的治疗和休养环境,促进患儿早日康复。

5. 健康教育

(1)根据患儿和家长的接受能力,向家长介绍本病的基本知识及患儿的病情,耐心解答家长的疑问,减轻家长的焦虑,取得家长的配合。腰椎穿刺前做好解释工作,穿刺后应嘱患儿去枕平卧 4~6h。

(2)对恢复期患儿,指导家长在日常生活中保证环境安全,预防患儿受伤;提供玩具、游戏和感觉刺激以促进其正常发展,观察有无后遗症;对有后遗症的患儿指导家长尽早带患儿去康复机构进行康复训练,促进功能恢复。

(3)按时预防接种,加强体格锻炼,增强免疫力,减少感染性疾病的发生。

【护理评价】

1. 患儿颅内压是否正常,是否未发生脑疝等并发症。
2. 患儿的体温是否维持正常。
3. 患儿营养摄入是否充足,体重是否稳定。
4. 患儿和家长是否情绪稳定,是否能积极配合治疗和护理。

# 第三节　病毒性脑炎

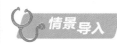 情景导入

护士小王值班时接收一急诊患儿。经询问,患儿 4 岁,昨日开始发热,解稀便二次,今晨呕吐二次,并出现四肢抽动,立即打 120 急诊来院,医生拟诊为"病毒性脑炎"收住院。

情景互动:

1. 作为患儿的责任护士如何进行健康史评估?
2. 患儿入院后需要做哪些辅助检查?

【概述】

病毒性脑炎(viral encephalitis)是指由多种病毒引起的颅内急性炎症。若病变主要累及脑膜,临床表现为病毒性脑膜炎(viral meningitis);若病变累及大脑实质,则以病毒性脑炎为临床特征。由于解剖上两者邻近,若脑膜和脑实质同时受累,此时称为病毒性脑膜脑炎。

引起该病的病毒种类繁多,80% 为肠道病毒,如柯萨奇病毒、埃可病毒等,其次为虫媒病毒、腺病毒、单纯疱疹病毒、腮腺炎病毒和其他病毒等。病毒经肠道或呼吸道进入淋巴系统繁殖,经血液循环感染颅外某些脏器,此时患儿可有发热等全身症状。若病毒进一步繁殖,即可能入侵脑和脑膜,出现中枢神经系统症状。病理改变主要是大量病毒对脑组织的直接入侵和破坏;若宿主对病毒抗原发生强烈免疫反应,将进一步导致脱髓鞘、血管与血管周围脑组织的损害。

## 【护理评估】

### （一）健康史

主要评估患儿有无相关的病因及病史。应详细询问患儿近 1~3 周有无呼吸道、消化道等病毒感染史；发病前有无传染病接触史、蚊虫叮咬史；了解近期是否接种过疫苗。

### （二）身体状况

1. 评估患儿有无相应的临床表现　大多数患者病程呈自限性，但病情轻重差异很大，一般病毒性脑炎较脑膜炎严重，重症脑炎更易发生急性期死亡或后遗症。

（1）病毒性脑膜炎发病前多有上呼吸道或前驱传染病史。表现为发热、恶心、呕吐、头痛、软弱、嗜睡等。一般很少有意识障碍，惊厥较少见，可有脑膜刺激征阳性。病程大多在 1~2 周内。

（2）病毒性脑炎起病急，其临床表现因脑实质部位的病理改变、范围和严重程度而有所不同。大多数患儿因弥漫性大脑病变而主要表现为发热、反复惊厥发作、不同程度的意识障碍和颅内压增高症状。有的患儿病变主要累及额叶皮质运动区，临床则以反复惊厥发作为主要表现，伴或不伴发热。若脑部病变主要累及额叶底部、颞叶边缘系统，患儿则主要表现为精神情绪异常，如狂躁、幻觉、失语以及定向力、计算力和记忆力障碍等，伴或不伴发热。其中以单纯疱疹病毒引起者最为严重，常合并惊厥和昏迷，病死率高。患儿可同时兼有上述多种类型的表现。其他还有以偏瘫、单瘫、四肢瘫或各种不自主运动为主要表现者。有的患儿可同时兼有上述多种类型的表现。

2. 评估患儿有无相关的辅助检查结果

（1）脑脊液检查：外观清亮或微浑浊，压力正常或增高。白细胞总数正常或轻度升高，病程早期以中性粒细胞增多为主，后期以淋巴细胞增多为主；蛋白正常或轻度增高，糖和氯化物正常（表 11-1）。

（2）病毒学检查：取脑脊液进行病毒分离及特异性抗体测试均为阳性，恢复期患儿血清特异性抗体滴度高于急性期 4 倍以上时具有诊断意义。

（3）脑电图：病程早期多以弥漫性或局限性异常慢波背景活动为特征，少数伴有棘波、棘-慢综合波。

### （三）心理-社会状况

本病是神经系统感染性疾病，家长多担心患儿病情严重会危及生命或留有后遗症，从而产生焦虑和恐惧等情绪，应注意评估家长对疾病转归的认知能力、经济承受能力。评估患儿对治疗护理的配合程度和认知能力。还应注意评估社区、家庭、托幼机构的卫生情况，以了解可能引发本病的社会及环境因素。

### （四）治疗要点

急性期以支持和对症治疗为主，卧床休息，供给充足的营养，维持水、电解质平衡，控制惊厥、脑水肿和颅高压等。单纯疱疹病毒、水痘-带状疱疹病毒感染可选用阿昔洛韦抗病毒治疗，对其他病毒感染可酌情选用干扰素、利巴韦林等。可使用胞磷胆碱、吡拉西坦等促进脑组织代谢。

---

**临床案例**

患儿，男性，6 岁。因发热、头痛 1d，反复抽搐 2h 入院。同时伴有呕吐，呈喷射状。患儿入院前 1 周有上呼吸道感染病史，曾用青霉素治疗未见效果。查体：T 39℃，P 108 次/min，R 20 次/min。昏睡状态，颈抵抗，肌张力增高，膝腱反射活跃，双侧巴宾斯基征阳性。医生诊断为"病毒性脑膜脑炎"。

护理工作任务：

1. 请提出该患儿的主要护理诊断/问题。

2. 请针对主要护理诊断实施护理措施。

## 【常见护理诊断／问题】

1. 潜在并发症：颅内压增高。
2. 体温过高　与病毒感染有关。
3. 急性意识障碍　与脑实质炎症有关。
4. 躯体活动障碍　与昏迷、瘫痪有关。

## 【护理目标】

1. 患儿颅内压正常，未发生脑疝等并发症。
2. 患儿体温恢复和维持正常。
3. 患儿意识恢复。
4. 躯体活动恢复正常，或瘫痪肢体未发生肌肉萎缩或功能障碍。

## 【护理措施】

1. 协助降低颅内压　见本章第二节。
2. 发热的护理　见本章第二节。
3. 昏迷患儿的护理　保持侧卧位，上半身抬高20°~30°。每2小时翻身1次，保持皮肤清洁，按摩皮肤促进血液循环，防止发生压疮。做好口腔护理。保持呼吸道通畅，帮助拍背促使痰液排出，减少坠积性肺炎的发生，如有痰液堵塞，立即吸痰，必要时作气管切开或使用呼吸机。吞咽困难者尽早给予鼻饲或静脉营养，维持水、电解质、营养的平衡。
4. 瘫痪患儿的护理　卧床期间协助患儿洗漱、进食，及时清理大小便。教会家长协助患儿翻身及皮肤护理方法。可使用气垫，维持患儿皮肤的完整性，预防压疮。用毛巾或毯子卷成所需形状，保持瘫痪肢体于功能位。
5. 心理护理　多与患儿交流取得信任，密切观察其情绪反应，鼓励表达内心感受。用能理解的语言讲解有关疾病的知识和预后，使其克服焦虑心理，积极配合治疗和护理。鼓励与同病室的病友交流，创造良好的治疗和休养环境，促进患儿早日康复。
6. 健康教育
(1)根据患儿和家长的接受能力，介绍本病的基本知识及患儿的病情，耐心解答家长的疑问，减轻家长的焦虑，取得家长的配合。
(2)指导家长协助患儿翻身、皮肤护理的方法。对有肢体瘫痪者待其病情稳定后尽早进行肢体的被动或主动锻炼，促进功能恢复。
(3)按时预防接种，加强体格锻炼，增强免疫力，减少感染性疾病的发生。

## 【护理评价】

1. 患儿颅内高压是否控制，是否未发生脑疝等并发症。
2. 患儿的体温是否维持在正常范围。
3. 患儿意识是否恢复。
4. 患儿躯体活动是否恢复正常，瘫痪肢体是否未发生肌肉萎缩或功能障碍。

# 第四节　脑性瘫痪

## 【概述】

脑性瘫痪(cerebral palsy)简称脑瘫，是指由于各种原因造成的发育期胎儿或婴儿非进行性脑损伤。主要表现为中枢性运动障碍和姿势异常。我国的患病率为2‰左右。

　　许多围生期危险因素被认为与脑性瘫痪的发生有关,主要包括:①围生期脑损伤:如缺氧缺血性脑病、产伤、颅内出血;②与早产有关的脑损伤:如脑室周围白质软化、脑室内出血;③脑发育异常:如脑发育畸形、遗传性或代谢性脑发育异常;④产后脑损伤:如核黄疸、中枢神经系统感染;⑤产前危险因素:如绒毛膜羊膜炎、宫内发育迟缓、先天性 TORCH 感染。这些因素可能共存,并相互作用。也有很多患儿却无法明确其具体原因,可能与胚胎早期的发育异常有关系。

## 【护理评估】

### (一) 健康史

　　主要评估患儿有无相关的病因及病史。应询问母亲孕期情况,患儿出生情况,生后疾病和治疗情况,家族中有无遗传性疾病。

### (二) 身体状况

　　1. 评估患儿有无相应的临床表现

　　(1) 基本表现:以出生后非进行性运动发育异常为特征。

　　1) 运动发育落后和瘫痪肢体主动运动减少:患儿不能完成相同年龄正常小儿应有的运动发育进程,包括抬头、坐、站立、独走等大运动以及手指的精细动作。

　　2) 肌张力异常:因不同临床类型而异,痉挛型表现为肌张力增高;肌张力低下型则表现为瘫痪性肢体松软,但仍可引出腱反射;而手足徐动型表现为变异性肌张力不全。

　　3) 姿势异常:受异常肌张力和原始反射延迟消失不同情况影响,患儿可出现多种肢体异常姿势,并影响其正常运动功能的发挥。

　　4) 反射异常:多种原始反射消失延迟,痉挛型脑瘫患儿腱反射活跃,可引出踝阵挛和 Babinski 征阳性。

　　(2) 临床类型:

　　1) 按运动障碍类型分类:痉挛型最常见,占全部病例的 50% ~60%。主要因锥体系受累,表现为上肢肘、腕关节屈曲,拇指内收,手紧握呈拳状,下肢内收交叉呈剪刀腿和尖足。其他还有手足徐动型、共济失调型、肌张力低下型、强直型、震颤型、混合型等。

　　2) 按瘫痪累及部位分类:可分为四肢瘫(四肢和躯干均受累)、双瘫(也是四肢瘫,但双下肢较重)、截瘫(双下肢受累,上肢和躯干正常)、偏瘫、三肢瘫和单瘫等。

　　2. 评估是否出现了并发症或伴随症状　作为脑损伤引起的共同表现,一半以上的患儿可能合并智力低下、听力和语言发育障碍,其他如视力障碍、过度激惹、小头畸形、癫痫等。有的伴随症状如流涎、关节脱位则与脑瘫自身的运动功能障碍相关。

　　3. 评估患儿有无相关的辅助检查结果

　　(1) 影像学检查:1/2~2/3 的患儿可有脑 CT、MRI 的异常,但正常者不能否定本病的诊断。

　　(2) 脑电图:可能正常,也可表现为异常背景活动,伴有痫样放电波者应注意合并癫痫的可能性。

### (三) 心理 - 社会状况

　　治疗前应评估患儿的精神状况、性格特点、情绪、行为、反应能力等。评估其成长环境、生长发育程度、智力水平、患儿家长对该病的了解程度、康复知识的掌握程度和焦虑程度以及社会支持和社区医疗资源情况,制订有针对性的康复训练计划。

### (四) 治疗要点

　　婴儿运动功能正处于发育阶段,早发现、早治疗容易取得较好的疗效。主要的治疗措施有:功能训练(包括体能运动训练、技能训练、语言训练)、矫形器的应用、手术治疗等,其他还有水疗、电疗、中药熏蒸、针灸按摩等。同时家长要在医生指导下在家庭中帮助患儿进行持之以恒地训练。

## 【常见护理诊断 / 问题】

　　1. 有失用综合征的危险　与肢体运动障碍有关。

　　2. 生长发育迟缓　与脑损伤有关。

　　3. 焦虑　与家长缺乏脑瘫的康复知识有关。

【护理目标】

1. 患儿肢体功能水平接近或恢复正常。
2. 患儿生长发育水平能达到或接近相同年龄正常儿童应有的发育水平。
3. 患儿及家长能掌握脑瘫的康复知识。

【护理措施】

1. 坚持功能训练 针对各种运动障碍和姿势异常进行物理学手段治疗，帮助患儿进行被动或主动的肢体锻炼，以促进肌肉关节活动、改善肌张力，同时配合针刺、理疗、按摩、推拿等，纠正异常姿势。保持瘫痪肢体于功能位置，长时间卧床的患儿，宜选择侧卧位，将双手放在胸前。面前放置玩具及悬挂彩色气球和铃铛，练习抓握，利于发展上肢功能、接受到颜色及声音的刺激。

2. 培养自理能力 根据患儿年龄、病情训练适当的日常生活动作，如进行穿脱衣服的训练，更衣时选择坐位及穿脱方便的衣服，病重侧肢体先穿、后脱。在护理过程中培养患儿独立能力。根据患儿年龄进行排便、洗浴训练，养成定时排便的习惯。随着年龄的增长教会患儿在排便前能向家长预示，学会使用卫生纸、穿脱裤子。对独立进食困难的患儿应进行饮食训练，喂食时，保持患儿头处于中线位，且勿在牙齿紧咬情况下将饭匙强行抽出。让患儿学习进食动作，尽早自理。患儿所需热量无法保证时，可考虑鼻饲。

3. 心理护理 根据各年龄段的特点给予心理支持。在护理过程中要关爱患儿，患儿哭闹和不配合时要有耐心，对细微进步及时给予鼓励和表扬。有的患儿病情重，短时间内康复效果不明显，家长常常会有焦虑和抱怨情绪，应给与理解和安抚，要向家长解释脑瘫的康复是一个持久的过程，并帮助家长尽快掌握康复要点，出院后坚持在家中继续进行功能训练。发挥社会、家庭、学校全方位的力量，关爱脑瘫儿童。

4. 健康教育

(1)做好预防保健，加强孕期保健、胎儿保健和新生儿保健。在妊娠早期预防各种感染性疾病及不良理化因素的刺激；避免早产、难产、产伤和窒息；加强新生儿护理，防治新生儿各种疾病。

(2)指导家长正确护理患儿，持之以恒地进行康复训练，提高患儿运动能力、认知能力和生活自理能力。

(3)家庭需细心呵护患儿，耐心指导，多鼓励，注意发掘患儿自身潜力，切不可歧视或过度溺爱，否则容易造成性格缺陷。

【护理评价】

1. 患儿瘫痪肢体的运动功能是否接近或恢复正常。
2. 患儿生长发育是否达到或接近正常儿童水平。
3. 患儿及其家长在出院时能否掌握脑瘫的康复知识。

# 第五节 惊 厥

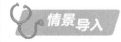

护士小张夜间巡视病房时，发现 8 床患儿突然意识丧失、牙关紧闭、口吐白沫、四肢抽动。家长非常紧张，大声呼叫并不停地摇晃患儿。

情景互动：

1. 患儿目前最可能发生的危险是什么？
2. 家长的做法对吗？为什么？

【概述】

惊厥(convulsion)是指由于神经细胞异常放电引起的全身或局部骨骼肌群突然发生不自主的强直性或阵挛性收缩,常伴意识障碍。本病可由多种原因引起,见于任何年龄。惊厥持续状态或反复频繁发作时可引起脑组织缺氧性损害。

惊厥是一种暂时性神经系统功能紊乱。因儿童大脑皮层发育尚未完善,神经髓鞘未完全形成,因此较弱的刺激也能在大脑皮层形成强烈兴奋灶并迅速泛化,导致神经细胞突然大量、异常、反复放电而引起惊厥。主要病因有:

1. 感染性疾病

(1)颅内感染:各种病原体感染如引起的脑膜炎、脑炎及脑脓肿。

(2)颅外感染:如热性惊厥、严重感染引起的中毒性脑病、破伤风等。

2. 非感染性疾病

(1)颅内疾病:颅内出血、颅内占位性病变、先天脑发育异常、脑外伤等。

(2)颅外疾病:缺氧缺血性脑病、中毒,水、电解质紊乱如重度脱水、低血钙、低血糖等,严重的心、肝、肾疾病,遗传代谢性疾病如苯丙酮尿症、半乳糖血症等。

【护理评估】

(一) 健康史

主要评估患儿有无相关的病因及病史。应询问患儿惊厥时是否发热,既往有无惊厥发作,出生时是否有产伤、窒息等,有无上呼吸道感染、神经系统感染或其他严重感染,有无癫痫、中毒,有无引起水、电解质紊乱的相关疾病,家族中是否有类似疾病史。

(二) 身体状况

1. 评估患儿惊厥的表现

(1)典型表现:表现为突然意识丧失,头向后仰,面部及四肢肌肉呈强直性或阵挛性收缩,眼球固定、上翻或斜视,口吐白沫、牙关紧闭,面色青紫,部分患儿有大小便失禁。惊厥持续时间为数秒至数分或更长,发作停止后多入睡。

(2)非典型表现:多见于新生儿或小婴儿。可有呼吸暂停、阵发性青紫、两眼凝视、眼角、口角抽动、单侧肢体抽动等。

(3)惊厥持续状态:指惊厥持续30min以上,或两次发作间歇期意识不能完全恢复者。多见于癫痫大发作、破伤风、严重的颅内感染、代谢紊乱、脑肿瘤等。由于惊厥时间过长,可引起缺氧性脑损害、脑水肿甚至死亡。

(4)热性惊厥:多见于6个月~5岁的小儿,是由单纯发热诱发的惊厥,是儿童惊厥最常见的原因。多发生于上呼吸道感染的初期,当体温骤升至38.5~40℃或更高时,突然发生惊厥。根据发作特点和预后分为两型:单纯性热性惊厥和复杂性热性惊厥(表11-2)。

表 11-2　单纯性热性惊厥和复杂性热性惊厥的临床特点

| | 单纯性热性惊厥 | 复杂性热性惊厥 |
|---|---|---|
| 占热性惊厥的比例 | 70% | 30% |
| 起病年龄 | 6个月至5岁 | 任何年龄 |
| 惊厥发作形式 | 全面性发作 | 局灶性或全面性发作 |
| 惊厥的时间 | 多短暂,<10min | 时间长,>10min |
| 一次热程发作次数 | 仅1次,偶有2次 | 24h内可反复多次 |
| 神经系统异常 | 阴性 | 可阳性 |
| 惊厥持续状态 | 少有 | 较常见 |

2. 评估患儿惊厥的转归,是否出现了并发症及后遗症　多数热性惊厥的患儿随年龄增长而停止发作,2%~7%转变为癫痫,其转为癫痫的危险因素包括原有神经系统发育异常、有癫痫家族史、首次发作有复杂型热性惊厥的表现。本病的预后与原发病有关,如单纯由于可纠正的代谢紊乱引起的惊厥预后良好,而脑或皮层发育异常者预后极差。由于窒息、颅内出血或脑膜炎引起的脑损伤,其预后取决于损伤的严重性和范围。

3. 评估患儿有无助诊的辅助检查结果　根据病情需要做血常规、大便常规、尿常规、血糖、血电解质、肝肾功能及脑脊液检查。必要时可做眼底检查、脑电图、心电图、B超、CT、MRI等。

(三) 心理 - 社会状况

家长对本病知识了解不全面,可能产生焦虑、恐惧等不良心理。较大儿童担心再次发生惊厥,常常感到自卑和恐惧。因此应了解家长和患儿对疾病知识的需求,是否愿意与医护人员配合。

(四) 治疗要点

迅速控制惊厥,积极寻找病因,预防惊厥复发。

1. 镇静止惊

(1)地西泮:为惊厥的首选药,对各型发作都有效,尤其适合于惊厥持续状态,其作用起效快(大多在1~2min内见效),较安全。剂量按每次0.3~0.5mg/kg缓慢静脉注射,注射速度不超过2mg/min。地西泮的缺点是作用时间短暂,过量可致呼吸抑制、血压降低,需观察患儿呼吸及血压的变化。

(2)苯巴比妥钠:是新生儿惊厥首选药物。首剂10mg/kg静脉注射,每日维持量为5mg/kg。本药抗惊厥作用维持时间较长,也有呼吸抑制及降低血压等副作用。

(3)10%水合氯醛:每次0.5ml/kg,一次最大剂量不超过10ml,由胃管给药或加等量生理盐水保留灌肠。

2. 对症治疗　高热者给予降温,脑水肿、颅高压者可静脉应用甘露醇、呋塞米或肾上腺皮质激素。

3. 病因治疗　针对引起惊厥不同的病因,采取相应的治疗措施。

视频:小儿惊厥

**【常见护理诊断 / 问题】**

1. 有窒息的危险　与惊厥发作、咳嗽和呕吐反射减弱、呼吸道堵塞有关。
2. 有受伤的危险　与抽搐、意识障碍有关。
3. 体温过高　与感染或惊厥持续状态有关。
4. 焦虑　与缺乏惊厥相关知识有关。

**临床案例**

患儿,男,3岁,因发热半天,抽搐1次入院。查体:T 39.5℃,HR 108次/min,R 29次/min,神志清楚,精神尚可,咽部红,双肺呼吸音粗,NS(-)。辅助检查:血常规:白细胞计数19.28×10⁹/L,淋巴细胞百分率21%,中性粒细胞百分率69%。门诊拟"热性惊厥"收住入院。

护理工作任务:
1. 请针对患儿的身体状况进行护理评估。
2. 提出患儿目前存在的主要护理问题。
3. 入院后为患儿和家长提供健康指导。

**【护理目标】**

1. 患儿呼吸道保持通畅,不发生窒息。
2. 患儿不发生外伤。
3. 患儿体温恢复正常。
4. 患儿及家长情绪稳定,惊厥发作时能得到及时正确地处理。

## 【护理措施】

1. 保证呼吸道通畅,预防窒息发生。

(1)惊厥发作时应就地抢救,保持安静,避免一切不必要的刺激,不要大声喊叫,以免惊厥加重。立即让患儿平卧,头偏向一侧,松解衣领,清除患儿口鼻腔分泌物、呕吐物等,保持呼吸道通畅。

(2)备好急救用品,如开口器、吸痰器、气管插管用具等。备好氧气,必要时吸氧。

(3)按医嘱给予止惊药物,如地西泮、苯巴比妥钠等,观察并记录患儿用药后的反应,注意有无呼吸抑制。

2. 预防外伤

(1)惊厥发作时,将纱布放在患儿手中和腋下,防止皮肤摩擦受损。已出牙的患儿在上下白齿之间放置包裹纱布的压舌板,防止舌咬伤。牙关紧闭时,不要用力撬开,以避免损伤牙齿。

(2)专人看护,防止坠床,将床上硬物移开,在床栏杆处放置棉垫,防止患儿抽搐时碰到栏杆受伤。切勿用力摇晃、强力按压或牵拉患儿肢体,以免骨折或脱臼。

3. 发热的护理　密切监测体温变化,高热时及时采取正确、合理的降温措施,及时更换汗湿的衣服,保持口腔及皮肤清洁。

4. 观察病情　密切观察生命体征、意识及瞳孔变化,惊厥反复发作或惊厥时间长者可引起脑缺氧,导致脑水肿或脑损伤,应及时给氧,若出现脑水肿早期症状应及时报告医生,并遵医嘱用降颅压药物。

5. 心理护理　护士应给患儿以安全感和信任感。经常和患儿及家长交流,解除其焦虑和自卑心理,建立战胜疾病的信心。热性惊厥有反复发作的特点,患儿家长往往担心疾病对小儿大脑会造成损伤影响智力,护士应耐心向家长解释。

6. 健康教育

(1)向家长详细说明患儿病情,解释惊厥的病因和诱因,指导家长掌握预防惊厥的措施。癫痫患儿应向家长强调定期门诊随访的重要性,根据病情及时调整药物。

(2)热性惊厥患儿应向家长说明及时控制体温是预防惊厥的关键,教会家长在患儿发热时物理降温和药物降温的方法。平时要加强生活护理,预防感染性疾病是减少热性惊厥发生的重要措施。

(3)教会家长在患儿惊厥发作时的正确的急救方法,如就地抢救保持安静,不要大声呼叫或摇晃患儿以免加重惊厥,发作缓解后迅速将患儿送往医院。

(4)对惊厥发作时间较长的患儿,应指导家长用游戏的方式观察患儿有无神经系统后遗症,如耳聋、肢体活动障碍、智能低下等,发现异常及时给予治疗和康复锻炼。

## 【护理评价】

1. 患儿是否未发生窒息和外伤。
2. 患儿体温是否恢复正常。
3. 患儿及家长情绪是否稳定。

(陈晓红)

### 思考题

1. 患儿4岁,因发热5d,头痛、呕吐1d,抽搐2次入院。查体:T 39℃,嗜睡,颈有抵抗,两肺呼吸音清,心率110次/min,腹平软,肝脾肋下未触及,布氏征(+)、克氏征(+)、巴氏征右侧(±)。血常规示白细胞计数 $17×10^9$/L,中性粒细胞百分率66%,淋巴细胞百分率34%,脑脊液外观微浑浊,白细胞计数 $1\ 500×10^6$/L,中性粒细胞百分率80%,淋巴细胞百分率20%,蛋白质 1 000mg/L,糖 1.4mmol/L,氯化物108mmol/L。

请思考:

(1)该患儿的主要的护理诊断/问题是什么?

(2)如何针对护理诊断/问题实施护理措施?

2. 患儿1岁,因抽搐1h急诊入院。入院前2h有溺水史。查体:神志不清,口吐白沫、面色青紫,牙关紧闭,四肢抽动,双肺呼吸音粗,心率140次/min,腹部稍膨隆,四肢肌张力增高。

请思考:

(1)该患儿目前主要的危险有哪些?

(2)急救护理措施有哪些?

思路解析　　　扫一扫，测一测

## 学习目标

1. 掌握风湿热、过敏性紫癜和皮肤黏膜淋巴结综合征的临床表现、护理措施。
2. 熟悉风湿热、过敏性紫癜和皮肤黏膜淋巴结综合征的护理诊断、治疗要点。
3. 了解风湿热、过敏性紫癜和皮肤黏膜淋巴结综合征的发病机制、辅助检查。
4. 学会对风湿热、过敏性紫癜和皮肤黏膜淋巴结综合征患儿实施整体护理,并进行健康指导。

## 第一节　风　湿　热

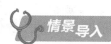

责任护士小张今天接收了一个 8 岁多的女孩,入院诊断是风湿热。经询问,小张得知患儿近 10d 以来反复发热,T 37.8~38.3℃,四肢关节疼痛、肿胀,以左膝关节为主,活动受限。妈妈说前段时间孩子"感冒"过。

情景互动:

1. 怎样减轻患儿疼痛?
2. 注意观察患儿还可能出现哪些不适?

## 【概述】

风湿热(rheumatic fever,RF)是由于 A 族乙型溶血性链球菌感染后发生的全身结缔组织非化脓性炎性疾病。临床主要表现为心脏炎、游走性关节炎、舞蹈病、环形红斑和皮下小结,以心脏炎最严重,反复发作可导致永久性心脏瓣膜病变。好发于 5~15 岁,3 岁以下少见。冬春季节、寒冷潮湿地区多见。

研究认为风湿热是自身免疫性疾病,与 A 族乙型溶血性链球菌感染有关,其发病机制的研究有很多新进展,但尚未十分明确。

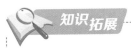

**风湿热发病机制及病理改变**

研究发现有多种 A 组乙型溶血性链球菌的特殊结构成分和细胞外产物与发病有关。链球菌感染后机体产生抗链球菌抗体,一方面能清除链球菌起保护作用,另一方面与链球菌抗原分子模拟的自身抗原结合形成循环免疫复合物,沉积于人体关节滑膜、心肌、心瓣膜,激活补体成分产生炎性病变。细胞免疫反应的参与、以遗传特征为基础的人体易感性或免疫应答的个体差异性在风湿热发病机制中也起一定作用。

风湿热病变过程分三期,可交错存在,持续 4~6 个月。①变性渗出期:发生于心脏、关节、皮肤,病理改变为组织水肿、变性或坏死,炎性细胞浸润,纤维素及浆液渗出;②增生期:主要在心肌和心瓣膜形成风湿小体,也可在肌肉及结缔组织,风湿小体是风湿热病理诊断依据;③硬化期:纤维组织增生和瘢痕形成,造成二尖瓣和主动脉瓣狭窄和关闭不全。

## 【护理评估】

### (一) 健康史

主要评估患儿有无相关的病因及病史。应询问患儿在发病前 1~4 周有无上呼吸道感染。了解患儿有无发热、关节痛、皮疹及精神异常或不自主动作,发生时间和治疗情况;既往有无关节炎或心脏病病史。

### (二) 身体状况

1. 评估患儿有无相应的临床表现　急性起病者表现为高热,体温达 38~40℃,2 周后低热;隐匿起病者低热或无热。有的伴有关节痛、贫血、鼻出血、腹痛。其主要表现有:

(1) 心脏炎:是本病最严重的表现,小儿风湿热以心脏炎起病者占 40% ~50%。年龄越小,心脏受累的概率越高。心肌、心内膜、心包均可受累,以心肌炎和心内膜炎多见。

1) 心肌炎:表现为心动过速,第一心音减弱,心脏扩大,心尖冲动弥散,可闻及奔马律,心尖部可听到 Ⅱ ~ Ⅵ级收缩期吹风样杂音或主动脉瓣区舒张中期杂音。

2) 心内膜炎:主要侵犯二尖瓣,其次是主动脉瓣。二尖瓣区出现 Ⅱ ~ Ⅵ级全收缩期杂音,心尖区有柔和、短促的舒张中期杂音,主动脉瓣区舒张期叹气样杂音,反复发作后可造成永久性瓣膜损害。

3) 心包炎:表现为心前区疼痛、呼吸困难和端坐呼吸,心包摩擦音、心音遥远、心前区搏动消失,心包填塞的表现为颈静脉怒张、肝脏大。一旦有心包炎表现,易发生心力衰竭。

(2) 关节炎:年长儿多见,发生率 50% ~60%,其特点为多发性、游走性大关节炎,主要累及膝、踝、肩、肘、腕等大关节。典型关节炎表现有红、肿、热、痛和功能障碍,非典型关节炎仅表现关节痛,发病很少超过 1 个月,愈后不留畸形。

(3) 舞蹈病:是一种锥体外系受累的风湿性神经系统疾病,发生率 3% ~10%,8~12 岁的女孩多见。表现为不自主、突发、无目的的快速运动,在兴奋和注意力集中时加剧,睡眠时消失,可累及全身肌肉,以面部和上肢肌肉为主,自限性,病程平均 3 个月。

(4) 皮肤症状:环形红斑少见,表现为环形或半环形边界清楚的淡色红斑,时隐时现,可持续数周。皮下小结发生于大关节伸面及枕、额、脊突处,直径 0.1~1cm,质硬不痛,2~4 周消失。其他皮疹:荨麻疹、结节性红斑、多形红斑。

(5) 其他:表现有风湿性肺炎、胸膜炎、肾炎、脑炎等。

2. 评估患儿有无相关的辅助检查结果

(1) 链球菌感染证据:咽拭子培养 A 族乙型溶血性链球菌,抗链球菌溶血素 "O"(ASO)、抗脱氧核糖核酸酶 B(anti-DNase B)、抗链球菌激酶(ASK)、抗透明质酸酶(AH)升高。

(2) 风湿热活动指标:血沉增快,C 反应蛋白(CRP)和黏蛋白增高。

(3) 心脏损害依据:① X 线:严重的出现心胸比例增大;②心电图:常见 P-R 间期延长,可出现 S-T 段改变及心律失常;③超声心动图:可显示有无瓣膜增厚、水肿、狭窄和关闭不全、心脏增大及心包积液。

图片:环形红斑

（三）心理－社会状况

因本病可能反复发作,甚至导致风湿性心脏病,严重影响患儿生活质量,所以应了解患儿及其家长对本病的认识,有无焦虑、担忧,有无自卑或自责等心理。了解患儿家庭环境及经济状况,既往有无住院的经历。

（四）治疗要点

卧床休息,保护心脏功能;用大剂量青霉素抗链球菌感染持续 2~3 周;抗风湿治疗,用水杨酸制剂如阿司匹林 4~8 周;如有心脏炎宜早期用糖皮质激素如泼尼松 8~12 周,以减轻心脏损害;有心力衰竭时加用强心、利尿药;舞蹈病时可用镇静剂如苯巴比妥等。

患儿,男,8 岁。因反复发热、左膝关节疼痛 10d 入院。患儿近 10d 以来,反复发热,体温 37.8~38.3℃,四肢关节疼痛、肿胀,以左膝关节为主。既往有扁桃体炎的病史。家族中无遗传病。体检:T 38.2℃,P 98 次/min,R 22 次/min,咽部充血,扁桃体 Ⅱ 度肿大,心音有力,未闻及心脏杂音,腹软,肝脾未及,左膝关节红、肿、热、痛,活动受限。实验室检查:血常规示白细胞计数 $9.8 \times 10^9$/L,中性粒细胞百分率 83%,淋巴细胞百分率 17%,血沉 80mm/h,CRP 阳性,ASO 阳性。

护理工作任务:

1. 指导家长安排好该患儿的活动与休息。
2. 告知家长如何观察该患儿病情变化、配合治疗。

## 【常见护理诊断/问题】

1. 心排血量减少　与心脏受损有关。
2. 疼痛　与关节受累有关。
3. 体温过高　与感染、风湿活动有关。
4. 潜在并发症:药物副作用。
5. 焦虑　与疾病的严重程度及预后有关。
6. 知识缺乏:患儿及家长缺乏对本病的治疗、预防、护理知识的认知。

## 【护理目标】

1. 患儿的心功能恢复正常。
2. 患儿疼痛减轻并能自由活动。
3. 维持患儿体温正常。
4. 患儿不发生并发症,一旦出现及时配合处理。
5. 患儿及其家长情绪稳定,积极配合治疗护理。
6. 患儿及其家长熟知预防风湿热复发、用药等相关知识。

## 【护理措施】

1. 防止发生严重心功能损害　病室保持安静,协助做好生活护理,给予易消化、高蛋白、高维生素饮食。心力衰竭者少量多餐,限制盐和水的摄入,少吃产气的食物,保持大便通畅。强调卧床休息,减轻心脏负担。急性期无心脏炎者卧床休息 2 周;有心脏炎者绝对卧床 4 周,重者 6~12 周;至急性症状完全消失,血沉接近正常方可下床活动,伴心力衰竭者卧床 8 周,待心功能恢复后再卧床 3~4 周。活动量要根据心率、心音、呼吸、有无疲劳而调节。一般恢复到正常活动量所需要的时间是:无心脏受累者 1 个月,轻度心脏受累者 2~3 个月,严重心肌炎伴心力衰竭者 6 个月。

2. 减轻关节疼痛　患儿保持舒适的体位,避免痛肢受压,移动肢体时动作轻柔。活动受限时,予以适当保护和固定。用热水袋热敷局部关节,以减轻疼痛。

3. 发热护理　密切观察体温变化,注意热型。根据体温采用物理降温和药物降温。

4. 用药护理　遵医嘱正确用药,观察药物副作用,如阿司匹林引起胃肠道反应、肝功能损害和出血,饭后服用或同服氢氧化铝可减少对胃肠道的刺激,加用维生素 K 可防止出血。服药后易出汗,应及时更换衣服以防受凉。注意观察患儿的食欲、大便性质及有无胃痛、呕吐等。激素的副作用可引起满月脸、肥胖、消化道溃疡、骨质疏松、精神症状、血压增高、电解质紊乱、抑制免疫等,应在饭后服用,减少消化道不良反应。注意补充钙剂及维生素 D,防止骨质疏松,按时按量服用,不能擅自减量或停药。

5. 观察病情　注意患儿面色、心率、心律、心音及呼吸的变化,有无烦躁不安、面色苍白、多汗、气急等心力衰竭表现。有心力衰竭者遵医嘱加用洋地黄制剂,同时给予吸氧、利尿、维持水电解质平衡等治疗,严格控制输液速度,适当地限制盐和水,详细记录出入水量。

6. 心理护理　主动关心爱护患儿,对患儿及家长耐心解释各项检查、治疗、护理措施的意义,争取家长及患儿的合作。及时解除患儿的各种不适感,如发热、出汗、疼痛等,增强其战胜疾病的信心。

7. 健康教育

(1)向家长及患儿讲解疾病的有关知识和护理方法,学会观察病情。

(2)教会家长及年长儿合理安排日常生活,及时添加衣服,防止受寒和感冒,改善居住环境,避免潮湿,加强体育锻炼,增强抵抗力,但应避免剧烈运动,适当限制活动量。

(3)强调预防复发的重要性,预防用药首选肌内注射长效青霉素 120 万单位,每 3~4 周 1 次,至少 5 年,有风湿性心脏病者,宜终身药物预防。

(4)指导定期到门诊复查。

【护理评价】

1. 患儿心功能是否恢复,生命体征是否稳定。

2. 患儿关节疼痛是否减轻或消失,能否运用减轻疼痛的技巧,是否可以活动。

3. 患儿体温是否恢复正常。

4. 家长心情是否放松,患儿感觉是否舒适。

5. 家长及患儿能否正确应用药物,是否学会观察病情及药物作用并积极配合治疗护理。

6. 家长及患儿能否说出预防风湿热复发、用药等相关知识。

# 第二节　过敏性紫癜

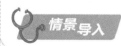

夜班护士小王巡视病房时,发现 21 床患儿痛苦面容,双手按压腹部。小王立即查看患儿,见双下肢有散在暗红色斑丘疹,高出皮面,压之不褪色,双侧对称分布,腹部轻压痛。患儿自诉腹痛明显,立即通知医生。该患儿是 3d 前因“过敏性紫癜”住院治疗。

情景互动:

1. 患儿发生腹痛的主要原因是什么?

2. 该患儿护理观察的重点是什么?

【概述】

过敏性紫癜(anaphylactoid purpura,AP)又称舒 – 亨综合征(Schonlein–Henoch syndrome),是最常见的血管炎性疾病。临床特点为皮肤紫癜、关节肿痛、腹痛、便血和血尿、蛋白尿等。儿童发病多于成人,以 2~8 岁小儿最多见。男女之比为 2∶1。冬春季多见。

病因不明确,一般认为与某种致敏因素引起的自身免疫有关。凡能作为抗原的物质均能导致发病,如病毒、细菌或其他病原体感染;药物、食物和其他如冷刺激、植物花粉、虫咬、疫苗接种、白血病和淋巴瘤、乳腺癌、小细胞肺癌和脊髓发育不良综合征等。在上述因素的致敏作用下,发生抗原-抗体复合物反应。

### 【护理评估】

（一）健康史

主要评估患儿有无相关的病因及病史。应询问患儿是否过敏体质,有无发病诱因,既往变应原是否明确,有无接触易过敏的食物、药物、花粉、疫苗注射等。评估首发症状的特点,尿常规检查是否曾有异常。询问患儿有无腹痛、关节痛等伴随症状,有无低热、咽痛、上呼吸道感染及全身不适等症状,发生的时间及治疗经过。

（二）身体评估

1. 评估患儿有无相应的临床表现　多为急性起病,病前1~3周常有上呼吸道感染史。约半数患儿伴有低热、乏力、精神萎靡等全身症状。

（1）皮肤紫癜:常为首发症状,反复出现为本病特征,多见于下肢和臀部,以下肢伸面为多,对称分布,严重者累及上肢,面部及躯干少见。初起为紫红色斑丘疹,高出皮肤,压之不褪色,此后颜色加深呈紫红色(图12-1),最终呈棕褐色而消退。少数重症患儿紫癜可大片融合形成大疱伴出血性坏死(图12-2)。皮肤紫癜一般4~6周后消退,部分患儿间隔数周、数月再次复发。

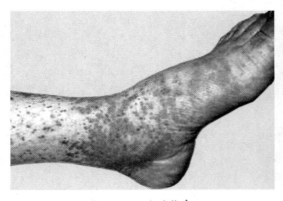

图 12-1　皮肤紫癜

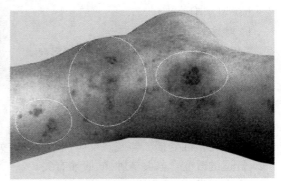

图 12-2　紫癜融合形成大疱伴出血性坏死

（2）消化道症状:约半数以上患儿可出现消化道症状,常见脐周或下腹部疼痛,伴恶心、呕吐,部分患儿有腹泻或便血。偶发肠套叠、肠梗阻、肠穿孔及出血坏死性小肠炎。

（3）关节症状:关节疼痛(60%~80%),尤其是累及膝盖和脚踝。

（4）肾脏症状:30%~60%患儿有肾脏损害症状。本病是否引起肾脏病变及其程度是决定远期预后的关键因素,也是儿科最常见的继发性肾小球疾病。多发生于1个月内,症状轻重不一。多数患儿出现血尿、蛋白尿及管型、血压增高和水肿,成为紫癜性肾炎。少数呈肾病综合征表现。一般患儿肾损害较轻,大多数都能完全康复,少数发展为慢性肾炎,死于慢性肾衰竭。

（5）其他:因脑出血导致失语、瘫痪、昏迷、惊厥。个别患儿有鼻出血、牙龈出血、咯血等。

2. 评估患儿有无相关的辅助检查结果

（1）血常规:白细胞计数可以正常或升高,有时会出现嗜酸性粒细胞增多。血小板计数通常是在正常范围内,也可升高,此可与血小板减少性紫癜区别。

（2）尿常规:10%~20%的患者可以出现血尿和(或)蛋白尿。

（3）其他:如尿素氮和肌酐水平、凝血酶原时间(PT)和活化部分凝血活酶时间(APTT)及脂肪酶的水平等。

（4）影像学检查:早期X线仅显示软组织肿胀,关节周围骨质疏松,关节附近呈现骨膜炎。晚期可见关节面破坏,以手腕关节多见。腹部超声检查可用于过敏性紫癜(AP)相关的肠套叠的早期诊断。

（三）心理－社会状况

评估患儿及家长对疾病的认知程度，是否认同和接受；如何查找过敏原，避免再次接触；是否了解和掌握一般处理方法。

（四）治疗要点

（1）肾上腺皮质激素和免疫抑制剂：泼尼松剂量为 1~2mg/（kg·d），分次服用，症状缓解后即可停药。重症过敏性紫癜性肾炎可用免疫抑制剂如环磷酰胺等。

（2）抗凝治疗：应用阻止血小板凝集和血栓形成的药物，如阿司匹林、双嘧达莫。以过敏性紫癜性肾炎为主要病变时，可选用肝素治疗。

（3）对症支持治疗：包括休息、合理饮食。合并感染的患儿应积极寻找和祛除致病原因，控制感染。

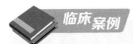

患儿，男，8 岁，因"双下肢皮疹 5d，腹痛 2d"入院。查体：T 37℃，神志清楚，双下肢可见散在暗红色斑丘疹，高出皮面，压之不褪色，双侧对称分布，余皮肤未见皮疹及出血点。双肺呼吸音清，心率 96 次/min，腹部平软，脐周轻压痛，无腹肌紧张及反跳痛。辅助检查：血常规：WBC $18.35 \times 10^9$/L，N 71.8，L 19.7，RBC $4.89 \times 10^{12}$/L，PLT $412 \times 10^9$/L，HGB 134g/L。门诊以"过敏性紫癜"收入病房。

护理工作任务：

1. 对该患儿进行护理评估。

2. 找出患儿目前存在的主要护理问题。

3. 为患儿和家长提供健康指导。

【常见护理诊断/问题】

1. 皮肤完整性受损　与变态反应性血管炎有关。

2. 舒适的改变　与关节肿痛、腹痛有关。

3. 潜在并发症：消化道出血、紫癜性肾炎。

【护理目标】

1. 患儿不出现新的紫癜，皮肤不发生感染、破溃。

2. 患儿腹痛缓解，不发生消化道出血，舒适感增强。

3. 住院期间患儿未发生潜在并发症。

【护理措施】

1. 皮肤护理　患儿衣服应宽松，柔软，避免穿化纤类衣服，保持衣服清洁。每日用温水清洁皮肤，保持皮肤清洁、干燥。督促患儿按时用药，确保疗效。瘙痒明显时遵医嘱用少量止痒剂，剪短指甲，嘱患儿不搔抓皮肤。

2. 减轻疼痛　协助患儿洗漱、进食、大小便及个人卫生等活动，满足其基本生活需要。关节肿痛时应卧床休息，保持关节功能位，待肿胀消退，疼痛缓解后逐渐下床活动。患儿关节肿胀、疼痛较剧者，可抬高患肢。利用枕头或毛毯支持疼痛部位，以使肌肉放松。指导患儿使用放松技术如缓慢的深呼吸、全身肌肉放松、看电视、听音乐等以缓解疼痛。遵医嘱用止痛药或给热敷、按摩、擦浴以减轻局部疼痛。遵医嘱给予解痉止痛药，以缓解腹部疼痛。

3. 观察病情

（1）监测患儿血压等各项生命体征变化。当患儿烦躁不安、头痛、呕吐时应警惕颅内出血，发现异常立即报告医生，及时处理。

（2）观察皮疹的分布、颜色，出疹及消退时间，并做好记录。协助翻身，观察皮肤受压情况。

（3）观察尿色、尿量，定时做尿常规检查。若有血尿和蛋白尿，提示紫癜性肾炎，按肾炎护理。

（4）观察有无腹痛、便血等情况，注意腹部体征变化。发现便血应及时通知医师，出血量大时应做好输血准备。

（5）观察药物疗效，注意糖皮质激素的副作用。

4. 健康教育

（1）疾病知识宣教：入院时向患儿及家长介绍此病的病因、临床症状、伴随症状及体征，告知此病易反复发作，让他们在了解疾病相关知识基础上做到心中有数，以配合住院期间的治疗和护理。积极寻找过敏原，发现可疑过敏原应避免再次接触。

（2）关节疼痛的护理指导：当关节疼痛时，嘱患儿卧床休息，协助患儿选用舒适体位，轻轻按摩疼痛的肢体，同时告知家长应用肾上腺皮质激素有助于缓解关节症状，不会留下后遗症。

（3）出院指导：教会家长观察病情、合理调配饮食，给予清淡食物。出院后指导患儿适当参加体育锻炼，保持心情轻松愉快，预防上呼吸道感染。在春季花粉较多的季节，过敏体质的患儿宜减少外出，外出时戴口罩。不可滥用药物，用药前仔细阅读说明书，避免使用有可能引起过敏反应的药物。必须按时门诊随访。

## 【护理评价】

1. 患儿皮肤紫癜是否消退，有无皮肤破溃、感染。
2. 患儿是否舒适，腹痛、关节痛是否完全缓解。
3. 患儿是否发生潜在并发症或发生时及时被发现。

# 第三节　皮肤黏膜淋巴结综合征

## 【概述】

皮肤黏膜淋巴结综合征（mucocutaneous lymph node syndrome，MCLS）又称川崎病（kawasaki disease，KD），是一种以全身中、小血管炎为主要病变的急性发热出疹性疾病。主要表现为发热、皮肤黏膜损害和淋巴结肿大。最严重的是冠状动脉损伤所致的心肌梗死和冠状动脉瘤，是本病死亡的主要原因。

本病以婴幼儿多见，80%~85%的患儿为 4 岁以内。病因未明，推测与感染有关，目前认为可能是易患宿主对多种病原所诱发的免疫介导的全身血管炎。

## 【护理评估】

（一）健康史

主要评估患儿有无相关的病因病史。应询问发病前有无感染征象、发热程度、持续时间及抗生素治疗是否有效，有无麻疹接触史，最近服药史等。

（二）身体状况

1. 评估患儿有无相应的临床表现

（1）主要表现

1）发热：为最早出现的症状，体温 38~40℃，呈稽留热或弛张热，持续 1~2 周或更久，抗生素治疗无效。

2）皮肤表现：在发热或发热后出现皮疹，呈向心性、多形性，常见麻疹样、猩红热样、多形红斑样皮疹。手足硬肿为本病的典型临床特征。发热早期，掌、跖部出现大片红斑，手足呈硬性水肿，指（趾）呈梭形肿胀。恢复期掌、跖部大片脱皮，指（趾）末端甲周处开始膜状脱皮。

3）黏膜表现：双侧球结膜充血，无脓性分泌物。口唇潮红、干燥、皲裂、出血或结痂。口腔咽部黏膜弥漫性充血，舌乳头突起、充血呈草莓舌。

图片：指端膜状脱皮

图片：川崎病眼球结膜充血

图片：川崎病草莓舌

视频：川崎病的临床表现、诊断和治疗

4）淋巴结肿大：多为单侧颈部淋巴结肿大，质地较硬，有触痛，表面不红，无化脓。

（2）心脏表现：是本病最严重的表现。可在发病后 1~6 周出现心肌炎、心包炎和心内膜炎。冠状动脉损害多发生于 2~4 周，心肌梗死和冠状动脉瘤破裂可导致心源性休克甚至猝死。可在急性期发生，也可在病后数月或数年发生。

（3）其他：可有间质性肺炎、无菌性脑膜炎、消化道症状、关节疼痛和肿胀。

2. 评估患儿有无辅助检查阳性结果

（1）血液检查：轻度贫血，白细胞总数增加，以中性粒细胞增多为主，伴有核左移现象。血小板增加，血沉增快，C 反应蛋白增高，IgG、IgM、IgA 和 IgE 升高。

（2）心血管系统检查：心脏受损者可见心电图和超声心动图改变。心电图可出现 ST 段和 T 波改变、P-R 间期和 Q-T 间期延长、低电压、心律失常等。超声心动图可显示冠状动脉扩张及冠状动脉瘤，必要时可作冠状动脉造影以准确定位冠状动脉瘤。

（三）心理、社会支持状况

本病是自限性疾病，但病程长，少数患儿可有心脏损害，应注意评估家长对该病的了解程度，有无焦虑、恐惧心理。

（四）治疗要点

尽早使用阿司匹林和丙种球蛋白，以控制炎症、预防或减轻冠状动脉病变。阿司匹林为本病首选药物，病情严重者可用肾上腺糖皮质激素。

【常见护理诊断 / 问题】

1. 体温过高　与感染、免疫反应等因素有关。
2. 皮肤黏膜完整性受损　与小血管炎有关。
3. 潜在并发症：心脏受损。

【护理措施】

1. 发热护理　每 4h 测体温 1 次，选择适当的降温方法以防高热惊厥。及时更换衣服，保持皮肤清洁干燥，多饮水，对饮水量不足者，及时静脉补液。保持病房适宜的温湿度，给予营养丰富、清淡易消化的流质或半流质饮食。

2. 皮肤黏膜护理　每天口腔护理 2~3 次，晨起、睡前、餐前、餐后漱口，饮食宜流质或半流质，食物宜温凉，同时观察口腔黏膜有无糜烂、溃疡等。口唇皲裂者涂鱼肝油。出现脱皮时，告诉患儿及家长不要撕拉，应让受损皮肤自行脱落。

3. 观察病情　密切观察患儿的面色、精神、心率、心律、心音、心电图等。一旦出现心脏表现，应绝对卧床休息，降低机体耗氧量，保护心脏。

4. 用药护理　遵医嘱使用阿司匹林，为了减轻对胃黏膜的刺激，应饭后服药，观察有无出血和肝功能损害。使用大剂量丙种球蛋白，观察有无过敏反应。

5. 心理护理　耐心详细介绍，体贴入微地关怀患儿，并向家属讲清本病的特点、病程、治疗和预后等，让其与医护人员密切配合。因心肌梗死和冠状动脉瘤破裂可引起猝死，家长会产生紧张、恐惧、焦虑的心理，应给予安慰，鼓励树立战胜疾病的信心。

6. 健康教育

（1）向家长介绍本病有关知识和护理要点，让他们学会观察病情。

（2）对无冠状动脉病变的患儿，告诉家长在出院后 1 个月、3 个月、6 个月和 1 年分别进行 1 次全面检查。对有残留冠状动脉病变的患儿需密切随访，每 3~6 个月做 1 次超声心动图检查。多发或较大冠状动脉瘤尚未闭塞者不宜参加体育活动。

（兰萌）

**思考题**

1. 患儿,女,9岁。低热 3 周,关节肿痛 12d,开始肘关节痛,后又出现腕关节疼痛。追问病史,患儿病前半个月曾有嗓子痛,3d 后好转。查体:神志清,面色苍白。体温:37.9℃,脉搏:140 次/min,呼吸:26 次/min,血压 14/10kPa(100/67mmHg)。躯干、四肢可见环形红色斑疹,咽充血,扁桃体Ⅱ°肿大,充血不明显。双肺未闻及异常。心尖部可闻及Ⅱ级收缩期杂音,主动脉瓣区闻及Ⅱ级舒张期杂音,肝脾肋下未触及,腕关节轻度红肿。辅助检查:WBC 12.63×10⁹/L,ASO 800$^U$,血沉 29mm/h,CRP(+)。心电图示:P–R 间期延长。

请思考:

(1)患儿身体状况评估的主要内容是什么?

(2)应如何对该患儿进行护理?

2. 患儿,男,10岁。主因双下肢皮疹半个月,腹痛 3d 入院。查体:体温:36.9℃,脉搏:80 次/min,呼吸:24 次/min,血压 16/11kPa(120/80mmHg)。双下肢、臀部可见散在暗红色斑丘疹,对称分布,压之不褪色,无痛、痒,疹间皮肤正常。腹肌无紧张,脐周压痛明显,无反跳痛,肝肋下 1.5cm,脾肋下 1.0cm,质中,边界清。移动性浊音阴性,肠鸣音稍活跃。辅助检查:WBC 10.63×10⁹/L,N 0.80,L 0.12,RBC 4.36×10¹²/L,HGB 135g/L,PLT 461×10⁹/L。凝血常规示:D– 二聚体 7.49mg/LFEU。尿常规:红细胞 16 个/HP。全程 CRP 示:超敏 C 反应蛋白 >5mg/L;C 反应蛋白 21.0mg/L。电图示:窦性心律不齐。

请思考:

(1)患儿身体状况评估的主要内容是什么?

(2)应如何对该患儿进行护理?

思路解析　　扫一扫,测一测

# 第十三章　遗传代谢性疾病患儿的护理

 **学习目标**

1. 掌握 21- 三体综合征、苯丙酮尿症患儿的临床表现、护理措施。
2. 熟悉 21- 三体综合征、苯丙酮尿症患儿的治疗要点、护理诊断。
3. 了解苯丙酮尿症的发病机制。
4. 学会对 21- 三体综合征、苯丙酮尿症患儿及家人进行健康指导。
5. 在护理工作中具有爱心、细心、热心和诚心，能体谅患儿及家长的心情。

## 第一节　21- 三体综合征

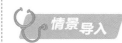 **情景导入**

妮妮，女，3 个月，72d 时被确诊为 21- 三体综合征。妮妮妈妈很着急，问责任护士小刘："我的孩子智力一定会有问题吗？她可以像正常的孩子一样上学吗？"

情景互动：

1. 如何减轻妮妮妈妈的焦虑情绪？
2. 如何指导家长学会长期教育训练的方法？

【概述】

21- 三体综合征（21-trisomy syndrome）又称先天愚型或 Down 综合征，属于常染色体畸变，是小儿染色体病中最常见的一种，在活产婴儿中的发生率为 0.5‰ ~0.6‰。60％患儿在胎儿早期即夭折流产。21- 三体综合征包含一系列的遗传病，其中最具代表性的第 21 对染色体的三体现象，主要临床表现为特殊面容、智能落后和生长发育迟缓。

 **知识拓展**

**染色体病的概念**

染色体病又称为染色体畸变综合征，是由于各种原因引起的染色体的数目或（和）结构异常的疾病，常造成机体多发畸形、智能低下、生长发育迟缓和多系统功能障碍。

本病的发生与母亲妊娠时的年龄、应用某些致畸药物、病毒感染和遗传因素等有关。发病率随孕母年龄增大而增高,孕母年龄在 35 岁以上者子女发生率为 0.3%,40 岁以上为 2%~5%,45 岁以上为 5%。发病率与母亲年龄有明显的关系,多数认为与卵子衰老有关。

## 【护理评估】

### (一)健康史

应详细评估患儿家族史,了解其母亲怀孕时的年龄,是否使用化学药物或接受放射线照射,是否受病毒感染等。

### (二)身体状况

1. 评估患儿有无相应的临床表现

(1)智能落后:是本病最突出、最严重的临床表现。绝大部分患儿是中度智力发育迟滞,随年龄的增长而日益明显,智商通常在 25~50 之间。

(2)生长发育障碍:患儿出生时身高和体重均较正常新生儿低,生后体格发育及运动发育均迟缓。身材矮小,骨龄落后,出牙迟且顺序错误;四肢短,关节柔软,可过度弯曲;肌张力低下,腹膨隆;手指粗短,小指向内弯曲。

(3)特殊体貌:出生时即有明显的特殊面容(图 13-1),表现呆滞,面圆而扁,眼距宽,外眦上斜,内眦赘皮,耳位低,鼻梁低平,舌体宽厚,口常半张或舌伸出口外,舌面裂深而多。头小而圆,前囟大且闭合延迟,颈短而宽。常呈嗜睡状,可伴有喂养困难。

(4)皮纹特点:手掌厚而指短粗,为通贯手,小指短小常向内弯曲,atd 角增大 >45°(图 13-2),第 4、5 指桡箕增多,脚踇指球胫弓形纹和第 5 指只有一条指褶纹等。

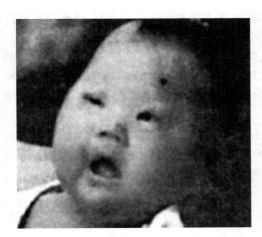

图 13-1　21- 三体综合征患儿的面容

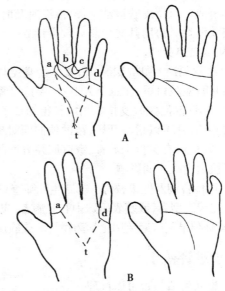

图 13-2　正常人与 21- 三体综合征患儿的皮纹比较
A. 正常人皮纹;B. 21- 三体综合征患儿的皮纹

图片:21-三体综合征特殊面容

图片:21-三体综合征的临床表现示意图

(5)其他:约有 1/2 的病例伴有先天性心脏病,易患感染性疾病和白血病。部分男孩有隐睾,女孩无月经,成年后多无生育能力。如成活至成人,则常在 30 岁后出现老年性痴呆症状。

2. 评估患儿有无相关的辅助检查结果

(1)染色体核型分析:外周血淋巴细胞及羊水细胞染色体核型检查可以发现患儿第 21 对染色体比正常人多一条,细胞染色体总数为 47 条。根据核型分析可分为三型:标准型(95%)、易位型、嵌合型。

(2)荧光原位杂交:用荧光素标记的 21 号染色体的相应部位序列作探针,与外周血淋巴细胞及羊水细胞进行荧光原位杂交,可快速、准确的进行诊断。

图片:21-三体综合征标准核型

笔记

（三）心理－社会状况

由于患儿智能发育障碍,缺乏正常儿童的心理活动和心理体验,情绪、情感、自我意识等不健全,常出现异常的心理反应。注意评估家长对本病的认识程度及对患儿的训练情况,有无焦虑、自责,父母角色是否称职、家庭经济状况如何等。

（四）治疗要点

注重对患儿的训练和教育,提高患儿的生活自理能力;预防感染;若合并其他畸形,可考虑手术矫治。

【常见护理诊断／问题】

1. 自理缺陷　与智能低下有关。
2. 有感染的危险　与免疫功能低下有关。
3. 焦虑(家长)　与家长担心患儿疾病预后有关。
4. 知识缺乏:患儿家长缺乏疾病的相关知识。

【护理目标】

1. 患儿生活能力提高。
2. 患儿在住院期间未发生感染。
3. 患儿及其家长在一周后焦虑情绪减轻。
4. 患儿家长掌握有关疾病知识及对患儿进行教育、训练的技巧。

【护理措施】

1. 加强生活护理,培养自理能力　保持空气清新,注意室内通风。协助吃饭、穿衣、定期洗澡,防止意外事故。保持皮肤清洁干燥,流涎时及时擦干,保持下颌及颈部清洁,用润肤油保持皮肤的润滑,以免皮肤溃烂。协助其父母制订教育计划及训练方案,并进行示范,使患儿通过训练逐步达到生活自理、能从事简单劳动。

2. 注意隔离,预防感染　患儿尽量避免与感染患儿接触,避免直接受冷空气刺激,呼吸道感染者接触患儿时应戴口罩;注意个人卫生,保持口腔、鼻腔清洁,勤洗手,加强皮肤护理。

3. 心理疏导,家庭支持　当家长得知孩子患本病时,常难以接受并表现出忧伤、自责,护士应理解他们的心情,并予以耐心开导,帮助他们面对现实、增强心理承受力、树立信心。向家长讲解本病的相关知识,并提供有关孩子养育、家庭照顾方面的知识,协助家庭建立个性化的孩子养育和培养计划,使他们尽快适应疾病的影响。

4. 遗传咨询及健康教育　①新生儿筛查:35岁以上妇女妊娠后应做羊水穿刺检查,30岁以下母亲,子代有先天愚型者,或姨表姐妹中有此病者,应及早检查子亲代的染色体核型;②孕母指导:母亲妊娠期间,尤其是孕早期应避免用化学药物打胎或服用磺胺类药物,避免接触X线照射,预防病毒感染。

【护理评价】

1. 患儿生活是否可以自理。
2. 患儿在住院期间是否发生感染。
3. 患儿及其家长在一周后焦虑情绪是否减轻。
4. 患儿家长是否掌握有关疾病知识及对患儿进行教育、训练的技巧。

# 第二节　苯丙酮尿症

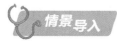

小鹏,男,7d,在医院的新生儿疾病筛查试验中发现苯丙氨酸浓度增高,怀疑小鹏患有苯丙酮尿症。小鹏妈妈很着急,问责任护士小王:"我的孩子还要做什么检查? 如果是苯丙酮尿症患者怎么治

疗呢？能治好吗？"

情景互动：

1. 如何减轻小鹏妈妈的焦虑情绪？

2. 如何指导家长学会饮食治疗的方法及注意事项？

## 【概述】

苯丙酮尿症（phenylketonuria，PUK）是由于苯丙氨酸代谢过程中酶缺陷导致苯丙氨酸及其酮酸蓄积，并从尿中大量排出，故称"苯丙酮尿症"。本病为常染色体隐性遗传疾病，是先天性氨基酸代谢障碍中最常见的一种。我国发病率约为 1：11 000，主要临床表现为智力低下，皮肤毛发颜色浅淡和鼠尿臭味。

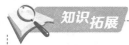

### 遗传性代谢病的概念

遗传性代谢病是由于基因突变，引起蛋白质分子在结构和功能上发生改变，导致酶、受体、载体等缺陷，使机体的生化反应和代谢出现异常，反应底物或中间代谢产物在体内大量蓄积，引起一系列临床表现的一大类疾病。

苯丙氨酸是人体生长和代谢所必需的氨基酸，食入体内的苯丙氨酸 1/3 用于蛋白质的合成，2/3 通过苯丙氨酸羟化酶作用转变为酪氨酸，以合成甲状腺素、肾上腺素和黑色素等。本病分为典型和非典型两种。

1. 典型 PKU（约占 99％）　由于患儿体内的肝细胞缺乏苯丙氨酸羟化酶（PAH），不能将苯丙氨酸转化为酪氨酸，从而导致苯丙氨酸在血液、脑脊液、各组织和尿液中浓度增高，同时产生大量的苯丙酮酸、苯乙酸等旁路代谢产物并从尿中排出。苯乙酸从尿中排出时，尿中出现"鼠尿味"。高浓度的苯丙氨酸及其代谢产物可使脑细胞受损，导致患儿出现神经系统症状。由于酪氨酸生成减少，致使黑色素合成不足，患儿毛发、皮肤色素变浅。

2. 非典型 PKU　由于四氢生物蝶呤（BH₄）缺乏，使苯丙氨酸不能氧化为酪氨酸，造成多巴胺、5-羟色胺等重要神经递质合成受阻，加重了神经系统功能的损害。

图片：苯丙酮尿症的发病机制示意图

## 【护理评估】

### （一）健康史

主要评估患儿有无相关的病因及病史，如询问家庭中是否有类似疾病患者，父母是否近亲结婚；了解患儿生长发育情况、喂养情况、饮食结构、小便气味等。

### （二）身体状况

1. 评估患儿有无相应的临床表现　患儿出生时正常，未经治疗的患儿 3~6 个月时出现症状，1 岁时症状明显。表现为：①智力发育落后为主，可有行为异常（如兴奋不安、多动、攻击性行为等），肌痉挛或癫痫，少数有肌张力增高、腱反射亢进等；②头发由黑变黄，皮肤白皙且干燥，常有湿疹；③可有呕吐、喂养困难，生长发育迟缓，尿液及汗液有特殊的鼠尿样臭味。

2. 评估患儿有无相关的辅助检查结果

（1）新生儿疾病筛查：新生儿哺乳 3~7d，针刺足跟采集外周血，滴于专用采血滤纸上，进行苯丙氨酸浓度测定。如 Phe 浓度大于切割值，应进行进一步检查和确诊。

（2）苯丙氨酸浓度测定：正常浓度 <120μmol/L（2mg/dl），经典型 PKU > 1 200μmol/L，中度 PKU 360~1 200μmol/L，轻度 HPA 120~360μmol/L。

（3）尿蝶呤图谱分析：主要用于 BH₄ 缺乏症的鉴别诊断。

（4）二氢生物蝶啶还原酶活性测定：二氢生物蝶啶还原酶缺乏症时该酶活性明显降低。

（5）DNA 分析：用 DNA 分析方法进行基因突变检测、基因诊断和产前诊断。

图片：苯丙酮尿症的诊断示意图

（三）心理－社会状况

评估家长对本病的认识程度,特别是饮食治疗方法的认识,因本病不及时治疗智力发育障碍随年龄增大而加重,家长常因延误治疗而内疚、焦虑;了解家庭经济,判断父母角色是否称职。

（四）治疗要点

一旦确诊,应立即给予积极治疗,开始治疗越早,预后越好,主要是饮食疗法。

1. 低苯丙氨酸饮食　治疗时间至少持续到青春期,终身治疗对患儿更有益。

2. $BH_4$、5-羟色胺酸和L-DOPA　主要用于非典型PKU的治疗,除饮食控制外再给予此类药物。

【常见护理诊断／问题】

1. 生长发育迟缓　与高浓度的苯丙氨酸致脑细胞受损有关。

2. 有皮肤完整性受损的危险　与皮肤异常的分泌物刺激有关。

3. 知识缺乏:家长缺乏早期饮食治疗的有关知识。

【护理目标】

1. 患儿生长发育基本正常。

2. 患儿皮肤完整无损。

3. 家属能制订正确的饮食计划。

【护理措施】

1. 饮食指导　给予低苯丙氨酸饮食,原则为即要限制苯丙氨酸的摄入,又要保证患儿的生长发育与体内代谢的最低需要。饮食治疗应在患儿3个月内开始,超过1岁以后治疗,虽可改善患儿行为异常,但智力低下是不可逆转的。①婴儿主要采用低苯丙氨酸配方奶,待血苯丙氨酸降到理想浓度时(表13-1),可逐渐少量添加天然饮食,首选母乳,较大婴儿可加入牛奶、粥、面、蛋等,添加的食品应以低蛋白、低苯丙氨酸为原则;②定期监测血苯丙氨酸浓度,监测生长发育情况,如血苯丙氨酸浓度异常,每周监测1次,如血苯丙氨酸浓度在理想控制范围,饮食无明显变化时,可每月监测1~2次。

表13-1　不同年龄血苯丙氨酸理想控制范围

| 年龄 | 血苯丙氨酸浓度（μmol/L） | 年龄 | 血苯丙氨酸浓度（μmol/L） |
|---|---|---|---|
| 0~3岁 | 120~240 | 12~16岁 | 180~600 |
| 3~9岁 | 180~360 | >16岁 | 180~900 |
| 9~12岁 | 180~480 | | |

2. 皮肤护理　定期沐浴,及时更换衣服、尿布,保持皮肤清洁、干燥,减少对皮肤的刺激,发生湿疹应及时处理。

3. 家庭支持　应耐心的介绍疾病的相关知识,告知家长本病是可治疗的疾病,帮助树立信心,坚持治疗。指导家长避免过度溺爱或干涉患儿的行为,使患儿能自我护理,以增加战胜疾病的信心。定期随访血苯丙氨酸浓度,与家长一起制订详细的饮食计划。

4. 健康教育　①宣传优生优育的知识,避免近亲结婚;②推行新生儿疾病筛查,早期发现PKU病例,强调饮食控制与患儿智力与体格发育的关系,从新生儿期开始给予低苯丙氨酸食物,防止脑损害的发生;③督促家属定期携带小儿检查血清苯丙氨酸浓度。

【护理评价】

1. 患儿生长发育是否正常。

2. 患儿皮肤是否完整无损。

3. 家长是否了解低苯丙氨酸饮食,正确制订饮食计划。

（谢玲莉）

图片:苯丙酮尿症的治疗示意图

表格:常用食物的苯丙氨酸含量（每100g食物）

笔记

**思考题**

1. 患儿,男,2岁,因说话少,伸舌流涎就诊。患儿食量少,尚不能独立行走,只会叫"爸爸、妈妈",不会说其他话。查体:体重9kg,身长70cm,神志清楚,表情呆滞,前囟1cm×1cm平坦,眼距宽,眼裂小,眼外侧上斜,鼻梁低平,唇厚舌大,舌常伸出口外、流涎,心肺腹未发现明显异常,四肢肌张力低下,手指粗短,小指向内侧弯曲,通贯手。

请思考:

(1)该患儿的临床诊断最可能是什么? 需要做什么进一步的检查可明确诊断?

(2)对该患儿应采取哪些护理措施?

2. 患儿,男,11个月,近一周惊厥2次入院就诊。患儿系 $G_1P_1$,母亲孕期体健,足月顺产,出生体重2800g,出生时无窒息、无产伤,出生后一直牛奶喂养,奶量尚可,3个月后逐渐出现食量减少且常有呕吐。近2个月患儿头发由黑逐渐变黄,家长发现患儿运动发育及智力发育较同龄儿落后。体检:体重8kg,身长66cm,头围43cm,营养及发育较差,表情呆滞,皮肤白皙,毛发枯黄,前囟0.5cm×0.4cm,心肺腹未发现异常,全身及尿不湿有特殊气味。临床拟诊为苯丙酮尿症。

请思考:

(1)确定临床诊断应做什么检查?

(2)患儿目前存在及可能出现的护理诊断有哪些?

(3)如何对患儿进行饮食护理?

思路解析　　　扫一扫,测一测

# 第十四章　常见皮肤病患儿的护理

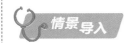

# 第一节　湿　疹

## 情景导入

琪琪,3个月,5天前开始面部出现潮红和丘疹,且很烦躁,今天开始延至躯干,洗热水澡后加重,家长急抱孩子来到儿科诊室,医生诊断为"婴儿湿疹"。

情景互动:

1. 局部治疗可选择哪些外用药物?
2. 如何指导家长做好琪琪的皮肤护理?

【概述】

湿疹(eczema)是由多种内、外因素引起的真皮浅层及表皮炎症,俗称"奶癣",是发生在婴儿头面部的一种急性或亚急性湿疹。临床上急性期皮损以丘疱疹为主,有渗出倾向,慢性期以苔藓样变为主,病情容易反复发作,瘙痒剧烈,好发于2~3个月的婴儿。

确切病因有时很难找到,可能与下列因素有关:

1. 内在因素　婴儿皮肤角质层较薄,毛细血管丰富且内皮含水及氯化物较多,对各种刺激因素较敏感。

2. 直接因素　过敏是最主要的因素,有过敏体质家族史的婴儿更易发生。

3. 诱发因素　许多物质如食物中蛋白质,尤其是鱼、虾、蛋类及牛乳;接触化学物品、毛制品、化纤物品、植物、动物皮革及羽毛等;病毒感染、细菌感染;日光照射、穿着太暖、寒冷等,都可诱发婴儿湿疹反复发生或加重。

### 【护理评估】

（一）健康史

主要评估患儿有无相关的病因及病史。应如询问本次起病经过,有无过敏体质家族史,询问饮食情况、是否接触化学物品、毛制品、化纤物品、植物等,最近是否发生感染,日光照射及穿着情况等。评估患儿有无红斑、丘疹、黄色渗出等及出现时间。

（二）身体状况

1. 评估患儿有无相应的临床表现

（1）临床分期

1）急性期:起病急,常表现为对称性分布的红斑、丘疹、丘疱疹及水疱,疱破糜烂,有黄色渗出物或黄白色浆液性痂覆盖,渐向四周蔓延,可见散在小丘疹,也称卫星疹。面部皮肤可有潮红及肿胀。自觉瘙痒剧烈,搔抓、热水烫洗可加重。

2）亚急性期:皮肤以小丘疹为主,有白色鳞屑或丘疱疹及糜烂面。痒感减轻,可持续很长时间。

3）慢性期:反复发作,多见于1岁以上的婴幼儿。表现为患儿皮肤浸润性暗红斑上有抓痕、血痂、皮肤粗糙、有不同程度的苔藓样变,色素沉着或色素减退,自觉剧烈瘙痒,如治疗不当,可急性发作。

（2）临床分型

1）脂溢型:多见于1~3个月婴儿,前额、颊部、眉间皮肤潮红,小斑丘疹上附着淡黄色脂性黏液,后者可形成痂,瘙痒不明显。一般在6个月后改善饮食时自愈。

2）渗出型:多见于3~6个月婴儿。最先出现于头面部,面颊可见对称性红色丘疹,疹间有水疱及红斑,渗出糜烂,结黄痂,剥去痂皮溃烂面呈颗粒状,易出血。如不及时治疗,可向躯干、四肢及全身蔓延,导致继发感染。

3）干燥型:多见于6个月~1岁儿童。皮损表现为丘疹、红肿、糠皮样脱屑及鳞屑结痂,无渗出,常见于面部、躯干及四肢侧面。常合并不同程度的营养不良。

三种类型可同时存在,也可互相转化和重叠。

图片：急性湿疹

> **知识拓展**
>
> ### 几种特殊部位的湿疹
>
> 1. 手部湿疹　多数起病缓慢,表现为手部干燥暗红斑,局部浸润肥厚,边缘较清楚,冬季常形成裂隙。
>
> 2. 乳房湿疹　多见于哺乳期女性,表现为乳头、乳晕、乳房暗红斑,其上有丘疹和丘疱疹,边界不清楚,可伴糜烂、渗出和裂隙,可单侧或对称发病,瘙痒明显。
>
> 3. 外阴、阴囊和肛门湿疹　局部瘙痒剧烈,常因过度瘙痒、热水烫洗而呈红肿、渗出、糜烂,长期反复发作可慢性化,表现为局部皮肤苔藓样变。
>
> 4. 四肢钱币状湿疹　皮损为密集小丘疹和丘疱疹融合成的圆形或类圆形钱币状斑片,境界清楚,直径1~3cm大小,急性期红肿,渗出明显,慢性期皮损肥厚、色素增加,表面覆有干燥鳞屑,自觉剧烈瘙痒。

图片：慢性湿疹

2. 评估患儿有无相关的辅助检查结果

（1）血常规检查:白细胞减少。

（2）Tzanck细胞学检查法:水疱底涂片可见有巨细胞。

（3）病理检查:组织表皮内或表皮下可见水疱或脓疱,有网状变性和气球变性,常有多核上皮细胞,真皮有大量炎细胞浸润,以中性粒细胞为主。

图片：婴儿湿疹

（三）心理－社会状况

家长因担心患儿预后会遗留皮肤瘢痕,可产生忧虑、沮丧等心理;因不良生活习惯和错误护理方法可诱发婴儿反复发生或加重湿疹,家长渴望寻求治疗方法,愿意接受健康指导并与医务人员合作。

笔记

**（四）治疗要点**

1. 局部治疗　急性期采用1%~4%硼酸溶液或1%~4%硼酸溶液加0.1%呋喃西林溶液湿敷或外洗局部，外涂雷夫诺尔氧化锌软膏或1%氯霉素氧化锌油。如无明显感染亦可外用40%氧化锌油或15%氧化锌软膏。2~3d即可。

2. 抗组胺类药物　苯海拉明、异丙嗪、西替利嗪等单一或轮流口服有较好的止痒和抗过敏效果。

3. 皮质类固醇激素　有抗感染、止痒作用，停药后易复发，长期应用有依赖性和不良反应，应慎用。

4. 抗生素　应用于继发感染。一般采用青霉素肌注或红霉素口服。

**【常见护理诊断/问题】**

1. 皮肤完整性受损　与变态反应皮肤病有关。
2. 有感染的危险　与皮肤渗出、糜烂有关。
3. 知识缺乏：家长缺乏婴儿湿疹的护理和预防知识。

**【护理措施】**

1. 加强皮肤护理，防止继发感染

（1）婴儿皮肤柔嫩，抵抗力较差，要保持局部清洁，避免感染，渗出结痂时，不要用热水肥皂擦洗，不要强行把痂皮剥下；皮肤渗出糜烂或红肿时，可用2%硼酸溶液或0.1%雷夫诺尔溶液湿敷，渗出与糜烂消除后，外用皮质类固醇激素制剂。

（2）婴儿湿疹要避免再刺激，常见的外源性再刺激有搔抓、摩擦、肥皂洗、热水烫、用药不当等。对脂溢型湿疹避免用肥皂水洗，只需经常涂一些植物油，使痂皮软化，然后去掉。

2. 加强饮食管理，避免过敏因素

（1）母乳喂养可防止由牛奶喂养引起异性蛋白过敏所致的湿疹，减轻湿疹程度，但母亲吃鱼、虾、蟹、鸡蛋等也可通过母乳传给婴儿，在吃这些动物性食品后，应观察婴儿的皮疹是否加重。

（2）蛋白类辅食如鸡蛋、鱼、虾类建议晚1~2个月添加，且添加速度要慢并注意观察是否过敏及湿疹是否加重，鸡蛋全蛋过敏可只吃蛋黄。

（3）暂停添加引起婴儿湿疹的食物，6个月内应尽量避免再次进食引起婴儿湿疹的食物；牛乳喂养儿患湿疹，可把牛乳煮沸几分钟，煮沸可使牛乳蛋白变性，或者改喂母乳、羊乳等。

（4）多食清热利湿类食物，如绿豆、冬瓜、黄瓜、莴笋等，少食鱼、虾、牛羊肉和刺激性食物。

3. 用药护理　遵医嘱口服抗组胺类药物时，应注意苯海拉明等药物副作用，有继发感染时加用抗生素，但应注意是否发生菌群失调。避免和单纯疱疹患儿接触，以免发生疱疹。

4. 健康指导　大部分婴儿湿疹，可能缘于患儿对蛋白、鱼和牛乳等食物中某些大分子物质过敏，这些物质可通过母亲乳汁传给婴儿，故应对乳母饮食进行指导。为防止婴儿食物过敏，添加辅食时，必须从少量开始，逐渐增加，如无过敏，经过7~10d后再添加另一种辅食。本病好发于营养好、肥胖的孩子或消化不良者，故肥胖患儿注意节制喂食的量和次数。如有便秘，为防止过敏食物在肠道内停留时间过久，可酌情给予润肠通便药物。

# 第二节　荨麻疹

**【概述】**

荨麻疹（urticaria）是皮肤黏膜由于暂时性血管通透性增加而发生的局限性水肿，是由肥大细胞、嗜碱性粒细胞释放组胺等活性介质所致，临床表现为特征性皮肤斑疹或消化道症状，俗称"风疹块"。

多数患儿不能找到确切原因，常见病因如下。

1. 食物　以动物性蛋白如鱼、虾、蟹、蛋类最常见，其次某种香料调味品和食物添加剂可引起。

2. 感染 各种病毒、细菌、真菌和寄生虫感染。

3. 药物 常见的如青霉素、磺胺类、血清制剂等,阿司匹林、吗啡、阿托品、可待因等也可引起。

4. 呼吸道吸入物及皮肤接触物 常见呼吸道吸入物有花粉、动物皮屑、粉尘、尘螨等,皮肤接触物有唾液或精液、昆虫叮咬等。

5. 物理因素 如冷、热、日光、摩擦和压力等。

6. 其他因素 如精神及内分泌因素,风湿热、代谢障碍、内分泌紊乱等系统性疾病亦可引起。

以上各种原因引起肥大细胞依赖性和非肥大细胞依赖性导致的炎症介质如组胺、5-羟色胺、激肽及慢反应性物质等释放,造成血管扩张、血管通透性增加、炎性细胞浸润而引起一系列临床表现。

## 【护理评估】

### (一)健康史

主要评估患儿有无相关的病因及病史。询问患儿有无皮毛、花粉等接触史、既往有无其他传染病、寄生虫、感染等病史,疫苗接种情况。家长近期有无更换食物、衣服、化妆品等及环境情况评估。评估患儿有无皮肤黏膜潮红及风疹斑块及出现时间。

### (二)身体状况

1. 评估患儿有无相应的临床表现

(1)皮疹:为发作性皮肤黏膜潮红或风疹斑块,斑块形状不一、大小不等,颜色苍白或鲜红,时起时消,单个风疹斑块常持续不超过24h,消退后不留痕迹。

(2)全身症状:自觉瘙痒剧烈,少数伴发热、关节肿痛、头痛、恶心、呕吐、腹痛、腹泻、胸闷、气促、呼吸困难、心悸等。

(3)荨麻疹的主要类型:有急性荨麻疹、慢性荨麻疹、皮肤划痕症、寒冷性荨麻疹、日光性荨麻疹、胆碱能性荨麻疹、接触性荨麻疹等。

图片:急性荨麻疹-耳部

2. 评估患儿有无相关的辅助检查结果

(1)疑为吸入或食入过敏者,应行变应原检查,如为阳性可作脱敏治疗。

(2)与感染有关或体检时肝大或病史存在肝炎史,可行血常规、乙肝抗原、抗体检查、大便虫卵、真菌、病灶部位X线等检查。

(3)疑为风湿病引起荨麻疹者可检查血沉、抗核抗体等,血清补体测定、皮肤活检对有补体活化参与所致荨麻疹的诊断有帮助。

图片:急性荨麻疹-面部

(4)对寒冷性荨麻疹应检查梅毒血清试验,测定冷球蛋白、冷纤维蛋白原、冷溶血素和冰块试验、抗核抗体等。

(5)血清病性荨麻疹患儿有发热和关节痛,应检查血沉,如血沉正常有重要诊断价值。自身免疫性慢性荨麻疹可检测自身抗体,采用自身血清皮肤试验。

图片:胆碱能性荨麻疹

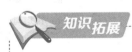

### 知识拓展

#### 日光性荨麻疹

日光照射后数分钟在暴露部位出现红斑和风团,1~2h内可自行消退,严重患者在身体非暴露部位亦可出现风团,自觉瘙痒和刺痛。可由中波、长波紫外线或可见光及人造光引起,以波长300nm左右的紫外线最敏感。少数敏感性较高的患者接受透过玻璃的日光亦可诱发。病情严重的患者可出现全身症状,如畏寒、乏力、晕厥和痉挛性腹痛等。

### (三)心理-社会状况

家长常常担心发病后是否遗留皮肤色素沉淀,可产生焦虑、沮丧、忧虑等心理,应向家长解释发病原因及预后;评估患儿及家长在荨麻疹预防、护理等方面的知识水平。

### (四)治疗要点

1. 以皮疹、瘙痒为主者,首选镇静作用较轻的第二代$H_1$受体拮抗剂治疗。同时口服维生素C及钙剂。

2. 严重荨麻疹伴有休克、喉头水肿及呼吸困难者,应予吸氧,即刻皮下或肌内注射 0.1% 肾上腺素或地塞米松,支气管痉挛严重时可静脉注射氨茶碱。必要时气管切开、气管插管和辅助呼吸。

3. 急性荨麻疹伴有高热、血象增高者,应注意查找感染病灶,给予有效抗生素,警惕败血症发生。

4. 慢性荨麻疹首选第二代 $H_1$ 受体拮抗剂,并可与 $H_2$ 受体拮抗剂联合应用。对常规抗组胺药治疗无效的患者可选用三环类抗忧郁药。

5. 局部治疗主要给予止痒剂,如炉甘石洗剂、止痒液、苯海拉明霜等。

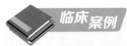

患儿,男,4 岁,2d 前出现全身红色皮疹,瘙痒,搔抓后皮疹融合呈大片状。查体:T 36.7℃,HR 96 次 /min,R 30 次 /min,躯干部可见红色风团,部分融合。门诊医生诊断为"荨麻疹"。

护理工作任务:
1. 列出该患儿目前存在的主要护理问题。
2. 为患儿和家属提供健康指导。

### 【常见护理诊断 / 问题】

1. 皮肤完整性受损　与过敏、感染、日光照射有关。
2. 有感染的危险　与免疫功能低下有关。
3. 知识缺乏:家长和儿童缺乏荨麻疹的护理和预防知识。

### 【护理措施】

1. 加强皮肤护理,防止继发感染　观察皮疹的形态、大小,注意有无破溃及感染。保持皮肤清洁干燥,保持衣、被清洁、宽大、柔软、干燥、平整。皮肤巨痒时可局部涂炉甘石洗剂,保持局部干燥,不抓挠,防止抓破皮肤造成感染。破溃皮疹可涂 0.5% ~1% 碘伏或抗生素软膏,必要时定时换药,防止继发感染。如出现感染发热,以物理降温为主,药物降温为辅,高热时卧床休息,检测体温变化情况。

2. 加强饮食管理,避免过敏因素　积极寻找致敏原,对可疑致敏源应尽量避免。饮食宜清淡,避免刺激及易致敏食物。室内禁止放花卉及喷洒杀虫剂,防止花粉及化学物质再次致敏。

3. 病情观察及用药护理　密切观察病情变化,做好抢救准备。急症患儿应备好异丙嗪、肾上腺素、氧气、皮质类固醇激素等急救药品。使用抗组胺药物后易出现嗜睡、眩晕,甚至轻度幻视等,应向患儿及家长说明,注意观察并告诫年长患儿服药期间避免高处玩耍、驾车外出等,可采取睡前服药法,以减少意外情况的发生。如发现注射部位出现红斑,应高度重视是否为注射药物或消毒剂过敏所致。

4. 健康指导

(1)荨麻疹患儿要注意饮食、避免诱因。鱼、虾等海鲜及含有人工色素、防腐剂、酵母菌等人工添加剂的罐头、腌制食品、饮料等都可诱发荨麻疹。建议患儿进行过敏原检测,以便针对性预防。

(2)荨麻疹患儿要注意卫生,避免不良刺激。要注意保持室内外的清洁卫生,家中不养猫、狗之类的宠物,避免吸入花粉、粉尘等,外出旅游时戴口罩,可过滤掉空气中的不良致病粉尘,使荨麻疹的发生率大大降低。

(3)荨麻疹患儿要注意药物因素引起的过敏,如青霉素、磺胺类等抗生素及阿司匹林等解热镇痛剂等。

(刘迎)

**思考题**

1. 患儿,女,3岁,2d前食用螃蟹后出现全身鲜红色皮疹,瘙痒剧烈,搔抓后皮疹融合呈大片状。查体:躯干部可见红色风团,部分融合。变应原检查阳性。门诊拟"荨麻疹"收入病房。

请思考:

应对该患儿和家属提供何种健康指导?

2. 患儿,女,5个月,3周前面部出现对称性红色丘疹,结黄痂,近两天开始蔓延至下肢。查体:疹间有水疱及红斑,出现渗出糜烂,结黄痂,易出血。病理检查:组织表皮内或表皮下可见水疱或脓疱,真皮有大量炎细胞浸润。医生诊断为"婴儿湿疹"。

请思考:

如何指导家长做好患儿患处的局部治疗?

思路解析　　　扫一扫,测一测

# 第十五章 常见传染病患儿的护理

**学习目标**

1. 掌握麻疹、水痘、百日咳、手足口病、流行性腮腺炎、猩红热、原发性肺结核、结核性脑膜炎患儿的临床表现、护理措施。

2. 熟悉麻疹、水痘、百日咳、手足口病、流行性腮腺炎、猩红热患儿的概述、护理诊断、治疗要点;原发性肺结核、结核性脑膜炎患儿护理诊断、治疗要点;结核菌素实验的结果判断及意义;儿童结核病的预防措施。

3. 了解儿童结核病的特点;常见传染病的病因、辅助检查。

4. 具有早期发现、预检传染病患儿并正确进行预防隔离及检疫能力。

5. 能体谅家长因隔离传染病患儿所致的紧张、焦虑心情。

## 第一节 麻 疹

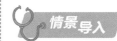**情景导入**

初春某日,一对夫妇急抱女儿来看儿童医院门诊,在预检分诊处,护士小李接待了他们。孩子10个月大,3d前开始发热伴有咳嗽、流鼻涕、流眼泪。今天发现耳朵后、身上出了很多红疙瘩,仍然没有退热。

情景互动:

1. 该患儿出现皮疹,应考虑什么疾病?

2. 该患儿是否需要隔离? 隔离多长时间?

【概述】

麻疹(measles)是由麻疹病毒引起的一种急性出疹性呼吸道传染病,临床以发热、咳嗽、流涕、结膜炎、口腔麻疹黏膜斑(又称柯氏斑,Koplik's spots)及全身斑丘疹为主要特征。本病传染性强,几乎所有未接种麻疹疫苗的儿童接触麻疹后都将被感染。病后免疫力持久,大多获终身免疫。自20世纪60年代我国麻疹减毒活疫苗广泛使用后,麻疹的发病率和病死率已明显下降。

麻疹病毒属副黏液病毒,只有一个血清型,抗原性稳定。人是唯一宿主。病毒在外界生存力弱,不耐热,随飞沫排出的病毒在室内可存活32h,在流通空气中或日光下30min即失去活力,对一般消毒剂及紫外线敏感,但耐寒冷及干燥,于0℃可存活1个月,低温下可长期存活。

麻疹患者是主要的传染源,无症状病毒携带者及隐性感染者传染性较低。患者通过喷嚏、咳嗽和说话等将病毒排出体外并悬浮于空气中,通过呼吸道传播,密切接触者亦可经污染病毒的手传播。易感人群主要是6个月至5岁的小儿,麻疹一年四季均可发病,以冬春季多见,发病高峰在2~5月份。

### 【护理评估】

(一)健康史

主要评估患儿有无相关的病因及病史。应询问患儿年龄,起病经过,有无麻疹患者的接触史,麻疹疫苗的接种情况。患儿平素的体质、营养状况及既往疾病史,近期有无接受过主动或被动免疫等。

(二)身体状况

1. 评估患儿有无相应的临床表现　临床过程可分为4期,如无并发症发生,整个病程10~14d。

(1)潜伏期:一般为6~18d,平均为10d左右。在潜伏期末可有低热、精神欠佳、全身不适。

(2)前驱期(出疹前期):从发热开始至出疹3~4d。主要表现为上呼吸道炎及眼结膜炎。中度以上发热,热型不一;同时出现咳嗽、喷嚏、流涕、咽痛、咽部充血等上呼吸道感染卡他症状。出疹前1~2d于两侧第二磨牙相对应的颊黏膜上,可见直径0.5~1.0mm灰白色小点,周围有红晕,即麻疹黏膜斑(柯氏斑),初时仅数个,1~2d内迅速增多,融合成片,可累及整个颊黏膜并可蔓延至唇黏膜,于出疹后1~2d迅速消失,可留有暗红色的小点。麻疹黏膜斑是麻疹早期的特异性体征,见于90%以上的患儿,具有早期诊断价值。部分患儿可有食欲减退、呕吐、腹泻、腹痛等消化道症状。

(3)出疹期:皮疹多在发热3~4d后按一定顺序出现,先见于耳后、发际,渐及颜面部、颈部,然后自上而下蔓延至躯干、四肢,最后到手掌、足底,2~3d波及全身。皮疹初为淡红色斑丘疹,稀疏散在,压之退色,疹间有正常皮肤,而后皮疹逐渐增多,颜色加深,呈暗红色,部分融合成片,伴痒感。出疹时全身毒血症状加重,发热、呼吸道症状达高峰,伴嗜睡或烦躁不安,甚至出现瞻望、抽搐。

(4)恢复期:若无并发症发生,出疹3~4d后皮疹按出疹先后顺序逐渐消退,食欲、精神等全身症状逐渐好转,体温随之下降。疹退后,皮肤可有糠麸样脱屑及浅褐色色素沉着,1~2周后完全消失。

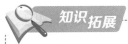

**非典型麻疹**

1. 轻型麻疹　多见于对麻疹有部分免疫力者,如6个月以内的婴儿、曾接种过麻疹疫苗者或近期接受过被动免疫者。症状轻,常无明显的麻疹黏膜斑,无并发症。

2. 重型麻疹　多见于体弱、营养不良、免疫力低下或有严重感染者,起病急,持续性高热不退,全身中毒症状重,可伴有惊厥、昏迷等神经系统症状。皮疹密集融合,呈紫蓝色出血性皮疹者,常伴有黏膜出血,如鼻出血、呕血、咯血、血尿、血小板减少等,部分患儿皮疹少、色暗淡,或皮疹骤退、四肢冰冷、血压下降出现循环衰竭。此型病情危重,死亡率高。

3. 异型麻疹(非典型麻疹综合征)　主要见于注射过麻疹疫苗再次感染麻疹野毒株的患儿,临床表现不典型。患儿持续高热、乏力、肌痛、头痛或伴有四肢水肿,皮疹不典型,易发生肺炎。

4. 无疹型麻疹　多见于用免疫抑制剂的患儿或近期接受过被动免疫者。全程无皮疹,不出现柯氏斑,呼吸道和发热等其他症状可有可无、可轻可重。

2. 评估患儿是否出现了并发症

(1)肺炎:是麻疹最常见的并发症,多见于5岁以下患儿,占麻疹患儿死因的90%以上,可发生于病程的各个时期,分为原发性与继发性。原发性是由麻疹病毒本身引起的间质性肺炎,多不严重,常在出疹及体温下降后消退。继发性肺炎常见于免疫功能低下的小儿,临床症状重,体征明显,预后差。

（2）喉炎：麻疹患儿常见轻度喉炎表现,随皮疹消退、体温下降其症状随之消失。但继发细菌感染所致的喉炎,常表现为声音嘶哑、犬吠样咳嗽、吸气性呼吸困难及三凹征,严重者可因喉梗阻窒息死亡。

（3）心肌炎：常见于营养不良和并发肺炎的患儿。轻者仅有心音低钝、心率增快、一过性心电图改变,重者可出现心力衰竭、心源性休克。

（4）脑炎：大多发生在出疹后 2~6d,患儿再度发热,其临床表现和脑脊液改变与病毒性脑炎相似。

麻疹患儿应注意与其他一些出疹性疾病相鉴别,鉴别要点如下（表 15-1）。

表 15-1　儿童出疹性疾病的鉴别要点

| 病名 | 病原 | 全身症状及其他特征 | 皮疹特点 | 发热与皮疹关系 |
|---|---|---|---|---|
| 麻疹 | 麻疹病毒 | 卡他症状、结膜炎、发热、柯氏斑 | 红色斑丘疹,特别的出疹顺序,疹退后有色素沉着及细小脱屑 | 发热 3~4d,出疹时体温更高 |
| 风疹 | 风疹病毒 | 耳后、颈后、枕后淋巴结肿大 | 疹退后无色素沉着及脱屑 | 发热半天或 1d 后出疹 |
| 幼儿急疹 | 人疱疹病毒 6 型 | 一般情况好,耳后、颈后、枕后淋巴结可肿大 | 颈及躯干部多见,1d 出齐,次日消退 | 高热 3~5d,热退疹出 |
| 猩红热 | 乙型溶血性链球菌 | 高热,中毒症状重,咽峡炎、杨梅舌、环口苍白圈、扁桃体炎 | 皮肤弥漫充血,密集针尖大小丘疹,1 周后全身大片脱皮 | 发热 1~2d 出疹,出疹时高热 |
| 肠道病毒感染 | 埃可病毒、柯萨奇病毒 | 发热、咽痛、流涕、结膜炎、腹泻、全身或颈、枕后淋巴结肿大 | 散在斑疹或斑丘疹,很少融合,1~3d 消退,不脱屑,有时呈紫癜样或水泡样皮疹 | 发热时或热退后出疹 |
| 药物疹 | | 有服药史,表现为原发病症状 | 皮疹痒感,摩擦及受压部位多,与用药有关,斑丘疹、疱疹、猩红热样皮疹、荨麻疹 | 发热多为原发病引起 |

3. 评估患儿有无相关的辅助检查结果

（1）血常规：末梢血白细胞总数减少,淋巴细胞相对增多。若白细胞数增多,尤其中性粒细胞增多提示继发细菌感染。

（2）血清学检查：用酶联免疫吸附试验（ELISA）测定血清特异性 IgM 抗体,出疹早期即可呈阳性。

（3）病原学检查：用免疫荧光方法检测鼻咽部分泌物或尿沉渣脱落细胞中的麻疹病毒抗原有助于早期快速地诊断麻疹。

（三）心理 - 社会状况

家长及社区居民可能对本病产生恐惧和焦虑,应评估患儿及其家长对疾病的认识程度、应对方式及心理状况,了解家庭及社区对疾病的认识程度及防治态度。

（四）治疗要点

1. 一般治疗　保持水、电解质及酸碱平衡,必要时静脉补液。

2. 对症治疗　高热者或既往有热惊厥史者可酌情降温,应避免急剧退热;伴有烦躁不安或惊厥者给予镇静剂;咳嗽剧烈者可服非麻醉镇咳祛痰剂或超声雾化吸入;继发细菌感染者可给抗生素。体弱及重症患儿可早期静脉注射丙种球蛋白。有并发症者给予相应治疗。

## 【常见护理诊断 / 问题】

1. 体温过高　与病毒血症、继发感染有关。

2. 皮肤完整性受损　与病毒引起的皮疹有关。

3. 有传播感染的可能　与呼吸道排出病毒有关。

4. 营养失调:低于机体需要量　与食欲下降、高热消耗增加有关。

5. 潜在并发症:肺炎、喉炎、脑炎等。

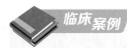

　　患儿,男,8个月余。因发热5d,发现皮疹2d就诊。患儿5d前开始发热,最高38.8℃,伴咳嗽、流涕、流眼泪,结膜充血。2d前耳后、头面部、颈部出现皮疹,迅速蔓延至全身。患儿约1周前有上呼吸道感染史。

　　体检:神志清,精神差,食欲下降,营养良好。颈软,双肺呼吸音粗,右下肺有少量散在湿啰音。全身红色斑丘疹,部分融合成片,疹间可见正常皮肤。初步诊断为"麻疹合并肺炎"。

护理工作任务:

1. 针对该患儿实施护理措施。

2. 指导患儿家长预防该病的传播。

## 【护理措施】

1. 发热的护理

(1)卧床休息至体温正常、皮疹消退。

(2)保持室内空气新鲜,室温18~22℃,湿度50%~60%,每日通风2次,每次30min。

(3)监测体温变化,每2~4h测量一次体温,观察热型。如体温升至40℃以上时,可用小剂量退热剂或温水擦浴,使体温稍降以免惊厥,不宜用药物及物理方法强行降温,尤其禁用冷敷及乙醇擦浴,因体温骤降可引起末梢循环障碍而使皮疹突然隐退而导致严重并发症。

2. 保持皮肤黏膜的完整性

(1)皮肤的护理:保持衣被整洁干燥与皮肤清洁,勤换内衣,出汗后及时更换衣被,保持干燥。在保温情况下,每日用温水擦浴更衣1次(忌用肥皂),促进血液循环,有利于透疹。腹泻儿注意臀部清洁,勤剪指甲,防抓伤皮肤继发感染。

(2)五官的护理:保持口腔、眼、耳、鼻部的清洁。多饮水,可用生理盐水或2%硼酸溶液含漱,保持口腔清洁、舒适。室内光线柔和,眼部因炎性分泌物多而形成眼痂者,用生理盐水清洗双眼,再滴入抗生素眼液或眼膏,并加服维生素A预防眼干燥症。防止呕吐物或泪水流入外耳道发生中耳炎;及时清除鼻痂,保持呼吸道通畅。

3. 预防感染的传播　预防麻疹的关键是对易感者接种麻疹疫苗,提高其免疫力。

(1)控制传染源:隔离患儿至出疹后5d,并发肺炎者延长至出疹后10d。密切接触的易感儿,应隔离检疫3周,并给予被动免疫制剂。

(2)切断传播途径:病室内经常通风,每日用紫外线消毒患儿房间,患儿衣物在阳光下曝晒。医护人员接触患儿前后应洗手、更换隔离衣或在空气流动处停留半小时。

(3)保护易感人群:流行期易感儿应尽量避免去公共场所。托幼机构应加强晨间检查。8个月以上未患过麻疹者均应接种麻疹减毒活疫苗,7岁时进行复种。体弱易感儿接触麻疹患儿后,应及早注射免疫血清球蛋白,可预防发病或减轻症状。

4. 保证营养的供给　饮食以清淡、易消化、营养丰富的流质、半流质为宜,少量多餐。鼓励多饮水,以促进毒素排出、退热、促进血液循环,利于透疹,必要时按医嘱静脉补液。恢复期应添加高蛋白、高能量及富含维生素的食物,无需忌口。

5. 观察病情变化　麻疹并发症多且重,为及早发现,早期治疗,应密切观察生命体征及病情变化,注意评估出疹情况,观察皮疹的出疹顺序、颜色及范围。出疹期间出现高热不退、咳嗽加剧、呼吸困难及肺部细湿啰音等为并发肺炎的表现,重症肺炎可致心力衰竭;患儿出现声嘶、气促、吸气性呼吸困难、三凹征等为并发喉炎的表现;患儿出现抽搐、嗜睡、脑膜刺激征等为脑炎的表现。如出现上述表现应予以相应处理。

6. 健康教育　由于麻疹传染性较强,为控制疾病的流行,应向家长介绍麻疹的流行特点、病程、隔离时间、早期症状、并发症、预后及预防,使其有充分的心理准备,积极配合治疗。无并发症的患儿可在家中治疗护理。指导家长做好消毒隔离、皮肤护理以及病情观察等,防止继发感染及并发症的发生。

# 第二节　水　痘

## 【概述】

水痘(chickenpox;varicella)是一种儿童期常见的急性出疹性疾病,与带状疱疹(herpeszoster)为同一病毒引起的两种不同表现的临床病症。临床特征为皮肤和黏膜分批出现并同时存在斑丘疹、疱疹及结痂等各种形态皮疹,伴瘙痒,而全身症状较轻。

病原体为水痘-带状疱疹病毒。人类是该病毒唯一宿主。该病毒在外界环境中抵抗力弱,不耐高温、不耐酸碱,对各种有机溶剂敏感,不能在痂皮中存活。

水痘患者是唯一的传染源。病毒存在于患者上呼吸道、鼻咽分泌物及疱疹液中,主要通过空气飞沫呼吸道传播,或通过直接接触患者疱疹浆液而感染。出疹前1~2d至疱疹结痂为止的7~8d,均有很强的传染性。人群普遍易感,任何年龄均可发病,主要见于儿童,发病高峰为2~6岁,病后免疫力持久。本病一年四季均可发生,冬春季节多发。

## 【护理评估】

（一）健康史

主要评估患儿有无相关的病因及病史。应询问患儿起病经过,皮疹发生时间、出疹顺序、体温变化及伴随症状等;有无水痘接触史,疫苗接种情况,近期有无接受过主动或被动免疫等;患儿平素的体质、营养状况及既往疾病史。

（二）身体状况

1. 评估患儿有无相应的临床表现

（1）典型水痘:

1）潜伏期:多为2周左右(10~20d)。

2）前驱期:表现为低热、全身不适、食欲缺乏等,持续1d左右出现皮疹。

3）出疹期:发热数小时至24h出疹。皮疹特点:①皮疹首发于头、面部及躯干部,继而扩展至四肢,末端稀少,呈向心性分布;②开始为红色斑疹或斑丘疹,数小时后变成水滴样透明饱满的疱疹,周围有红晕,约24h内水疱内容物变为浑浊,1~2d后疱疹从中心开始干枯,出现中央凹陷现象,红晕消失,2~3d左右迅速结痂;③皮疹陆续分批出现,瘙痒感明显,疾病高峰期同一时间内可见斑丘疹、疱疹和结痂三种形态皮疹同时存在,这是水痘皮疹的重要特征;④黏膜皮疹可出现在口腔、结膜、生殖器等处,易破溃形成浅溃疡。

4）恢复期:水痘多为自限性疾病,10d左右自愈,一般患儿全身症状和皮疹均较轻,皮疹脱痂后一般不留瘢痕,有的痂块脱落后会留下白色痂痕,半年左右逐渐消退。

（2）重症水痘:多发生在白血病、淋巴瘤等恶性病或免疫功能低下患儿。全身播散性感染,持续高热及全身中毒症状明显,出疹1周后体温仍可高达40~41℃,患儿皮疹多而密集,新皮疹不断出现,皮疹可融合,形成大疱型或出血性皮疹,常继发感染或伴血小板减少而发生暴发性紫癜。

（3）先天性水痘:孕妇若在妊娠的头4个月,则可能发生先天性水痘综合征,表现为出生体重低、瘢痕性皮肤病变、肢体萎缩、视神经萎缩、白内障及智力低下等多发性先天畸形。如母亲在产前6d以内患水痘,新生儿常于出生后10d内发病,易形成播散性水痘,病死率高。

2. 评估患儿是否出现了并发症　最常见并发症是皮肤继发感染,甚至可导致败血症等;免疫功能缺陷患儿和新生儿易并发肺炎;神经系统并发症可见水痘后脑炎、横贯性脊髓炎、面神经瘫、Reye综合征等;少数病例可发生心肌炎、肝炎、肾炎、关节炎等。

3. 评估患儿有无相关的辅助检查结果

（1）血常规：白细胞计数正常或稍低。

（2）疱疹刮片：刮取新鲜疱疹基底组织和疱疹液涂片，用瑞氏染色可发现多核巨细胞；苏木素－伊红染色可查到细胞核内包涵体。

（3）病毒分离：取疱疹液、咽部分泌物或血液，可分离出病毒，仅用于非典型病例。

（4）血清学检查：血清特异性 IgM 抗体在出疹 1~4d 后可出现，有助于早期诊断；双份血清特异性 IgG 抗体滴度 4 倍以上升高也有助于诊断。

（三）心理－社会状况

评估患儿及其家长对疾病的认识、应对方式及心理状况，了解家庭及社区对该病的认识程度及防治态度。

（四）治疗要点

水痘为自限性疾病，无并发症时以对症处理为主。阿昔洛韦是首选的抗水痘病毒药物，应尽早使用，一般应在皮疹出现 48h 内开始。皮质激素对水痘病程有不利影响，可导致病毒播散，不宜使用。皮肤瘙痒时局部或全身使用止痒、镇静剂，如局部应用炉甘石洗剂或口服抗组胺药。

## 【常见护理诊断／问题】

1. 皮肤完整性受损　与水痘病毒引起的皮疹及继发感染有关。
2. 体温过高　与病毒血症有关。
3. 潜在并发症：脑炎、肺炎、败血症。
4. 有传播感染的危险　与排出病毒有关。

## 【护理措施】

1. 皮肤黏膜护理

（1）室内温度适宜，保持衣被清洁、舒适，以免增加痒感。勤换内衣，保持皮肤清洁、干燥，勤洗手，便后及时清洗会阴部，剪短指甲，小婴儿可戴连指手套，避免搔破皮疹，引起继发感染或留下瘢痕。

（2）若皮肤瘙痒，疱疹无破溃者，局部可涂炉甘石洗剂，也可遵医嘱口服抗组胺类药物；疱疹已破溃者、有继发感染者，局部用抗生素软膏，或遵医嘱口服抗生素控制感染。有口腔黏膜疹者每日用温盐水或复方硼砂溶液进行口腔护理 2~3 次，保持口腔清洁。

2. 维持体温正常　监测体温变化，患儿多有中低度发热，不必用药物降温，如有高热，可用物理降温或适量退热剂，忌用阿司匹林，以免增加 Reye 综合征的危险。给予富含营养的清淡饮食，多饮水，保证机体足够的营养。

3. 观察病情　水痘临床过程一般顺利，偶可发生播散性水痘，并发肺炎、脑炎、心肌炎，应注意观察及早发现，并予以相应的治疗及护理。

4. 预防感染传播

（1）控制传染源：大多数无并发症患儿多在家中隔离治疗，应采取呼吸道隔离，至疱疹全部结痂为止。易感儿接触水痘后应检疫 3 周。

（2）切断传播途径：室内经常通风，保持室内空气新鲜，每日空气消毒，托幼机构应做好晨间检查、空气消毒，防止扩散，患儿衣物在阳光下曝晒。医护人员接触患儿前后应洗手、更换隔离衣。

（3）保护易感儿：尤其对体弱、免疫功能低下者更应加强保护，对使用免疫抑制剂、免疫功能低下患儿以及孕妇，在接触水痘后尽早使用丙种球蛋白或肌内注射水痘－带状疱疹免疫球蛋白，可起到预防或减轻症状的作用。

5. 健康教育　由于水痘传染性很强，对社区人群除进行疾病病因、特点、治疗、护理要点知识宣教外，重点应加强预防知识教育，以控制疾病的流行，如流行期间避免易感儿去公共场所，勤洗手。向家长讲解本病有关的知识，指导家长进行消毒隔离、皮肤护理、饮食管理及病情观察。防治继发感染，预防并发症发生。

# 第三节　百　日　咳

## 【概述】

百日咳(whooping cough;pertussis)是由百日咳嗜血杆菌引起的急性呼吸道传染病,以阵发性痉挛性咳嗽及阵咳终末出现鸡鸣样吸气性吼声为特征。儿童多发。因咳嗽症状可持续 2~3 个月之久,故名"百日咳"。小婴儿患病时易有窒息、肺炎、脑炎等并发症。从推广百日咳疫苗接种以来,其发病率已明显降低。

百日咳杆菌属鲍特菌属,为革兰阴性染色的短杆菌,需氧,无鞭毛及芽孢。本菌对外界抵抗力弱,56℃ 30min 或干燥数小时即死亡,对紫外线和一般消毒剂敏感。

百日咳患者是唯一的传染源,通过飞沫经呼吸道传播,很少通过其他媒体传播,传染期多在发病的 6 周内,尤其第 1 周传染性最强。人群普遍易感,多见于五岁以下的小儿,尤其 6 个月以下的婴儿发病率高。一次患病后可有持久的免疫力。预防接种和自然感染后均不能建立终身免疫;6 岁前接受过被动免疫的成人,由于体内抗体逐渐消失,可成为带菌者或轻症患者。一年四季均可发病,以冬春季节发病较多。平常为散发,在儿童集体机构、居住条件差的地区可发生局部流行。

## 【护理评估】

(一) 健康史

主要评估患儿有无相关的病因及病史。应仔细询问有无其他传染病患者接触史,当地百日咳流行情况,百日咳疫苗接种情况。患儿平素的体质、营养状况及既往病史。

(二) 身体状况

1. 评估患儿有无相应的临床表现　本病潜伏期 3~20d,平均 7~14d。典型患儿的病程为 6~8 周,可以分为 3 期,每期历时约 3 周左右。

(1)前驱期(卡他期):从起病至阵发性痉咳出现,7~14d。患儿出现咳嗽、流涕、打喷嚏、低热、乏力等上呼吸道感染症状,3~4d 后热退,但咳嗽日益加重,尤以夜间为甚。

(2)痉咳期:阵发性痉咳为本期特征。病程 2~4 周或更长。痉咳表现为突发几十声急促的咳嗽,咳至终末伴深长吸气及高音调鸡鸣样吼声,伴随黏液痰咳出或胃内容物呕出而结束,如此反复发作每日数次至数十次,日轻夜重。痉咳常因冷空气刺激、进食、烟熏或情绪波动而诱发。痉咳频繁者出现颜面水肿、球结膜下出血(或鼻出血)、舌系带溃疡等百日咳面容。奔跑、哭闹、吸入烟尘、强迫进食等因素即可诱发阵咳。

新生儿与小婴儿此期常无典型痉咳,缺乏鸡鸣样吼声,但由于其声门狭窄极易因黏稠分泌物阻塞而发生窒息、阵发性的呼吸暂停、发绀、屏气,甚至惊厥,且常于夜间发作,如抢救不及时,可造成死亡。

(3)恢复期:痉咳发作次数逐渐减少,咳嗽减轻,其他症状也随之好转,疾病逐渐痊愈,但在此时如遇上呼吸道感染或受冷空气、烟尘等刺激,可再次出现痉咳期表现,不过强度减弱,持续时间缩短。此期 2~3 周。有并发症者迁延数周。

2. 评估患儿是否出现了并发症

(1)肺部并发症:百日咳常继发其他细菌或病毒感染引起肺炎,百日咳杆菌也可导致肺炎,表现为持续高热、呼吸急促,两肺可闻及中细湿啰音。黏稠的呼吸道分泌物可引起肺气肿或肺不张。剧烈咳嗽有时可造成肺泡破裂引起气胸、纵隔气肿或皮下气肿。

(2)百日咳脑病:病情严重,多发生在痉咳后期,是由于脑组织缺氧、缺血、出血或颅内高压等造成的。表现为反复抽搐、意识障碍甚至昏迷,可伴有脑膜刺激征或病理反射阳性等体征。

(3)结核病恶化:百日咳可使原有的结核病灶恶化,甚至引起血行播散。

(4)其他:因剧烈咳嗽,腹腔内压力增高,可发生脐疝、腹股沟斜疝或直肠脱垂等症。

3. 评估患儿有无相关的辅助检查结果

(1)血常规:外周血白细胞一般$(20\sim40)\times10^9/L$,淋巴细胞升高,继发细菌感染者中性粒细胞数增高。

(2)血清学检测:酶联免疫吸附试验可以测定百日咳特异性 IgM、IgG、IgA 抗体作为早期诊断的依据,对细菌培养阴性者意义较大。也可用鼻咽吸出物或咽拭子进行细菌学检查。

（三）心理－社会状况

本病病程长,治疗护理不当,可发生严重的并发症,因而对患儿的身心健康带来严重的影响,给家长带来较重的心理压力。应注重评估有无焦虑和恐惧,社会支持系统。

（四）治疗要点

1. 抗感染治疗　卡他期应用抗生素,痉咳期首选红霉素口服或静滴,不能耐受红霉素者可用氨苄西林口服或静推;也可用头孢菌素。疗程 14~21d。

2. 对症支持治疗　痰液黏稠不易咳出者可雾化吸入。适当使用苯巴比妥或地西泮等镇静药。沙丁胺醇每日 0.3~0.5mg/kg,分 3~4 次口服;或维生素 $K_1$ 肌注可减轻痉咳。病情严重的小婴儿可使用肾上腺皮质激素,疗程 3~5d。也可用高价免疫球蛋白。

3. 并发症治疗　合并支气管炎或肺炎时给予抗生素治疗,出现脑水肿可用 20% 甘露醇,每次 1.0g/kg,静脉注射,必要时可用地塞米松静脉滴注。

4. 中医治疗　疾病初期宜疏风、化痰。痉咳期宜清热化痰、肃肺降逆。恢复期宜益气养阴、补肺健脾。

【 常见护理诊断 / 问题 】

1. 清理呼吸道无效　与痰液黏稠、积聚气道有关。

2. 潜在并发症:百日咳脑病。

3. 有传播感染的危险　与病原体排出有关。

【 护理措施 】

1. 保持呼吸道通畅

(1)保持室内空气新鲜、注意室内温度和湿度,避免各种诱发痉咳的刺激。

(2)有效叩背,帮助患儿采取俯卧位,每次 15min。一般叩背后进行吸痰,可反复进行,时间不宜过长,每次不超过 15s,动作轻柔,压力适当,吸痰过程中观察患儿面色。

(3)防止呕吐,痉咳期的患儿容易发生呕吐,因此患儿少量多餐,不宜进食过饱。喂奶后拍背排气,平卧时给予头偏一侧头高脚低位。加强巡视,以免发生呕吐窒息。

(4)湿化气道,每日 2~3 次,每次雾化吸入时间不超过 20min,以免引起肺泡内水肿。雾化时要随时观察患儿的面色及呼吸情况。雾化后协助患儿漱口、洗脸,防止药液沉积在口鼻腔及颜面部,必要时进行雾化后吸痰。

2. 病情观察　百日咳综合征痉挛性咳嗽多发生在夜间,要加强巡视,密切观察患儿的面色、口唇有无发绀;观察患儿的精神状态,有无烦躁不安;观察患儿咳嗽的频率、性质、强度等,伴有喘息性支气管炎的患儿痉挛性咳嗽的同时,还应加强观察呼吸节律、频率、深浅度和三凹症及喘鸣音的变化,随时保持高度警惕,及早发现、及时治疗严重并发症。

3. 预防感染的传播　按呼吸道传染病进行隔离,隔离患儿 3~4 周。密切接触者观察 21d,然后予以预防接种。无并发症者应在家采取呼吸道隔离至痉咳后 3 周。加强室内通风换气,每日空气消毒 1 次,患儿的呼吸道分泌物、呕吐物及其污染的物品进行消毒处理,衣服、被褥日光曝晒。

4. 健康教育　耐心与家长交谈,用通俗易懂的语言介绍百日咳的知识及治疗;建立良好的护患关系,指导陪护做好消毒隔离,不共用物品;指导并示范患儿痉咳时的叩背手法,患儿痉咳时协助患儿侧卧、坐起或抱起叩背,帮助痰液清除。由于患儿病程长加之药物副作用腹泻,患儿易营养不良,宜给予营养丰富、易消化、无刺激性、黏稠的食物,6 个月以下患儿最好是母乳,幼儿可以给予面条、米粥、蒸蛋等。在痉咳后 15 分钟进食为宜,喂食不能过急,食后少动以免引起呕吐。

# 第四节　手　足　口　病

【概述】

手足口病(hand,foot and mouth disease)是由多种肠道病毒引起的传染病,多发生于 5 岁以下儿童,大多数患儿临床症状轻微,以发热和手、足、口腔等部位出现斑丘疹、疱疹为特征,少数患儿可引起心肌炎、肺水肿、无菌性脑膜脑炎等并发症。

手足口病是全球性传染病,我国以柯萨奇病毒 A16 型(CoxA16)和肠道病毒 71 型(EV71)最为常见。肠道病毒耐低温,对乙醚、乙醇、来苏等消毒剂及胃酸、胆汁有抵抗力,在污水或含有机酸的水中可存活相当长时间;但对游离氯、高锰酸钾等氧化剂甚敏感,甲醛、碘酒均能将其灭活,对热、干燥和紫外线也较敏感。

患者、隐性感染者和无症状带毒者为本病的传染源。以粪 – 口途径为主要传播方式,患儿咽喉分泌物及唾液中的病毒,也可通过空气飞沫传播。人群对 CoxAl6 及 EV71 型肠道病毒普遍易感,一般年龄越小易感性越高。患儿主要为学龄前儿童,以 5~6 岁以下儿童发病率最高,尤以 ≤ 3 岁年龄组发病率最高。本病常呈暴发流行后散在发生,全年散发,以夏秋季多见,7~8 月份为发病高峰。

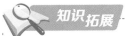

**手足口病疫苗**

手足口病自 1953 年被首次报道以来,已造成多次流行,世界大部分地区均有此病流行的报道,我国自 1981 年在上海始见本病,之后多个省市区均有报道。2008 年 5 月 2 我国正式将手足口病列为丙类传染病进行法定传染病管理。

2015 年 12 月 3 日,世界首个预防手足口病的疫苗获得国家食品药品监管总局生产注册批准。该疫苗由中国医学科学院医学生物学研究所自主创新研发,是继 Sabin 株脊髓灰质炎灭活疫苗后,新药专项取得的又一重大科技成果。手足口病疫苗的推荐接种对象是满 6 月龄到 5 周岁以内的易感人群,越早接种越好,鼓励在 12 月龄前完成接种程序,以便尽早发挥保护作用。基础免疫程序为 2 剂次,间隔 1 个月。5 岁以上儿童目前不推荐接种。

【护理评估】

(一)健康史

主要评估患儿有无相关的病因及病史。应询问患儿及家长起病经过,出疹的时间、性质、分布、体温的变化及伴随症状等;有无本病接触史,既往传染病史及疫苗接种情况,近期有无接受过主动或被动免疫;社区有无本病流行等。

(二)身体状况

1. 评估患儿有无相应的临床表现　潜伏期一般 3~7d,没有明显的前驱症状,多数患儿突然起病,发热、咽痛、厌食、口腔内疼痛及皮疹。皮疹主要分布在手、足、口及臀部,但同一患儿身上不一定所有部位全部出现,一般不痛、不痒、不结痂、不留瘢痕。口腔黏膜疹出现比较早,起初为粟粒样斑丘疹或疱疹,周围有红晕,以舌、颊黏膜、硬腭等处多见,亦常见于齿龈、咽等部位,破溃后形成浅溃疡,数日后可自愈,可因口腔溃疡疼痛,出现流涎、拒食;手部的皮疹多见于手指背面,尤以甲周最多见,足部皮疹多见于足跟边缘,臀部皮疹多见于肛周,皮疹初为斑丘疹,迅速形成疱疹,呈圆形或椭圆形,直径 4~5mm,周围有红晕,内有浑浊液体,5d 左右由红变暗,然后消退,一般无疼痛及痒感,愈合后不留痕迹。部分患儿可伴有咳嗽、流涕、食欲缺乏、恶心、呕吐、头疼等症状。如果没有并发症,患儿多数一周即可痊愈,总病程 4~8d。

2. 评估重症患儿是否出现了并发症

(1)无菌性脑膜炎、脑炎:典型病例起病急,发热、头痛、呕吐、精神差、易激惹、烦躁、嗜睡、颈抵抗、肢体无力、肌阵挛、抽搐或急性迟缓性麻痹等,脑膜刺激征常在起病 1~3d 后逐渐明显,脑脊液大多细胞数增多,糖和氯化物正常。婴幼儿症状较重。脑炎临床表现与一般病毒性脑炎相似。

(2)心肌炎:婴幼儿起病急,常突起高热、呕吐、阵咳、苍白、发绀、呼吸困难等。迅速出现心力衰竭、心脏扩大,心率增快,心音低钝,偶可闻及收缩期杂音。

(3)肺水肿:在原发病的基础上突然出现呼吸急促、面色苍白、发绀、出冷汗、心率快、吐白色或粉红色泡沫样痰、肺部啰音增多、血压明显异常,以及高血糖、低氧血症、胸片异常明显加重等。

3. 评估患儿有无相关的辅助检查结果

(1)血常规:白细胞总数正常或稍升高,分类以淋巴细胞升高为主。

(2)血生化:部分病例可见轻度谷丙转氨酶、谷草转氨酶、肌酸激酶同工酶升高,病情危重者可有肌钙蛋白和血糖升高。

(3)脑脊液检查:神经系统受累时可表现为外观清亮,压力增高,细胞计数增多,以单核细胞为主,蛋白正常或轻度增高,糖和氯化物正常。

(4)血清学检查:急性期与恢复期血清 CoxAl6 及 EV71 等肠道病毒中和抗体有 4 倍以上的升高。

(5)病原学检查:病毒分离是确诊的主要方法,从患儿粪便中分离病毒的阳性率最高,病后 10d 仍可阳性,还可从咽拭子、疱疹液、血液、脑脊液、心包积液中分离出病毒。

(三)心理－社会状况

评估患儿及其家长对该病的预防、护理和消毒隔离等的认知水平,有无焦虑、恐惧等心理。

(四)治疗要点

本病目前尚无特效治疗手段,主要是支持、对症治疗。

**【常见护理诊断／问题】**

1. 体温过高　与病毒血症、继发感染有关。
2. 皮肤完整性受损　与病毒引起的皮疹、口腔溃疡有关。
3. 潜在并发症:心肌炎、肺水肿、无菌性脑膜脑炎等。
4. 有感染传播的危险　与肠道病毒可经粪－口传播或直接接触传播有关。

**【护理措施】**

1. 发热的护理

(1)发热护理:手足口病一般为低热或中度发热,无需特殊处理,给予散热、多喝温水、洗温水浴等物理降温,体温超过38.5℃,遵医嘱使用退热药物。室内温、湿度适宜,补充足够的水和营养,给予清淡、可口、易消化、柔软的流质或半流质,拒食者给予静脉补液。

(2)用药护理:遵医嘱应用抗病毒药物。重症病例可酌情给予甲基泼尼松龙、静脉用丙种球蛋白等药物;惊厥者给予止惊镇静剂;有颅内压增高者可给予甘露醇等脱水治疗;心肌炎以抗病毒、营养心肌为主,伴心力衰竭时用利尿剂和小剂量洋地黄等;出现低氧血症、呼吸困难等呼吸衰竭征象者,宜及早进行机械通气治疗。

2. 皮肤黏膜的护理

(1)皮肤护理:注意保持皮肤清洁,防止感染。患儿衣服、被褥要清洁,衣着要舒适、柔软,经常更换。剪短指甲,必要时包裹双手,防止抓破皮疹。臀部有皮疹的患儿,应随时清理大小便,保持臀部清洁干燥。手足部皮疹初期可涂炉甘石洗剂,待有疱疹形成或疱疹破溃时可涂抗生素药膏或 0.5% 碘伏,以避免继发感染。

(2)口腔护理:保持患儿口腔清洁,饭前饭后用生理盐水漱口,对不会漱口的患儿,可以用棉棒蘸生理盐水轻轻地清洁口腔,每日 3 次,并鼓励患儿多饮水。避免进食冰冷、辛辣、咸等刺激性食物,食物温度不宜过高。局部可涂 2.5% ~5% 金霉素鱼肝油,也可用锡类散、冰硼散、维生素 B₂ 粉、鱼肝油等直接吹在或涂在溃疡面上,亦可口服维生素 B₂、维生素 C,辅以超声雾化吸入,以减轻疼痛,促使糜烂早日愈合,预防细菌继发感染。

3. 病情观察　注意观察患儿的精神状况、体温、饮食及有无并发症表现。如患儿高热不退、咳喘,提示并发肺炎;如出现呕吐、头痛、烦躁不安或嗜睡、惊厥、脑膜刺激征,提示并发脑炎或脑膜炎;如出现苍白或发绀、呼吸困难、心悸等,提示并发心肌炎,均应及时报告医生,给予相应处理。

4. 预防感染的传播　大多数无并发症患儿多在家中隔离治疗,应采取消化道、呼吸道、接触隔离措施,从发病开始隔离 7~10d。病室内经常通风,保持室内空气新鲜、流通,室内清扫时应采用湿式清洁方式,每日用紫外线消毒患儿房间。避免患儿排泄物污染水源、食品及日常用品,患儿呼吸道分泌物和粪便要消毒处理,可用 3% 漂白粉澄清液浸泡,日常用品可用含氯的消毒液擦拭或浸泡。医护人员接触患儿前后应洗手、更换隔离衣。重症患儿应单独隔离治疗,避免交叉感染。

5. 健康教育　向家长讲解手足口病的发病原因、传播途径、预防、消毒隔离措施,告诉家长手足口病是自限性疾病,多数预后良好。确诊的患儿需立即隔离,其中不需要住院治疗的患儿可在家中隔离,教会家长做好口腔护理、皮肤护理及病情观察,如果病情变化,应及时到医院就诊。指导家长在手足口病流行期间,注意保持家庭环境卫生、食品卫生及个人卫生,尽量避免带孩子到拥挤的公共场所。注意保证小儿的营养与休息。

# 第五节　猩　红　热

## 【概述】

猩红热(scarlet fever)是一种由 A 族溶血性链球菌所致的急性呼吸道传染病,其临床以发热、咽峡炎、全身弥漫性红色皮疹及疹退后皮肤脱屑为特征。多见于 3~7 岁儿童。

病原菌为 A 族 β 溶血性链球菌,能产生 A、B、C 三种抗原性不同的红疹毒素,均能致发热和猩红热皮疹。该菌对热及干燥抵抗力不强,经 55℃ 处理 30min 可全部灭活,也容易被各种消毒剂杀死,但在 0℃ 环境中可存活几个月。

猩红热主要通过飞沫传播,带菌者和不典型病例为主要传染源。皮肤脱屑本身没有传染性,直接传播机会较少。人群普遍易感,冬春季为发病高峰。

## 【护理评估】

(一) 健康史

主要评估患儿有无相关的病因及病史。应询问患儿及家长起病经过,出疹过程;有无本病接触史,既往传染病史及疫苗接种情况,近期有无接受过主动或被动免疫;社区有无本病流行等。

(二) 身体状况

1. 评估患儿有无相应的临床表现

(1) 潜伏期:通常为 2~3d,短者 1d,长者 5~6d。

(2) 前驱期:一般不超过 24h,少数可达 2d。起病急,以畏寒、高热伴头痛、恶心、呕吐、咽痛为主。婴儿起病时可有烦躁或惊厥。检查可见咽部炎症,轻者仅咽部或扁桃体充血,重者咽及软腭有脓性渗出物、点状红疹或出血性红疹,可有假膜形成。颈及颌下淋巴结肿大及压痛。

(3) 出疹期:出疹多见于发病 1~2d 后。皮疹从耳后、颈及上胸部,迅速波及躯干和上肢,最后到下肢。皮疹特点为全身皮肤弥漫性发红,其上有点状红色皮疹,高出皮面,有痒感,按压后红色暂时消退数秒钟,出现苍白的按压印。在皮肤皱褶处,皮疹密集成线,压之不退,形成帕氏线。前驱期或出疹初期,舌质淡红,其上被覆灰白色苔,边缘充血水肿,舌刺突起,2~3d 后舌苔由边缘消退,舌面清净呈深红色,舌刺红肿明显,突出于舌面上。形成"杨梅"样舌。部分患儿可出现口周苍白区。

(4) 恢复期:皮疹于 3~5d 后颜色转暗,逐渐隐退,并按出疹先后顺序脱皮。皮疹愈多,脱屑愈明显。

轻者呈细屑状或片状屑,重者有时呈大片蜕皮,以指、趾部明显。全身中毒症状及局部炎症也很快消退。此期约 1 周左右。

2. 评估患儿有无相关的辅助检查结果

(1)血常规:白细胞总数增加,以中性粒细胞为主,严重者可出现中毒颗粒。

(2)血清学检查:可用免疫荧光法检测咽拭涂片进行快速判断。

(3)细菌培养:从咽拭子或其他病灶内取标本作细菌培养。

(三)心理 – 社会状况

评估患儿及其家长对该病的预防、护理和消毒隔离等的认知水平,有无焦虑、恐惧等心理。

(四)治疗要点

青霉素是治疗猩红热的首选药物,早期应用可缩短病程,减少并发症的发生,每日 5 万 U/kg,分 2 次肌内注射;严重感染者可增加剂量。青霉素过敏者可选用红霉素或头孢菌素。

## 【常见护理诊断 / 问题】

1. 体温过高　与毒血症有关。

2. 疼痛　与炎性反应及皮疹有关。

3. 皮肤完整性受损　与猩红热皮疹及瘙痒有关。

## 【护理措施】

1. 发热的护理　监测患儿体温变化,必要时遵医嘱使用退热剂,及时更换汗湿的衣物。保持室内空气流通,温湿度适宜。

2. 减轻疼痛　保持口腔清洁,鼓励患儿多饮水或用温盐水漱口;咽部疼痛明显时,进行疼痛评估,必要时采取措施缓解疼痛;给予富有营养、易消化的流质、半流质或软食,忌酸、辣、干、硬食物。保证患儿有足够的休息,指导患儿通过分散注意力的方式缓解疼痛,如听音乐、看电视等。

3. 皮肤护理　及时评估患儿的出诊情况,保持皮肤清洁,勤换衣服。告知患儿应尽量避免抓挠皮肤,要勤剪指甲,以免抓伤皮肤引起继发感染。沐浴时水温不可过高,不要使用刺激性强的肥皂或沐浴液,避免加重皮肤瘙痒感。向患儿及家长讲解疾病的一般临床表现及病程;告知患儿在恢复期脱皮时,不可人为剥离,应待皮屑自然脱落,以免损伤皮肤。

4. 预防感染传播　明确诊断后及时隔离,隔离期限至少为 1 周。不需住院患儿尽可能在家隔离治疗。最好咽拭子培养 3 次阴性后解除隔离。对密切接触者应严密观察,有条件可做咽拭子培养。对可疑病例应采取及时隔离措施。

5. 健康教育　向患儿及家长讲解疾病的相关知识,如疾病的传播方式、主要临床表现等。加强卫生宣教,平时注意个人卫生,勤晒被褥,注意室内空气流通,流行季节儿童避免去公共场所。

# 第六节　流行性腮腺炎

## 【概述】

流行性腮腺炎(mumps,epidemic parotitis)是由腮腺炎病毒引起的小儿常见的急性呼吸道传染病,临床以腮腺非化脓性肿胀、疼痛和发热为特征,各种腺体组织及其他器官均可受累,常见的有脑炎、脑膜炎、胰腺炎、睾丸炎等,均为非化脓性炎症。

腮腺炎病毒属副黏液病毒科,仅一个血清型。腮腺炎病毒在体外抵抗力弱,对物理和化学因素敏感,一般室温 2~3d 即可失去传染性,加热至 55~60℃ 20min 就失去活力,来苏、甲醛溶液、紫外线照射均能将其灭活,但耐低温,4℃可存活 2 个月以上。

人是该病毒的唯一宿主。患者和无症状的隐性感染者为本病的传染源,自腮腺肿大前 6d 至消肿后 3d 均具传染性。病毒存在于患者唾液、血液、尿及脑脊液中,主要通过呼吸道飞沫传播,也可经唾液污染的食具和玩具等直接接触传播。人对流行性腮腺炎易感性较高,5~15 岁小儿是主要的易感者。感染后可获得终身免疫。全年均可发病,多见于冬春两季,在儿童机构中容易造成流行。

## 【护理评估】

### (一) 健康史

主要评估患儿有无相关的病因及病史。应详细询问患儿的起病经过,腮腺肿痛发生的时间、顺序、体温的变化及伴随症状等;有无腮腺炎患儿接触史,疫苗的接种情况,近期有无接受过主动或被动免疫等。

### (二) 身体状况

1. 评估患儿有无相应的临床表现　潜伏期 14~25d,平均 18d。前驱期很短,数小时至 1~2d,大多无明显前驱症状。

(1) 腮腺肿胀:腮腺肿大常为首发症状,通常先起于一侧,然后另一侧也相继肿大,也有两侧同时肿大或始终限于一侧者,肿大的特点是以耳垂为中心,向前、后、下发展,边缘不清,表面发热但多不红,触之有弹性并有触痛,张口、咀嚼、进食酸性食物时疼痛加剧。早期可见腮腺管口红肿,但无脓性分泌物。腮腺肿大 2~3d 内达高峰,1 周左右逐渐消退,整个病程 10~14d。

(2) 颌下腺和舌下腺肿胀:也可同时受累。

(3) 发热:患儿有不同程度的发热,持续时间不一,短则 1~2d,长则 1 周左右,体温高低及持续时间长短与腮腺肿大程度无关,且部分患儿体温始终正常。

2. 评估患儿是否出现了并发症

(1) 脑膜炎和脑炎:较常见并发症,可在腮腺炎出现前、后或同时发生,也可发生在无腮腺炎时。其临床表现及脑脊液改变与其他病毒性脑炎相似,以脑膜受累为主,大多预后良好,常在 2 周内恢复正常,多无后遗症。如侵犯脑实质,可出现嗜睡、甚至昏迷,并可留有神经系统后遗症甚至死亡。

(2) 睾丸炎:青少年常见并发症,多为单侧受累,常在起病后 4~5d,腮腺肿大开始消退时发生,表现为睾丸肿胀、疼痛,有明显触痛,可并发附睾炎、鞘膜积液和阴囊水肿。大多患儿有严重的全身反应,突发高热、寒战等,一般 10d 左右消退,1/3~1/2 的病例可发生睾丸不同程度萎缩,双侧萎缩者可导致不育症。

(3) 急性胰腺炎:常发生于腮腺肿胀数日后,表现为中上腹剧痛,有压痛和肌紧张,伴发热、寒战、呕吐、腹胀、腹泻或便秘等。

(4) 其他:5% ~7% 青春期女孩可并发卵巢炎,还可有心肌炎、耳聋、肾炎、乳腺炎、胸腺炎、甲状腺炎、泪腺炎、多发性神经炎及关节炎等,较少见。

3. 评估患儿有无相关的辅助检查结果

(1) 血常规:外周白细胞计数白细胞总数正常或稍低,淋巴细胞相对增多,有并发症时白细胞总数及中性粒细胞可增高。

(2) 血、尿淀粉酶检测:90% 患儿早期血、尿淀粉酶增高,并与腮腺肿胀平行,第 1 周达高峰,2 周左右恢复正常。血脂肪酶增高有助于胰腺炎的诊断。

(3) 血清学检查:血清中腮腺炎病毒特异性 IgM 抗体阳性提示近期感染。

(4) 病毒分离:在发病早期取患者唾液、脑脊液、尿液或血液标本,进行病毒分离,阳性者可确诊。

### (三) 心理 – 社会状况

疼痛是困扰患儿的主要症状,影响进食,易造成患儿与家长紧张焦虑,应评估患儿及家长对该病的隔离消毒知识水平及心理状况。

### (四) 治疗要点

该病为自限性疾病,无特异性治疗,主要为对症处理。发病早期可用利巴韦林、α – 干扰素治疗。氦氖激光局部照射治疗流行性腮腺炎,对止痛、消肿有一定效果。高热、严重头痛和并发睾丸炎者可给予物理降温或解热镇痛药。脑炎症状明显者可按病毒性脑炎治疗,对重症脑膜脑炎、睾丸炎或心肌炎患儿必要时可采用中等剂量的糖皮质激素进行 3~5d 的短期治疗。也可用中药方剂如普济消毒饮清热解毒、疏风散邪,或青黛散醋调外敷等。

## 【常见护理诊断/问题】

1. 疼痛　与腮腺非化脓性炎症有关。
2. 体温过高　与病毒感染有关。
3. 潜在并发症:脑膜脑炎、睾丸炎等。

## 【护理措施】

1. 减轻疼痛

(1)保持病室整洁、安静,温、湿度适宜,给患儿创造良好的休息环境。

(2)做好口腔护理,保持口腔清洁,常用温盐水漱口,多饮水,以减少口腔内残余食物,防止继发感染。

(3)给予富有营养、易消化的半流质饮食或软食,忌食酸、硬、干、辛辣等刺激性食物,以免因唾液分泌增多及咀嚼加剧疼痛。

(4)采用冷毛巾局部冷敷收缩血管,以减轻局部炎症充血及疼痛。亦可用中药湿敷,注意保持局部药物湿润,以发挥其药效。

2. 发热的护理　发热伴有并发症者建议卧床休息至体温正常。高热者遵医嘱药物降温。

3. 观察病情变化　注意有无脑膜脑炎、睾丸炎、急性胰腺炎等临床征象,遵医嘱给予相应治疗及护理。

4. 预防感染传播　隔离患儿直至腮腺肿大消退后3d。有接触史的易感儿应检疫3周。室内应注意通风换气,对患儿呼吸道的分泌物及其被污染的物品进行消毒,流行期间应加强托幼机构的晨检。对易感儿可接种减毒腮腺炎活疫苗,除皮下、皮内注射外,喷鼻或气雾吸入等同样有很好预防效果,但孕妇、先天性或获得性免疫功能低下者、对鸡蛋蛋白过敏者不能使用腮腺炎活疫苗。目前国内外应用麻疹-风疹-腮腺炎三联疫苗接种,也取得了良好的保护作用。

5. 健康教育　无并发症的患儿一般在家中隔离治疗,指导家长做好隔离、饮食、用药等护理,学会病情观察,若发现并发症表现应及时送医院就诊,防止继发感染。介绍减轻疼痛的操作方法,使患儿配合治疗。流行性腮腺炎预后良好,并发脑炎者一般均能恢复,并发睾丸炎影响生育能力者亦少见,要做好患儿和家长的心理护理,减轻他们的心理压力。

# 第七节　结　核　病

结核病(tuberculosis)是由结核杆菌引起的一种慢性传染病,全身各个脏器均可受累。儿童结核病以原发型肺结核最常见,严重病例可引起血行播散,发生粟粒型结核或结核性脑膜炎。

## 一、儿童结核病概述

### (一)病因及发病机制

结核杆菌属分枝杆菌,革兰染色阳性,抗酸染色呈红色,又称抗酸杆菌,有人型、牛型、鸟型、鼠型等四型,在我国对人具有致病性的主要是人型结核杆菌。开放性肺结核患者是主要传染源,呼吸道传播是最主要的传播途径,也可通过消化道,经皮肤或胎盘传播者少见。该病与遗传因素有一定的关系,组织相容性抗原与该病密切相关。儿童属易感人群,由于免疫力较差,如多次接触大量毒力较强的结核菌后可直接发展为原发型肺结核,甚至粟粒型结核。

儿童对结核菌及其代谢产物具有较高的敏感性,机体初次感染结核菌4~8周后,通过致敏的T淋巴细胞产生迟发型变态反应,此时如用结核菌素做皮肤试验可出现阳性反应,同时出现组织超敏反应。在发生变态反应同时获得一定免疫力,免疫力能将结核菌杀灭或使病灶局限。在结核的发病中,

图片:显微镜下结核杆菌

人的免疫力、变态反应的强弱与感染的结核菌毒力强弱都起着重要的作用。

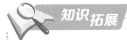

### "3.24 世界防治结核病日"的由来和意义

世界防治结核病日（World Tuberculosis Day）定于每年的 3 月 24 日，是纪念 1882 年德国微生物学家罗伯特·科赫在柏林发表他对结核病病原菌的发现。当时结核病正在欧洲和美洲猖獗流行，科赫的发现为以后结核病研究和控制工作提供了重要的科学基础，为可能消除结核病带来了希望。在 1982 年纪念科赫发现结核菌 100 周年时，世界卫生组织（WHO）和国际防痨和肺病联合会（IUATLD）共同倡议将 3 月 24 日作为"世界防治结核病日"。1993 年在英国伦敦召开的第 46 届世界卫生大会上通过了"全球结核病紧急状态宣言"。1998 年"世界防治结核病日"首次成为联合国重要的国际卫生事件。1996 年 2 月 8 日中国卫生部发文，要积极响应世界卫生组织的建议，积极开展"3.24 世界防治结核病日"的宣传活动。

"世界防治结核病日"主要目的是动员公众支持加强在全球范围的结核病控制工作，使人类历史上最大的杀手——结核病能得到及时的诊断和有效的治疗。

#### （二）儿童结核病的特点

1. 大多有明显结核接触史　儿童活动范围较小，特别是婴幼儿，主要接触家庭成员，因此婴幼儿结核大多数能在家庭成员或较亲近人中找到结核患者。

2. 对结核菌有较高的敏感性　儿童机体反应性较高，对结核杆菌及其代谢产物高度敏感，临床上可出现疱疹性结膜角膜炎、结节性红斑等，这些表现常较肺内病变出现得早；结核菌素试验多呈强阳性反应。

3. 易发生血行播散　原发型肺结核病变易发生全身血行播散，故儿童粟粒型肺结核及结核性脑膜炎多见。

4. 易侵犯淋巴系统　儿童结核病主要表现之一是全身淋巴结增大，年龄越小淋巴结肿大发生率越高。肺门淋巴结最易受侵犯，常压迫和阻塞支气管；儿童结核病时常可见肝脾大。

5. 发病部位与成人不同　成人多发于双肺上部，尤多见于肺尖部，且多为继发性肺结核；儿童多为原发性肺结核，多发于上叶下部、下叶上部和中叶外侧。由于支气管解剖不同，右肺发生结核稍多于左肺。

6. 典型的结核中毒症状少　婴幼儿大多起病较急，多表现为高热、咳嗽、呼吸困难等，最初易误为肺炎；开始出现低热、消瘦、食欲缺乏、疲乏、体重减轻等表现时，易误为营养不良。

7. 痰涂片阳性率比成人低　痰涂片抗酸染色找结核杆菌是确诊结核的重要手段，但小儿多属原发性结核，病变多在通气功能良好部位，因此排菌率较低，往往造成病原学诊断方面的困难；由于年幼儿童不会吐痰，多把痰液咽入消化道，故多选抽取胃液涂片和培养以帮助诊断。

8. 大多发病急、病情变化快　儿童结核病大多发病急，病情进展快，全身中毒症状重，易发生并发症，不经治疗可于短期内恶化。如能早期发现及时治疗，病情恢复较快。

9. 愈合以钙化方式为主　儿童结核病恶化时易发生结核特有的干酪化，如能早期发现、合理治疗，多能痊愈，愈合后多发生钙化。

#### （三）辅助检查

1. 结核菌素试验　属于迟发型变态反应。儿童受结核杆菌感染 4~8 周后，做结核菌素试验即呈阳性反应。

（1）试验方法：常用结核菌纯蛋白衍生物（PPD）制品。取 0.1ml 内含结核菌素 5 个单位，在左前臂掌侧中下 1/3 交界处皮内注射，形成直径 6~10mm 的皮丘。

（2）结果判断：接种后 48~72h 观察反应结果。测量局部硬结的直径，取横径和纵径两者的平均值，若小于 5mm 为 "－"（阴性）；5~9mm 为 "＋"（阳性）；10~19mm 为 "++"（中度阳性）；≥ 20mm 为 "+++"（强阳性）；除硬结外还可见水疱、溃疡、淋巴管炎等为 "++++"（极强阳性）。

(3)临床意义：

1)阳性反应：①接种过卡介苗后；②儿童无明显临床症状而呈阳性反应，表示曾经感染过结核杆菌，但不一定有活动病灶；③3岁以下，尤其是1岁以下未接种过卡介苗者，阳性反应多表示体内有新的结核病灶，年龄愈小，活动性结核可能性越大；④强阳性反应，表示体内有活动性结核病灶；⑤由阴转阳，或反应强度从原先<10mm增至>10mm，且增加的幅度为6mm，表示新近有结核感染。

2)阴性反应：①从未受过结核感染；②初次感染结核后4~8周内；③机体免疫功能低下或反应受抑制呈假阴性反应，如重症结核病、麻疹等传染病、营养不良、各种危重患者、应用糖皮质激素或免疫抑制剂等；④检测技术误差或结核菌素效价不足。

2. 实验室检查

(1)结核菌检查：从患儿痰、胃液、脑脊液中找到结核菌即可确诊。

(2)免疫学及生物学基因诊断：可用酶联免疫吸附试验(ELISA)、聚合酶链反应(PCR)等方法。

(3)血沉：结核病活动期血沉增快，是判断结核病活动性依据之一。

3. 影像学检查　胸部摄片检查可对结核病进行筛查，可确定结核病的范围、性质和病灶发展情况，定期复查可了解疗效，必要时进行胸部CT检查。

图片：肺结核胸部X线片

（四）治疗要点

应用抗结核化学药物治疗，遵循早期、联合、全程、规律、适量、分段治疗的原则。全效杀菌药物如异烟肼(INH)、利福平(RFP)；半效杀菌药物如链霉素(SM)、吡嗪酰胺(PZA)；抑菌药物常用的有乙胺丁醇(EMB)、乙硫异烟胺。可采用标准疗法（疗程9~12个月）、两阶段疗法（疗程：强化3~4个月；巩固12~18个月）或短程疗法（疗程6~9个月）。

（五）预防措施

1. 控制传染源　早期发现、合理治疗结核菌涂片阳性的患者是预防儿童结核病的根本措施。

2. 普及卡介苗接种　接种卡介苗(BCG)可以有效预防儿童结核病。我国计划免疫要求在全国城乡普及新生儿卡介苗接种，结核菌素试验阴性的儿童也要接种卡介苗。

3. 预防性抗结核治疗

(1)用药方法：异烟肼(INH)每日10mg/kg，不超过300mg，疗程6~9个月；或联合利福平(RFP)每日10mg/kg不超过300mg，疗程3个月。

(2)给药对象：①密切接触家庭内开放性肺结核者；②3岁以下婴幼儿未接种卡介苗且结核菌素试验阳性者；③结核菌素试验新近由阴性转为阳性者；④结核菌素试验阳性伴结核中毒症状者；⑤结核菌素试验阳性，新患麻疹或百日咳者；⑥结核菌素试验阳性而需较长时间使用肾上腺皮质激素或其他免疫抑制剂者。

## 二、原发型肺结核

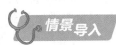

宝宝今年5岁了，暑假在奶奶家玩了1个多月，回来前1周开始出现咳嗽，当地医生按"感冒"给予口服药治疗，效果不明显。回来后反复咳嗽、下午低热、夜间盗汗1个月了。经仔细询问，宝宝经常在奶奶家隔壁的邻居家玩，邻居家的爷爷老是咳嗽、咳痰。妈妈听说后急忙带宝宝来医院进一步检查，医生诊断为"原发型肺结核"。

情景互动：

1. 宝宝怎么会患上结核病呢？请您向宝宝家长宣传结核病的防治的重要性。

2. 请您教会家长如何进行消毒隔离及预防传染的方法和措施。

【概述】

原发型肺结核(primary pulmonary tuberculosis)是结核杆菌初次侵入肺部后发生的原发感染，是儿童结核病最主要的类型。包括原发综合征（由肺原发病灶、局部淋巴结炎和两者之间的淋巴管炎组成）

和支气管淋巴结结核(指胸腔内局部肿大的淋巴结)。大多呈良性,若发生血行播散,可导致急性粟粒型结核或结核性脑膜炎。

图片:原发综合征示意图

### 【护理评估】

（一）健康史

主要评估患儿有无相关的病因及病史。应详细询问患儿家庭中有无结核病患者;有无与结核病患者密切接触史;患儿是否接种过卡介苗;发病前有无患过其他急性传染病,如麻疹、百日咳等。

（二）身体状况

1. 评估患儿有无相应的临床表现　临床表现轻重不一。轻症可无症状,仅作胸部 X 线检查时可以发现。年长儿童一般起病缓慢,有食欲缺乏、低热、盗汗、疲乏等结核中毒症状。婴幼儿或症状较重者可以急性高热起病,2~3 周后转为低热,并伴有明显的结核中毒症状,干咳和轻度呼吸困难是最常见的症状。部分患儿可有疱疹性结膜炎、皮肤结节性红斑等结核变态反应表现。当胸内淋巴结高度肿大时可产生不同的压迫症状,如压迫气管分叉处可出现类似百日咳样痉咳;压迫支气管可引起喘鸣;压迫喉返神经可导致声音嘶哑。体检可见周围淋巴结有不同程度肿大,婴儿可伴肝脾大,而肺部体征不明显。

2. 评估患儿有无相应的辅助检查结果　X 线检查是诊断儿童肺结核的主要方法。原发综合征 X 线胸片表现为典型哑铃状"双极影"。支气管淋巴结结核 X 线表现为肺门淋巴结肿大。CT 扫描有助于诊断疑诊原发型肺结核但胸部 X 线正常的病例。

（三）心理－社会状况

评估患儿父母对疾病的病因、性质、治疗、预后、隔离方法的认识程度。

（四）治疗要点

症状不明显者选用标准疗法,疗程 9~12 个月。活动性原发型肺结核采用直接督导下短程化疗(DOTS)。强化治疗阶段宜用 3~4 种杀菌药。常选用的方案为 2HRZ/4HR。

### 【常见护理诊断／问题】

1. 营养失调:低于机体需要量　与食欲下降、疾病消耗过多有关。
2. 活动无耐力　与结核杆菌感染中毒有关。
3. 知识缺乏:家长及患儿缺乏疾病防治的相关知识。
4. 焦虑　与需要长期治疗、隔离有关。

### 【护理措施】

1. 提供充足的营养　给予患儿高热量、高蛋白、高维生素、富含钙质的食物,以提高机体抵抗力,促进机体修复能力,使病灶尽早愈合。指导家长正确选择患儿每天的食品种类和量,尽量提供患儿喜爱的食品。注意变换食物制作的花样,以增加食欲。

2. 建立合理的生活制度　室内空气新鲜、阳光充足。根据病情适当进行户外活动,避免过度劳累,保证充足的睡眠时间。患儿出汗多,注意皮肤清洁。患儿呼吸道抵抗力差,应注意避免受凉引起上呼吸道感染。避免与开放性结核患者接触而导致重复感染。积极防治其他各种急性传染病,如:麻疹、百日咳等,防止加重病情。

3. 用药护理　遵医嘱应用抗结核药物治疗。对儿童原发型肺结核力求早诊断、早治疗、合理化疗,在化疗期间应密切观察抗结核药物的副作用。

4. 预防感染的传播　原发型肺结核患儿一般在家治疗护理,对活动性原发型肺结核患儿严格进行呼吸道隔离。对患儿呼吸道的分泌物、餐具、痰杯等用物应及时进行消毒处理。

5. 心理护理　护士应多与患儿及家长沟通,使患儿及家长了解结核病病程长,治疗用药时间长,介绍病情及用药情况,使他们做好准备。患儿常惧怕服药、打针,担心受到同龄小朋友的冷遇或担心学业受到影响;家长担心疾病威胁儿童生命和自身的经济承受力等。应给予支持和鼓励,使他们消除顾虑,树立战胜疾病的信心。

6. 健康教育

(1)指导家长及患儿制订合理的休息与活动计划、生活制度,告知患儿及家长充足的休息、新鲜空气、日光照射和充足的营养是结核病综合治疗的重要辅助措施。

(2)向患儿家长解释合理饮食的重要性以及饮食注意事项,确保家长为患儿提供高热量、高蛋白质、富含钙、维生素饮食。

(3)向患儿家长宣传结核病的传播途径及消毒、隔离的重要性,教会患儿家长消毒隔离、预防传染的方法和措施。

(4)向患儿家长介绍结核病的常用治疗方法及持续用药时间,说明用药过程中可能出现的不良反应、用药的注意事项。反复强调坚持、全程、合理用药的重要性,督促患儿家长按医嘱为患儿服药,嘱家长一旦出现药物不良反应,应及时与医生沟通,不要自行停药。

## 三、结核性脑膜炎

### 【概述】

核性脑膜炎(tuberculous meningitis)简称结脑,是儿童结核病中最严重的一型,多见于3岁以内的婴幼儿,病死率及后遗症发生率较高。常在结核原发感染后1年以内,尤其在初染结核3~6个月内最易发生。结脑常由结核菌经血行播散所致,为全身粟粒型结核的一部分;少数由脑内结核病灶破溃引起;极少数经脊柱、中耳或乳突结核病灶直接蔓延引起。

### 【护理评估】

(一)健康史

评估患儿有无相关的病因及病史。应询问患儿是否按时接种过卡介苗,既往有无结核病史,是否有结核病接触史,近期有无其他急性传染病史。早期有无性格改变、呕吐、消瘦等表现及出现时间。

(二)身体状况

1. 评估患儿有无相应的临床表现 一般缓慢起病,婴儿可以骤起高热、惊厥起病,典型临床表现分三期。

(1)前驱期(早期):持续1~2周,患儿出现性格改变,如精神呆滞、烦躁易怒、睡眠不安等,同时有低热、食欲缺乏、消瘦、不明原因的呕吐等,年长儿可诉头痛。

(2)脑膜刺激征期(中期):持续1~2周,因颅高压出现剧烈头痛、喷射性呕吐、嗜睡或惊厥。脑膜刺激征明显,出现颈强直,克匿格征、布鲁津斯基征阳性。巴宾斯基征及划痕试验阳性。小婴儿则以前囟饱满为主。此期还可出现颅神经受损的表现,如面神经、动眼神经、外展神经瘫痪,以面神经瘫痪最常见。部分患儿出现肢体瘫痪。

(3)昏迷期(晚期):持续1~3周,上述症状逐渐加重,由意识朦胧、半昏迷进入完全昏迷。频繁惊厥甚至可呈强直状态。极度消瘦,常伴水、电解质代谢紊乱。明显颅高压及脑积水时,呼吸不规则或变慢,婴儿则前囟膨隆,颅缝裂开,头皮静脉怒张等。最终可因脑疝致呼吸、循环衰竭而死亡。

2. 评估患儿有无相应的辅助检查结果

(1)脑脊液检查:压力增高,外观透明或呈毛玻璃样,静置12~24h后,可有蜘蛛网状薄膜形成,取之涂片检查,可查到结核菌。白细胞总数(50~500)×$10^6$/L,淋巴细胞占0.70~0.80,糖和氯化物含量均降低(为结脑典型改变),蛋白定量增加。脑脊液结核菌培养或涂片查到结核菌是诊断结脑的可靠依据。尚可对脑脊液进行聚合酶链反应和抗结核抗体测定,其结果有助于结脑的诊断。

(2)结核菌素试验:阳性对诊断有帮助,但约一半患儿可呈假阴性。

(3)其他检查:抗结核抗体测定;胸部X线检查见结核病改变;检眼镜见脉络膜粟粒状结核结节对。

(三)心理-社会状况

评估患儿的生活习惯,家长及患儿对疾病的了解程度,有无治愈疾病的信心;评估患儿家长的护理能力以及对护理的要求,家长的情绪及对疾病的承受能力和配合程度。

**（四）治疗要点**

1. 抗结核治疗 强化治疗阶段联合使用 INH、RFP、PZA 及 SM,疗程 3~4 个月;巩固治疗阶段继续应用 INH、RFP 或 EMB9~12 个月。总疗程不少于 12 个月或脑脊液恢复正常后继续治疗 6 个月。

2. 降低颅内压 脱水剂 20% 甘露醇快速静脉滴注降颅压。利尿剂乙酰唑胺可减少脑脊液产生而降低颅内压。对药物降颅压无效或疑有脑疝者,可行侧脑室穿刺引流术。

3. 应用肾上腺皮质激素 减轻结核中毒症状,改善毛细血管通透性,降低颅内压,并可减少粘连,防止或减轻脑水肿。常用泼尼松,疗程 8~12 周。

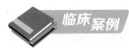

患儿 5 岁,3 个月前因反复咳嗽、午后低热 1 个月确诊为"原发型肺结核"。正规抗结核治疗 2 个月后,咳止、体温恢复正常。家长自认为患儿已经痊愈,未再坚持用药。近 1 月来,患儿再次出现午后低热、盗汗等结核中毒症状。近 10d 上述症状加重并出现性格异常、烦躁易怒、呕吐频繁,医生以"结核性脑膜炎"收入院。查体:患儿表情呆滞,脑膜刺激征阳性。辅助检查:结核菌素试验阳性,血沉增快,脑脊液压力增高,外观呈毛玻璃状,白细胞总数 400×10⁶/L,淋巴细胞 0.7,糖和氯化物含量降低,蛋白定量增加。

护理工作任务:

1. 请提出该患儿的护理问题。
2. 请针对该患儿病情,指导家长配合治疗及护理。

**【常见护理诊断/问题】**

1. 潜在并发症:颅内压增高。
2. 营养失调:低于机体需要量 与消耗增多、摄入不足有关。
3. 有皮肤完整性受损的危险 与长期卧床、呕吐物刺激有关。
4. 焦虑 与病情危重、预后差有关。

**【护理措施】**

1. 协助降低颅内压

(1)患儿应绝对卧床休息,保持室内安静,护理操作尽量集中进行,避免过多打扰患儿。

(2)按医嘱正确地使用降颅压的药物,如肾上腺皮质激素、20% 甘露醇、利尿剂等,必要时配合医生行腰椎穿刺术或侧脑室引流术,做好术后护理,腰椎穿刺后应嘱患儿去枕平卧 4~6h。

(3)合理使用抗结核药物,有效控制颅内感染并注意药物副作用。

(4)对存在呼吸功能障碍的患儿,应保持呼吸道通畅。患儿取侧卧位,以免仰卧舌根后坠堵塞喉头阻碍呼吸。解松衣领,及时清除口鼻分泌物及呕吐物,防止误吸导致窒息或发生吸入性肺炎。吸氧,改善呼吸功能,必要时吸痰或进行人工呼吸。若患儿惊厥发作应在齿间放置牙垫,以避免舌咬伤。

(5)密切观察患儿生命体征、神志、瞳孔大小等,备好抢救物品,若出现颅内压增高、脑疝征兆及时采取抢救措施。

2. 保证营养供给 为患儿提供足够热量、高蛋白及维生素的流质及半流质饮食。能够自行进食者,宜少量多餐,耐心喂养。对昏迷不能进食者,可行鼻饲或静脉营养,鼻饲时速度不宜过快,以避免呕吐。

3. 皮肤黏膜的护理 保持被褥床单干燥、整洁。大小便后及时清洗臀部,更换清洁尿布。呕吐后及时清除颈部、耳部等残留的呕吐物。对于昏迷或瘫痪患儿,给予每 2h 翻身、拍背 1 次。骨隆突处放置气垫或棉圈,以避免局部血液循环不良,产生压疮和坠积性肺炎。对于昏迷眼不能闭合患儿,可涂眼膏或用纱布覆盖,保护角膜。加强口腔护理,每日清洁口腔 2~3 次,以避免口腔不洁致细菌繁殖。

4. 心理护理 结脑病情重、病程长,疾病和治疗给患儿带来不少痛苦。家长对患儿的预后尤为担心,护理人员应予以耐心解释和心理上的支持,帮助其克服焦虑心理,配合治疗护理。医护人员对患儿应和蔼可亲,关怀体贴。护理操作时动作要轻柔,及时解除患儿不适,为其提供生活方面的周到服务。

5. 健康教育　向患儿及家长解释结脑病程长、治疗时间长以及正规治疗的重要性。病情好转出院后,要有接受长期治疗的准备,并能坚持全程、合理用药。指导家长密切观察疗效及抗结核药物的毒副作用,定期门诊复查,了解治疗效果。为患儿建立良好的生活制度,保证充足的休息时间,适当地进行户外活动,提高机体抵抗力。安排合理饮食,供给充足的营养。避免与开放性结核患者接触,防止发生重复感染。部分留有后遗症的患儿,指导家长掌握对瘫痪肢体进行理疗、被动活动等功能锻炼的方法,帮助肢体功能恢复,防止肌挛缩。若患儿有失语和智力低下,应及时进行语言训练和适当教育,促进患儿康复。

(张春慧)

**思考题**

1. 患儿,男,4 岁,于 3d 前无明显诱因出现发热,以低热为主,全身不适、食欲缺乏等,持续 1d 左右在颜面、四肢及颈部可见散在的丘疹和水疱疹,无结痂,伴瘙痒。无流涕、打喷嚏,伴轻度咳嗽。无喘息,无呕吐及腹泻,无畏光、流泪等。近两周有与"水痘"患者接触史,否认药物过敏史。患儿神志清楚,呼吸平稳,双肺呼吸音清,无啰音。咽充血,扁桃体Ⅱ°肿大。

请思考:

(1)该患儿可能的诊断是什么?

(2)该患儿存在的主要护理诊断有哪些?

(3)如何护理该患儿?

2. 患儿,女,8 岁。发热,伴双耳垂下肿痛 3d。体检:T 38.4℃,P 90 次 /min,R 25 次 /min。神志清楚,呼吸平稳。双侧腮腺,2cm×3cm,局部皮肤不红,轻压痛,腮腺导管开口略红肿,未见分泌物。实验室检查:外周血白细胞 $8×10^9$/L,中性粒细胞 31%。

请思考:

(1)该患儿可能的诊断是什么?

(2)如何向该患儿及家长做健康教育?

3. 患儿 3 岁,因"发热 9d,头痛、呕吐 1d"入院。查体:T 38.5℃,精神萎靡,营养欠佳,颈有抵抗。两肺呼吸音粗糙,心率 120 次 /min,腹平软,布氏征(+)、克氏征(+)、巴氏征右侧( ± )。脑脊液检查:白细胞总数 $75×10^6$/L,糖和氯化物均降低,蛋白定量增加。请思考:

(1)该患儿的主要护理问题是什么?

(2)如何针对护理问题实施护理措施?

思路解析　　　扫一扫,测一测

## 实训指导一　生长发育测量技术

### 【实训目的及内容】

1. 熟练掌握儿童生长发育各项指标的测量方法,评价儿童体格发育和营养状况,指导家长对生长发育偏离儿童进行干预。

2. 在社区实践中要按护士素质要求做好准备,仪表大方,态度和蔼,语言温和恰当,关心、爱护儿童,学会与家长及儿童沟通交流。

### 【实训地点及方法】

1. 实训地点　社区家庭或幼儿园。

2. 实训方法

(1)由带教老师分组,每 4~6 人为一组,在组长带领下每组对社区家庭(幼儿园)2~3 名婴幼儿进行体重、身高(身长)、坐高的测量,测量后进行生长发育水平评估。

(2)各小组将收集到的资料整理后讨论,做出 PPT,进行展示(要求要有数据支撑、内容丰富、有指导建议),以小组为单位评分。

(3)每位学生写出实践报告,交老师批阅。

### 【实训前准备】

1. 联系实践的社区家庭或幼儿园,与社区及家长沟通并做好准备。

2. 室内安静、整洁,光线明亮,温、湿度适宜。

3. 用物准备:体重测量仪、身高(身长)测量仪、皮尺、清洁布、记录本;表格:2015 年中国九市儿童体格发育测量值;儿童生长发育曲线图。

4. 护生准备:护士服、鞋帽整洁,向家长解释操作目的,洗手、戴口罩。

### 【操作步骤及注意事项】

(一) 体重测量

需用物品:婴儿盘式磅秤(或电子秤)、儿童或成人磅秤,尿布、衣服、毛毯、清洁布、记录本。

1. 婴儿体重测量法(图 16-1)

(1)核对婴儿姓名、性别、年龄。

(2)把清洁布铺在婴儿磅秤的秤盘上,调节指针到零点。

(3)先称出干净的衣服、尿布、毛毯的重量,并记录。

(4)婴儿更换已称过的干净衣服、尿布和毛毯后,轻放于秤盘内,护士两手守护在婴儿附近,以保证安全。等磅秤稳定、读数

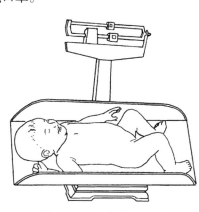

图 16-1　婴儿体重测量

恒定后读数,后者重量减去前者重量即为婴儿体重(夏天可直接脱去婴儿衣服和尿布直接测量裸体体重)。

(5)穿好衣物,将婴儿抱给家长。

(6)记录测量结果,精确到0.01kg,签名,将测量结果告知家长。

(7)整理用物。

2. 1岁以上儿童体重测量法(图16-2和图16-3)

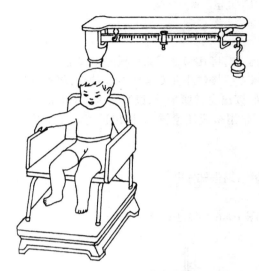
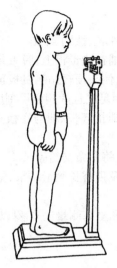

图 16-2　1岁以上儿童坐式体重测量　　　图 16-3　1岁以上儿童站式体重测量

(1)核对儿童姓名、性别、年龄。

(2)年龄较大儿童可穿单衣坐于儿童磅秤或站在成人磅秤上测量。待儿童站稳、读数恒定后读数。

(3)穿好衣物,将儿童交给家长。

(4)记录测量结果,精确到0.1kg,签名,将测量结果告知家长。

(5)整理用物。

3. 注意事项

(1)每次测体重前必须先校正磅秤。

(2)在晨起空腹、排尿排便后或进食后2h测量为佳。如需每日测量体重,最好固定在同一时间、同一磅秤进行。

(3)被测者应脱去外衣、帽子和鞋袜。若室温低、儿童体质弱,也可先穿衣测量,然后减去衣物重量。如儿童测量不合作,可由成人抱着儿童一起称重,称后减去儿童衣服及成人体重即得儿童体重。

(4)测量时儿童不可摇动或接触其他物体。

(5)若测得数值与前次差异较大时,要重新测量核对。

(6)注意安全和保暖。

(二)身高(长)和坐高(顶臀长)测量

需用物品:测量板,清洁布,立位测量器或有身高量杆的磅秤,坐高计。

1. 卧位身长和顶臀长测量法(3岁以下儿童)(图16-4和图16-5)

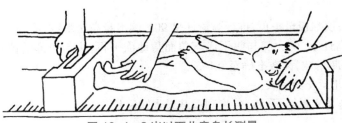

图 16-4　3岁以下儿童身长测量

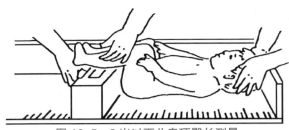

图 16-5　3 岁以下儿童顶臀长测量

（1）核对儿童姓名、性别、年龄。

（2）将清洁布铺在测量板上，脱去儿童帽子和鞋袜，将其仰卧于测量板底中线上。

（3）将头扶正，使头顶轻贴测量板顶端，测量者左手按住小儿双膝使两腿伸直，脚跟贴住测量板，右手推动滑板贴于两足底且两侧标尺刻度读数相同，读出身长厘米数，读数精确至 0.1cm。

（4）将小儿双腿抬起，双腿与底板垂直呈 90°，推滑板至压紧臀部，读出顶臀长厘米数，读数准确至 0.1cm。

（5）穿好衣物，将儿童交给家长。

（6）记录身长及顶臀长测量结果，签名，将测量结果告知家长。

（7）整理用物。

2. 立位身高和坐高测量法（3 岁以上儿童）（图 16-6 和图 16-7）

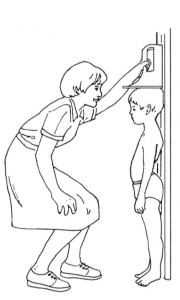 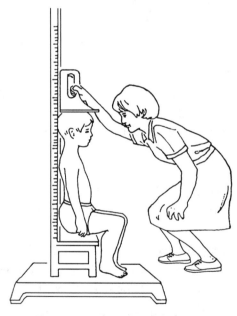

图 16-6　3 岁以上儿童身高测量　　　　图 16-7　3 岁以上儿童坐高测量

（1）核对儿童姓名、性别、年龄。

（2）脱去帽子、鞋袜，让儿童站在立位测量器或有身高量杆的磅秤上，面向前方，取立正姿势，双眼平视，两臂放松下垂，手掌向内，手指并拢，足跟靠拢，足尖分开约 60°，足跟、臀部、双肩胛和枕骨粗隆都接触测量杆。

（3）测量者轻推头顶推板至头顶，推板与量杆呈 90°，读出身高厘米数，读数准确至 0.1cm。

（4）儿童坐于坐高计上，两大腿与躯干成直角而与地面平行，头与肩部的位置与量身高的要求相同。坐稳后读出坐高厘米数，读数准确至 0.1cm。

（5）穿好衣物，将儿童交给家长。

（6）记录身高及坐高测量结果，签名，将测量结果告知家长。

(7) 整理用物。

3. 注意事项

(1) 由于婴幼儿易动,推动滑板时动作应轻快,并准确读数。

(2) 儿童立位测量时,头部保持正直的标准是眼眶下缘与外耳道口上缘处于同一水平面上。

(3) 小儿站直的标准是足跟、臀部、双肩胛和枕骨粗隆都紧贴测量杆。

(4) 推板应与测量杆呈 90°。

(三) 生长发育水平评估

1. 对照 2015 年中国九市儿童体格发育测量值,评价所测儿童体重、身高(身长)所在等级水平。

2. 将所测儿童体重、身高(身长)数值标记于生长发育曲线图上进行比较,评价其生长发育等级水平。

3. 若有偏离,询问家长、评估原因,指导家长采取措施进行干预。

体重测量技能考核标准

【课后评价与反思】

通过对儿童生长发育各项指标的测量和评估,为生长发育偏离儿童制订干预措施,并谈谈参加本次实践的体会。

身高测量技能考核标准

# 实训指导二　人工喂养技术

## 一、配乳法

### 【实训目的及内容】

1. 学会全脂奶、稀释奶、酸奶和脱脂奶的配制方法,为不同婴儿提供适宜的食物。

2. 实训中表现出严肃、认真的态度。

### 【实训地点及方法】

1. 实训地点　学校护理模拟实训室或医院配奶室。

2. 实训方法

(1) 由老师集中演示操作方法后分组,每 4~6 人为一组进行操作。

(2) 每组分别配制全脂奶、稀释奶、酸奶和脱脂奶。

### 【实训前准备】

1. 环境准备　室内光线充足,房间要求便于打扫洗刷,并有防蝇防尘设备。设有配乳桌,大水池,洗刷瓶子用的大盆,消毒柜/箱(或蒸笼)、各种钢精锅、壶、电冰箱及存放配乳用具及配乳人员衣、帽、鞋等用品的各种柜子。

2. 用物准备　配乳卡、奶瓶、奶嘴、瓶筐、量杯、搅拌棒、汤匙、漏斗、消毒锅、奶瓶刷、天平秤、汤匙、奶锅、小碗、电磁炉或者电炉等。

3. 食品准备　温水、鲜牛奶、配方奶粉、全脂奶粉、糖、10%乳酸溶液或 5%柠檬酸溶液或橘子汁。

4. 护生准备　剪指甲、换鞋、带帽子、口罩、洗手,关好门窗。

### 【操作步骤】

1. 普通牛乳配制法　全奶、2 : 1 奶。

按配奶方(或配乳牌)要求,计算出患儿全日的牛乳、糖量及水量,用量杯量出所需水量及鲜牛乳量,用天平称出所需的糖量并放入鲜牛乳中,搅拌棒调匀,将牛乳准确地分装入乳瓶中,盖上奶瓶盖,挂上床号牌(床号牌上注明床号、姓名、每次乳量及时间),竖放置于消毒锅内(水应该没至奶瓶 2/3 处),

消毒10~15min,待凉后放入冰箱内备用。或将鲜牛乳用小火直接煮沸3~5min,冷却后再分装入奶瓶中,放在冰箱内备用。

加糖:100ml牛奶加5~8g糖,用天平称出所需糖量。

加水稀释奶:分别按奶方要求加水,2:1(两份牛奶加1份水)稀释奶。

2. 奶粉配制法

(1)配方奶粉配制法:仔细阅读配方奶粉外包装上的配制方法。先用奶瓶准确量取温开水(开水必须完全煮沸,静置时间不超过30min,水温在50~70℃),然后用奶粉包装自带的小勺准确量取奶粉,用搅拌棒拨平,奶粉与水的比例精确。充分摇匀奶液。

(2)全脂奶粉配制法:按容积比例1:4,方法:取1平勺奶粉加4勺水;或按重量比例1:8,方法:1克奶粉加8g水。先将所需的水(70℃左右的温开水)置于奶瓶后加入所需的奶粉调匀即可。

3. 酸乳配制法　酸乳配制比例为100ml鲜牛乳中加入10%乳酸3~5ml或原橘子汁6~8ml或5%柠檬酸2~5ml。配制时先将鲜牛乳煮沸,冷却至40℃后方可加入乳酸,加酸时应注意:①缓慢加入,边加边搅拌,加得太快或温度过高可形成大凝块,不利于消化;②喂前再用热水温热,不可煮沸,否则会使乳凝块过大。

4. 脱脂乳配制法　目前采用抽掉乳皮法。牛奶煮沸后,冷却8~12h,祛除上面乳皮即可。

## 二、喂乳法

### 【实训目的及内容】

1. 学会奶瓶哺喂法、滴管哺喂法及鼻饲法喂养,满足不同婴儿的进食需要。

2. 能针对小儿具体情况选择合适的喂养方法。实训中表现出严肃、认真的态度,操作规范,对小儿爱护、关心、有耐心。

### 【实训地点及方法】

1. 实训地点　学校护理模拟实训室或医院儿科病房。

2. 实训方法　由老师集中演示操作方法后分组,每4~6人为一组进行操作,每组选1名学生进行演练,其他人观摩并对操作步骤进行评议。

### 【实训前准备】

1. 用物准备

(1)奶瓶或滴管喂乳法:已装牛乳的奶瓶、无菌奶嘴、套橡皮管的消毒滴管、大广口杯、小口杯、托盘、小饭巾、记录单。

(2)管饲法:已装牛乳的小杯、大广口杯、注射器、治疗碗、消毒纱布、胶布,必要时准备听诊器。

2. 护生准备　换鞋,戴帽,戴口罩,洗手,穿专用工作衣。

### 【操作步骤】

1. 奶瓶喂乳法

(1)取出温好的乳液,检查有否变质。核对床号、姓名、乳液种类和乳量。

(2)根据年龄大小选用合适的奶嘴(1~3个月小儿应选用在奶瓶倒置时乳液一滴滴流出,两滴之间稍有间隔者;4~6个月可选用乳汁能连续滴出者;6个月以上应选乳液呈线状流出者)。

(3)带用物至床旁,为患儿更换尿布,工作人员洗手,抱患儿成哺喂姿势。使患儿头部枕在护理人员左臂上呈半卧位,不能抱起者应把头垫高并取侧卧位,给患儿围好饭巾。

(4)护理人员右手将奶瓶倒置,先滴1~2滴于左前臂的掌侧,测试乳液温度,以温热(40℃左右)不烫手为宜,同时检查奶嘴孔大小。

(5)轻触婴儿一侧面颊,刺激其吸吮反射,使其含住奶嘴,倾斜奶瓶,让乳液始终充满奶嘴,防止婴儿吞入空气,哺喂过程中要注意观察患儿。

(6)喂毕采用趴肩抱、竖托抱将婴儿竖起来,轻轻拍背,帮助婴儿排出胃内空气(待婴儿"打嗝"排出吞咽的空气),然后将患儿放回床上右侧卧位(可适当抬高头肩部)约半小时。

(7)整理用物,及时清洗、消毒备用,记录摄入乳量及哺乳情况。

2. 口滴法

(1)带用物至床旁,为患儿更换尿布,护理人员洗手。

(2)用小杯盛乳液,放于盛有热水的大广口杯中以保持温度。

(3)抱患儿成哺喂姿势,使患儿头部枕在护理人员左臂上呈半卧位,不能抱起者应把头垫高并取侧卧位,给患儿围好饭巾。

(4)用滴管吸取乳液,滴 1~2 滴乳液于护理人员前臂的掌侧,测试乳液温度。

(5)用滴管吸乳液,轻按患儿下颌,先滴 1 滴乳液在患儿口颊内,注视患儿有下咽动作后再滴第 2 滴,每次滴入量视患儿吞咽情况而定,乳液切勿过多,以免呛咳。

(6)喂毕用饭巾擦净嘴角,将患儿竖抱起轻拍背,使咽下的空气排出,然后将患儿放回床上右侧卧约半小时。

(7)整理用物,及时清洗、消毒备用,记录摄入乳量及哺乳情况。

3. 管饲法

(1)带用物至床旁,为患儿更换尿布,护理人员洗手。

(2)检查胃管确实在胃内(抽出胃液或胃内容物),将温好的乳液抽入注射器(硅胶管较细,灌注时需接上粗针头),缓慢注入并观察患儿的呼吸情况,乳液注射完毕后,用少量清水把残留在胃管中的乳液送入胃内。

(3)需保留胃管者,灌注完毕,拔掉注射器,将胃管帽拧紧,再用胶布固定于面颊部以免脱出;不需保留胃管者,按成人管饲法拔掉胃管。

(4)整理用物,及时清洗、消毒备用,记录哺喂情况及进乳量。

### 【注意事项】

1. 奶瓶哺喂时乳液要始终充满奶嘴,以免吸入气体引起腹胀或呕吐。

2. 奶瓶颈部不要压在婴儿唇上,以免妨碍吸吮和吞咽。

3. 患儿吸吮过急有呛咳时,应暂停哺喂,轻拍后背,稍休息片刻再喂。

4. 注意观察病情,如有腹胀可适当减量,以防呕吐或影响呼吸。

5. 母乳不足而加喂牛乳者,应先喂母乳后再喂配乳。

### 【课后评价与反思】

1. 评价学生的合作精神和态度。

2. 评价各小组操作步骤是否规范,计算结果是否正确。

3. 要求学生写出本次实训课的报告并谈谈参加本次实训的体会。

视频:人工喂养技术

# 实训指导三　约束保护技术

## 【实训目的及内容】

通过实训使学生学会约束儿童的几种方法(全身约束法、手或足约束法);能向家长解释约束的目的、操作过程;实训中表现出慎独、认真的态度,关爱患儿,有爱伤观念。

## 【实训地点及方法】

1. 实训地点　学校儿科护理模拟实训室。

2. 实训方法　由教师集中演示操作方法后,学生分组进行操作练习。

**【实训前准备】**

1. 环境准备　室内温度适宜,环境安静、整洁。
2. 用物准备　根据患儿约束的部位准备用物。
(1)全身约束:大毛巾(浴巾)、大单或童毯等。
(2)手或足约束:棉垫、绷带或手足约束带。
3. 护生准备　了解患儿病情、约束的目的,向家长做好解释说服工作,取得理解和配合。

**【操作步骤】**

1. 全身约束法
(1)取大毛巾(或大单)折叠,其宽度以能盖住患儿肩至脚踝为宜。
(2)将患儿轻轻放在折叠好的大毛巾中间,将毛巾一侧从肩部绕过前胸紧紧包裹患儿身体至对侧腋窝处,将大毛巾平整地压于患儿身下;再将大毛巾另一侧绕过前胸包裹身体压于身下(图 16-8)。

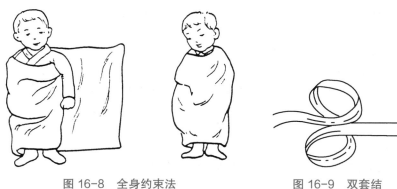

图 16-8　全身约束法　　　　　　图 16-9　双套结

(3)如果患儿活动剧烈,可外加绷带固定。
2. 手或足约束法
(1)绷带及棉垫法:用棉垫包裹患儿手或足,将绷带打成双套结(图 16-9),套在棉垫外并拉紧,松紧程度以肢体不易脱出且不影响血液循环为宜,再将绷带系于床缘处。
(2)手足约束带法:将患儿手或足放于约束带甲端中间(图 16-10),将乙、丙两端绕患儿手腕或脚踝部对折后系好,松紧程度以手或足不易脱出且不影响血液循环为宜,再将丁端系于床缘处。

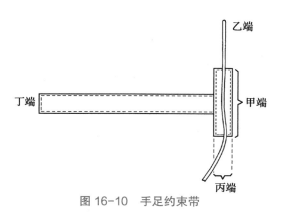

图 16-10　手足约束带

**【注意事项】**

1. 正确使用各种约束方法,结扎或包裹松紧度应适宜(以能伸入 1~2 手指为宜),防止过紧损伤患儿皮肤、影响患儿呼吸、血液运行,也要避免过松失去约束的意义。
2. 协助患儿取舒适姿势,定时观察并给予短时的姿势改变,减轻患儿的疲劳。

视频:婴幼
儿约束技术

3. 约束期间,应随时注意观察患儿约束部位皮肤颜色、温度及血液循环情况。需较长时间约束者,每1~2小时松开约束带一次,改善局部血液循环,必要时进行局部按摩,并做好记录。

## 【课后评价与反思】

1. 评价学生的合作精神和态度。
2. 评价学生操作步骤是否规范。
3. 要求学生写出本次实训课的报告并谈谈参加本次实训的体会。

# 实训指导四　口服给药技术

## 【实训目的及内容】

1. 掌握婴幼儿口服给药方法。
2. 熟悉口服给药的注意事项。
3. 在口服给药过程中关心和爱护小儿,动作要轻柔、熟练、准确。

## 【实训地点及方法】

1. 实训地点　医院儿科病房或护理实训室。
2. 实训方法
(1) 由老师集中演示操作方法后分组,每4~6人为一组进行操作。
(2) 每人练习口服给药。

## 【实训前准备】

(一) 患儿准备
1. 按医嘱查对患儿床号、姓名、药名、剂量、浓度、用法、时间。
2. 了解患儿病情及治疗情况、口腔状况及吞咽能力、用药史及药物过敏史、心理状态及配合程度等。
3. 向患儿及家长解释药物应用目的、作用及操作过程中可能出现的不适。
(二) 护士准备
1. 洗手、戴口罩;研碎药片,可放稍许糖浆水搅匀。
2. 用消毒液擦盘、台、车,按医嘱备齐药品及用物。
(三) 用物准备
治疗车,药杯,药品,药盘,治疗巾,药卡,研钵,搅棒(放于清洁冷开水瓶中),小毛巾,小水壶内盛温开水,糖浆等摆放整齐合理。
(四) 环境准备
室内清洁、光线充足、温湿度适宜。

## 【操作步骤】

1. 将药车推入病房,床边核对床号、姓名、药名、剂量、浓度、用法、时间。
2. 取合适体位,将患儿头部抬高,头侧位,围上小毛巾。
3. 左手固定患儿前额并轻捏其双颊,右手拿药杯或药匙从口角顺口颊方向慢慢倒入药液,药杯或药匙在口角旁停留片刻,直至慢慢倒入药物。小婴儿可用滴管法或去掉针头的注射器给药。
4. 服药后喂服稍许温开水或糖浆水,仍使患儿头侧位,待咽下后恢复正常体位。
5. 再次核对上述床边核对的七项,观察服药后反应;整理用物,记录用药情况。

**【注意事项】**

1. 口服给药法是临床普遍使用的给药方法。婴儿多用溶剂、滴剂,也可将药片捣碎,加糖水调匀。任何药不要混于奶中哺喂;年长儿童可用片剂或丸剂,应鼓励并教会自己服药。

2. 婴儿完全平卧或哽咽时给药可致呛咳,应抱起婴儿或抬高其头部,面部稍偏向一侧,从婴儿的口角处顺口颊方向慢慢倒入药液,勿捏双侧鼻孔喂药,可用拇指和示指轻捏双颊,使之吞咽,待药液咽下后,才将药匙拿开,以防患儿将药液吐出。

3. 婴儿喂药应在喂奶前或两次喂奶间进行,以免因服药时呕吐而将奶吐出引起误吸。若出现恶心应暂停,轻拍其背部,以防呛咳。

4. 注意观察服药后反应,如有异常及时与医生联系,酌情处理。

**【课后评价与反思】**

1. 评价学生的合作精神和态度。
2. 评价各小组操作步骤是否规范,计算结果是否正确。
3. 要求学生写出本次实训课的报告并谈谈参加本次实训的体会。

婴儿口服喂
药考核标准

# 实训指导五　静脉输液护理技术

**【实训目的及内容】**

1. 学会婴幼儿静脉输液方法,如头皮静脉输液法、静脉留置针穿刺术。
2. 实训中表现出慎独、严肃、认真的态度,动作轻柔,关爱患儿,有爱伤观念。

**【实训地点及方法】**

1. 实训地点　学校儿科护理模拟实训室或医院穿刺室。
2. 实训方法
(1)由老师集中演示操作方法后分组,每 4~6 人为一组进行操作。
(2)每人练习头皮静脉输液法、静脉留置针穿刺术。

**【实训前准备】**

1. 环境准备　清洁、明亮、宽敞,操作前半小时停止扫地及更换床单。
2. 用物准备　除同头皮静脉输液法用物外,另备静脉留置针一套、封管液(无菌生理盐水)。
3. 护生准备　剪指甲、带帽子、口罩、洗手。

**【操作步骤】**

1. 评估患儿病情、年龄、意识状态、对静脉留置针输液目的及优点的认识程度、心理状态,穿刺部位的皮肤及血管状况。选择头皮静脉时应剃去穿刺部位的头发,洗净擦干。协助患儿排尿,为小婴儿更换尿布。

2. 按医嘱准备液体及药物,核对并检查药液及输液器。

3. 携用物至患儿床旁,核对,解释,选择静脉。

4. 消毒输液瓶口,连接输液器,再次核对药液,无误后将输液瓶挂于输液架上,排尽空气,备好胶布。

5. 将枕头放在床沿,垫治疗巾,使患儿横卧于床中央,枕于枕头上,必要时约束患儿。

6. 连接留置针、输液器并排气　再次检查留置针包装,确认合格后取出,将输液针头刺入肝素帽至针头根部,松开调节器,当液体流入针头延长管时,调紧调节器,检查输液管内无气体后备用。

笔记

7. 选择穿刺部位,消毒,再次核对。

8. 穿刺前祛除留置针护针套,查看针尖斜面有无倒钩、套管边缘有无毛刺,旋转针芯、松动外套管,排气,右手拇指、示指捏住留置针针柄,使针尖斜面向上,左手拇指绷紧穿刺部位皮肤固定静脉,使针头与穿刺部位皮肤呈 15°~20° 进针,见回血后放平针翼,顺静脉再进针 0.1~0.2cm;左手稳定留置针,右手将针芯抽出 0.5~1cm,左手将外套管慢慢向前移动,全部送入静脉内,右手抽出针芯放入锐器收集器中。

9. 固定　用无菌透明敷贴对留置针管作密闭式固定,用注明置管日期和时间的透明胶布固定三叉接口,再用胶布固定插入肝素帽内的输液器针头及输液管。

10. 封管　输液完毕,拔出输液器针头,常规消毒肝素帽胶塞,将抽有封管液的注射器针头刺入肝素帽内,推注封管液,以边推注边退针的方法拔出针头,夹闭留置针延长管。

11. 再次输液　常规消毒肝素帽胶塞,松开留置针延长管,用等渗盐水 5~10ml 冲管,再将输液针头刺入肝素帽即可。

12. 输液完毕　祛除胶布与贴膜,调紧调节器,拔出留置针,局部按压至不出血为止,将输液器与留置针放入弯盘并置于治疗车下层;整理病床单位,清理用物,洗手,记录。

## 【注意事项】

1. 严格执行查对制度和无菌技术操作原则,注意药物配伍禁忌。

2. 针头刺入后,如无回血则用注射器轻轻抽吸,仍无回血时试推少量液体,若通畅无阻,局部皮肤无隆起、无变色,说明穿刺成功;如皮肤变白表明进入小动脉,应立即拔出针头重新穿刺。

3. 穿刺过程中要密切观察患儿面色和病情变化情况,以免发生意外。

4. 加强巡视,观察输液情况,如液体流入是否通畅、穿刺部位是否肿胀、患儿有无过敏等,出现异常及时处理。

5. 超过 24h 输液者应更换输液装置,若超过 48h 应更换穿刺部位。

6. 需要长期输液者,要注意保护和合理使用静脉,亦可采用儿童静脉留置针。

7. 严格掌握留置时间,一般静脉留置针可保留 3~5d,最好不要超过 7d。

视频:头皮静脉输液技术

## 【课后评价与反思】

1. 评价学生的合作精神和态度。

2. 评价各小组操作步骤是否规范,计算结果是否正确。

3. 要求学生写出本次实训课的报告并谈谈参加本次实训的体会。

# 实训指导六　心肺复苏技术

心跳呼吸骤停(cardiopulmonary arrest,CPA)是临床上最危急的情况,主要表现为呼吸、心脏停搏,意识丧失或抽搐,脉搏消失,血压测不出。如得不到及时、正确的抢救,患儿将因全身严重缺氧而由临床死亡转为生物学死亡。心肺复苏术(cardiopulmonary resuscitation,CPR)是指使心跳呼吸骤停患儿迅速恢复呼吸、循环功能所采取的急救措施。

## 【实训目的及内容】

1. 掌握心肺复苏技术,使心跳呼吸骤停患儿在最短的时间内建立有效呼吸,恢复全身血液供应和氧供应。

2. 熟悉心肺复苏技术的注意事项。

3. 在心肺复苏过程中关心和爱护儿童,动作要熟练、准确。

## 【实训地点及方法】

1. 实训地点　医院儿科病房或护理实训室。

2. 实训方法

(1)由老师集中演示操作方法后分组,每 3~5 人为一组进行操作。

(2)每人练习心肺复苏技术。

【实训前准备】

1. 迅速评估和启动急救医疗服务系统,应在 10 秒内完成此操作,包括快速评估患儿的反应、呼吸,同时检查动脉有无搏动(婴儿触摸肱动脉,儿童触摸颈动脉)及瞳孔反射等,判断是否心跳呼吸骤停。

2. 呼吸、心搏骤停一经确定,迅速评估环境对抢救者和患儿的安全性,决定是否需要心肺复苏。

【操作步骤】

《2010 年美国心脏协会心肺复苏及心血管急救指南》建议,儿童的基础生命支持程序为 C–A–B 方法,即胸外按压(chest compressions/circulation,C)、开放气道(airway,A)、建立呼吸(breathing/ventilations,B)。由于新生儿心脏骤停主要为呼吸因素所致(已明确为心脏原因者除外),其基础生命支持程序为 A–B–C 方法。

1. 胸外按压

(1)心前区叩击:年长儿在心脏骤停 1min 内可行心前区叩击,急救者用拳或手掌根叩击患儿心前区 2~3 次,以促使心脏恢复搏动。

(2)胸外按压方法:不同年龄患儿按压部位不同(表 16-1)。为达到最佳效果,应将患儿放置于硬板上,仰卧位。对于新生儿和婴儿,可使用双指按压法或双手环抱拇指按压法。双指按压法:急救者一手托住患儿背部,另一手示指和中指置于患儿乳头连线下方按压胸骨(图 16-11);双手环抱拇指按压法:急救者将两手掌及四指托住患儿胸廓及背部,两拇指垂直按压胸骨下 1/3 处(图 16-12)。对于儿童,可使用单手按压法:急救者一只手固定患儿头部,以利通气,另一只手掌根部按压患儿胸骨平乳头水平处(图 16-13)。对于年长儿,可使用双手按压法:急救者一手重叠放于另一手背上,十指相扣,下方的手指抬起,手掌根部垂直按压患儿胸骨下半部(图 16-14)。注意不要按压到剑突和肋骨。按压深度至少为胸部前后径的 1/3(婴儿约 4cm,儿童约 5cm),按压频率至少 100 次/min,每次按压后让胸廓完全回弹,以保障心脏血流的充盈。应保持胸外按压的连续性,尽量减少中断。

表 16-1　不同年龄儿童胸外心脏按压部位

| 分类 | <1 岁 | 1~7 岁 | >7 岁 |
| --- | --- | --- | --- |
| 按压部位 | 乳头连线中点下一横指下缘处的胸骨 | 胸骨中下 1/3 | 胸骨中下 1/3 交界处 |
| 按压手法 | 双拇指按压法、双指按压法 | 单手掌按压法 | 手掌按压法 |
| 按压深度 | 1.5~2cm | 2~3cm | 3.5~4cm |
| 按压频率 | 100~120 次/min | 80~100 次/min | 80~100 次/min |
| 按压/通气比 | 15:2 | 15:2 | 15:2 |

2. 开放气道　开放气道和实施有效的人工通气是儿童心肺复苏成功的关键措施之一。首先应清理口、鼻、咽分泌物、异物或呕吐物,开放气道可采用仰头抬颏法和托颌法。

(1)仰头抬颏法:急救者一只手掌小鱼际部位置于患儿前额,另一只手示指和中指将下颌骨上提,使下颌角和耳垂的连线与地面垂直。注意手指勿压颏下软组织,以免阻塞气道(图 16-15)。

(2)托颌法:适用于疑有颈椎损伤者,急救者将双手置于患儿头部两侧,握住下颌角向上托下颌,使头部后仰,下颌角和耳垂连线与地面呈 60°(儿童)或 30°(婴儿)(图 16-16)。

3. 建立呼吸　气道通畅后,患儿可能会出现自主呼吸;如仍无自主呼吸,应采用人工辅助通气,以维持气体交换。

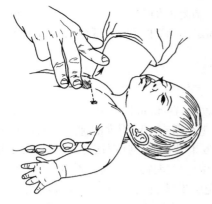

图 16-11 双指按压法

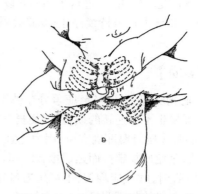

图 16-12 双手环抱拇指按压法

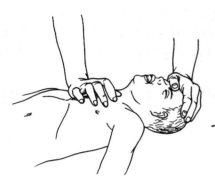

图 16-13 单手按压法

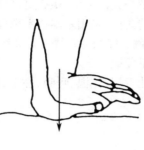

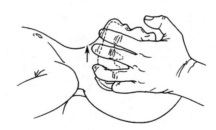

图 16-14 双手按压法

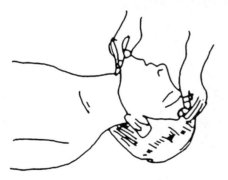

图 16-15 仰头抬颏法

图 16-16 托颌法

（1）口对口人工呼吸：此法适用于现场急救。急救者先深吸一口气，后口对口封住，同时拇指和示指紧捏患儿鼻孔，保持患儿头后倾，将气吹入，同时可见患儿胸廓抬起。停止吹气后，放开鼻孔，使患儿肺内气体自然排出。如患儿是 1 岁以下的婴儿，采用口对口鼻吹气。吹气与排气的时间之比为 1:2，婴儿 30~40 次 /min，儿童 18~20 次 /min。应避免过度通气。

（2）复苏气囊面罩通气：选择合适的复苏气囊面罩，急救者一手固定面罩，使其罩住患儿口鼻形成密闭的空间，并保证气道通畅，一手有节律地挤压、放松气囊。此法只用于短时间内的辅助通气。

（3）胸外按压与人工呼吸的协调：单人复苏婴儿和儿童时，在胸外按压 30 次和开放气道后，立即给予 2 次有效的人工呼吸，即胸外按压与人工呼吸比为 30:2；若双人复苏则为 15:2。

4. 评估现场 C-A-B 急救是否有效　复苏过程中要评估患儿的复苏情况（新生儿窒息 A-B-C 需要每隔 30s 评估一次，成人 C-A-B 是每 5 个循环约 2min 为一个周期），以确定下一步采取的抢救措施。

（1）复苏成功的标志：①扪及大动脉搏动，血压 >60mmHg（8kPa）；②口唇、甲床等处颜色转红；③自主呼吸恢复；④扩大的瞳孔缩小，对光反射恢复；⑤肌张力增强。

(2)考虑停止复苏的指征:进行了 30min 以上的心肺复苏仍有以下临床表现:①深昏迷,对疼痛刺激无任何反应;②自主呼吸持续停止;③瞳孔散大、固定;④脑干反射全部或大部分消失;⑤无心跳和脉搏。

【注意事项】

1. 呼吸、心搏骤停一经确定,应争分夺秒积极抢救,须在 4min 内建立人工循环,因心搏、呼吸停止 4~6min,大脑即发生不可逆转的损害,即使复苏成功,也会留有不同程度的神经系统后遗症。

2. 胸外心脏按压时要准确定位,用力适宜,以防发生骨折或心肺损伤;按压放松时手指抬起,但不离开胸壁皮肤,避免反复定位而延误抢救时间。按压中应保持连续性,尽量减少中断(<10s)。

3. 人工呼吸时,吹气应均匀,不可用力过猛,以免肺泡破裂;观察患儿胸廓起伏情况,了解通气效果,如胸廓无抬起或抬起不明显,应考虑气道不通畅。

4. 先进行抢救,心肺复苏后再评估患儿有无相关的病因及病史。各种原因造成的窒息缺氧是儿童心跳呼吸骤停的主要原因,应了解患儿出生史、疾病史,尽快明确心跳、呼吸骤停的原因。

5. C–A–B 三步是基础生命支持阶段,是用基本技术现场急救;D–E–F(drugs 应用复苏药物、ECG 心电监护、fibrillation treatment 电除颤,消除心室纤颤)是高级生命支持阶段,是应用辅助设备和特殊技术建立和维持有效的通气,促进心脏复跳。

6. 复苏成功后应密切监测患儿意识、体温、呼吸、心率、血压、尿量、肤色、血氧饱和度缺氧引起的各系统症状,并做好记录。

【课后评价与反思】

1. 评价学生的合作精神和态度。
2. 评价各小组操作步骤是否规范。
3. 要求学生写出本次实训课的报告并谈谈参加本次实训的体会。

视频:心肺
复苏技术

## 附表 1　2015 年九市 3 岁以下儿童体格发育测量值($\bar{x} \pm s$)

| 年龄(月龄) | | 体重(kg) | | 身长(cm) | | 头围(cm) | |
|---|---|---|---|---|---|---|---|
| | | 男 | 女 | 男 | 女 | 男 | 女 |
| 城区 | 0~<1 | 3.4 ± 0.4 | 3.3 ± 0.4 | 50.4 ± 1.6 | 49.8 ± 1.6 | 34.0 ± 1.4 | 33.7 ± 1.3 |
| | 1~<2 | 5.0 ± 0.6 | 4.6 ± 0.6 | 56.3 ± 2.1 | 55.2 ± 2.0 | 37.7 ± 1.2 | 37.0 ± 1.2 |
| | 2~<3 | 6.2 ± 0.7 | 5.7 ± 0.6 | 60.2 ± 2.2 | 58.9 ± 2.1 | 39.5 ± 1.1 | 38.6 ± 1.1 |
| | 3~<4 | 7.1 ± 0.8 | 6.5 ± 0.7 | 63.4 ± 2.1 | 61.9 ± 2.2 | 40.9 ± 1.3 | 39.9 ± 1.2 |
| | 4~<5 | 7.8 ± 0.9 | 7.1 ± 0.8 | 65.8 ± 2.2 | 64.1 ± 2.1 | 41.9 ± 1.3 | 40.9 ± 1.2 |
| | 5~<6 | 8.3 ± 0.9 | 7.6 ± 0.9 | 67.7 ± 2.3 | 66.1 ± 2.3 | 42.9 ± 1.3 | 41.8 ± 1.3 |
| | 6~<8 | 8.7 ± 0.9 | 8.0 ± 0.9 | 69.5 ± 2.3 | 67.9 ± 2.3 | 43.8 ± 1.3 | 42.6 ± 1.2 |
| | 8~<10 | 9.4 ± 1.0 | 8.7 ± 1.0 | 72.5 ± 2.4 | 70.9 ± 2.6 | 45.0 ± 1.3 | 43.9 ± 1.3 |
| | 10~<12 | 9.9 ± 1.1 | 9.2 ± 1.1 | 75.1 ± 2.6 | 73.7 ± 2.7 | 45.7 ± 1.4 | 44.7 ± 1.3 |
| | 12~<15 | 10.3 ± 1.1 | 9.7 ± 1.1 | 77.6 ± 2.7 | 76.2 ± 2.7 | 46.3 ± 1.3 | 45.3 ± 1.3 |
| | 15~<18 | 11.1 ± 1.2 | 10.5 ± 1.2 | 81.4 ± 3.0 | 80.1 ± 3.0 | 47.0 ± 1.3 | 46.1 ± 1.3 |
| | 18~<21 | 11.5 ± 1.3 | 10.9 ± 1.2 | 84.0 ± 3.0 | 82.8 ± 3.0 | 47.6 ± 1.3 | 46.6 ± 1.3 |
| | 21~<24 | 12.4 ± 1.4 | 11.7 ± 1.3 | 87.3 ± 3.1 | 86.1 ± 3.1 | 48.1 ± 1.3 | 47.1 ± 1.3 |
| | 24~<30 | 13.0 ± 1.5 | 12.4 ± 1.4 | 90.6 ± 3.6 | 89.3 ± 3.6 | 48.5 ± 1.4 | 47.5 ± 1.4 |
| | 30~<36 | 14.3 ± 1.7 | 13.6 ± 1.7 | 95.6 ± 3.8 | 94.2 ± 3.8 | 49.1 ± 1.4 | 48.2 ± 1.4 |
| 郊区 | 0~<1 | − | − | − | − | − | − |
| | 1~<2 | 5.0 ± 0.6[c] | 4.7 ± 0.6[c] | 56.3 ± 2.2 | 55.3 ± 2.1 | 37.8 ± 1.2[b] | 37.1 ± 1.2[c] |
| | 2~<3 | 6.3 ± 0.8[c] | 5.8 ± 0.7[c] | 60.5 ± 2.3[c] | 59.0 ± 2.2[b] | 39.7 ± 1.3[c] | 38.8 ± 1.2[c] |
| | 3~<4 | 7.1 ± 0.8 | 6.5 ± 0.7 | 63.3 ± 2.3 | 61.8 ± 2.2 | 41.0 ± 1.3 | 39.9 ± 1.2 |
| | 4~<5 | 7.8 ± 0.9 | 7.1 ± 0.9 | 65.6 ± 2.3[b] | 64.0 ± 2.2[b] | 42.1 ± 1.3[c] | 41.0 ± 1.3 |
| | 5~<6 | 8.2 ± 1.0 | 7.6 ± 0.9 | 67.5 ± 2.3[b] | 65.9 ± 2.3[b] | 43.0 ± 1.3 | 41.9 ± 1.3[c] |
| | 6~<8 | 8.7 ± 1.1 | 8.1 ± 1.0 | 69.4 ± 2.6 | 67.8 ± 2.5 | 43.8 ± 1.3 | 42.8 ± 1.3[c] |
| | 8~<10 | 9.2 ± 1.1[c] | 8.6 ± 1.0[b] | 72.2 ± 2.6[c] | 70.7 ± 2.5[c] | 44.9 ± 1.3 | 43.8 ± 1.3 |
| | 10~<12 | 9.8 ± 1.1[c] | 9.1 ± 1.1[c] | 74.8 ± 2.7[c] | 73.3 ± 2.6[c] | 45.7 ± 1.3 | 44.6 ± 1.3[b] |
| | 12~<15 | 10.3 ± 1.2 | 9.7 ± 1.1 | 77.5 ± 2.8 | 76.1 ± 2.7 | 46.3 ± 1.3 | 45.2 ± 1.3[c] |
| | 15~<18 | 10.9 ± 1.2[c] | 10.3 ± 1.2[c] | 81.1 ± 2.8[c] | 79.7 ± 3.0[c] | 46.9 ± 1.3 | 45.9 ± 1.3[c] |
| | 18~<21 | 11.5 ± 1.3 | 10.8 ± 1.3[b] | 83.6 ± 3.2[c] | 82.3 ± 3.1[c] | 47.4 ± 1.3[c] | 46.4 ± 1.3[c] |
| | 21~<24 | 12.3 ± 1.4[b] | 11.7 ± 1.3[b] | 86.7 ± 3.3[c] | 85.5 ± 3.2[c] | 48.0 ± 1.3[b] | 47.0 ± 1.3 |
| | 24~<30 | 13.0 ± 1.5 | 12.3 ± 1.5 | 90.6 ± 3.6 | 89.1 ± 3.5[b] | 48.4 ± 1.4[b] | 47.4 ± 1.4 |
| | 30~<36 | 14.1 ± 1.7[c] | 13.6 ± 1.6 | 95.1 ± 3.8[c] | 94.1 ± 3.7 | 49.0 ± 1.4[c] | 48.1 ± 1.4[b] |

附录 2015 年中国九市儿童体格发育测量值

## 附表 2 2015 年九市 3~<7 岁儿童体格发育测量值（$\bar{x}\pm s$）

| 年龄（岁） | 体重（kg）男 | 女 | 身高（cm）男 | 女 | 坐高（cm）男 | 女 | 胸围（cm）男 | 女 | 腰围（cm）男 | 女 | BMI 男 | 女 |
|---|---|---|---|---|---|---|---|---|---|---|---|---|
| 城区 | | | | | | | | | | | | |
| 3.0~<3.5 | 15.5±2.0 | 14.9±1.8[a] | 99±4 | 98±4 | 58.0±2.5 | 57.0±2.4 | 51.1±2.7 | 50.0±2.5 | 48.4±3.3 | 47.6±3.0 | 15.58±1.35 | 15.34±1.28 |
| 3.5~<4.0 | 16.6±2.2 | 16.0±2.0[a] | 103±4 | 102±4 | 59.6±2.5 | 58.7±2.4 | 52.4±2.7 | 51.0±2.6 | 49.7±3.4 | 48.6±3.2 | 15.57±1.33 | 15.29±1.30 |
| 4.0~4.5 | 17.8±2.5 | 16.9±2.2[a] | 107±4 | 105±4 | 61.1±2.5 | 60.1±2.4 | 53.4±3.0 | 51.8±2.7 | 50.7±3.8 | 49.3±3.3 | 15.56±1.51 | 15.18±1.34 |
| 4.5~<5.0 | 19.0±2.8 | 18.1±2.5[a] | 110±5 | 109±4 | 62.6±2.6 | 61.8±2.6 | 54.6±3.2 | 52.8±3.1 | 51.7±4.1 | 50.0±3.7 | 15.63±1.57 | 15.26±1.50 |
| 5.0~<5.5 | 20.4±3.1 | 19.5±2.9[a] | 114±5 | 113±5[a] | 64.2±2.6 | 63.4±2.5[a] | 55.6±3.5 | 54.0±3.3 | 52.3±4.3 | 51.0±4.1 | 15.57±1.66 | 15.25±1.62 |
| 5.5~<6.0 | 21.7±3.5 | 20.7±3.2[a] | 117±5 | 116±5[a] | 65.5±2.7 | 64.8±2.5[a] | 56.7±3.8 | 55.0±3.7 | 53.4±4.7 | 51.6±4.4 | 15.77±1.85 | 15.35±1.69 |
| 6.0~<7.0 | 23.7±4.0 | 22.3±3.6[a] | 122±5 | 120±5[a] | 67.4±2.8 | 66.5±2.7 | 58.3±4.3 | 56.1±3.9 | 54.7±5.3 | 52.5±4.7 | 15.91±1.98 | 15.39±1.81 |
| 郊区 | | | | | | | | | | | | |
| 3.0~<3.5 | 15.4±1.9 | 14.8±1.9 | 99±4[c] | 98±4[c] | 57.8±2.5 | 56.9±2.5 | 51.2±2.6 | 49.9±2.5 | 48.5±3.3 | 47.7±3.3 | 15.68±1.30 | 15.41±1.30 |
| 3.5~<4.0 | 16.5±2.1[b] | 15.8±2.0 | 103±4[c] | 102±4[c] | 59.4±2.5[c] | 58.5±2.4[b] | 52.3±2.6 | 50.9±2.7 | 49.4±3.3[b] | 48.4±3.3 | 15.58±1.30 | 15.32±1.30 |
| 4.0~4.5 | 17.6±2.4[c] | 16.9±2.3 | 106±4[c] | 105±4[b] | 61.0±2.5[b] | 60.0±2.5 | 53.2±2.9[b] | 51.8±2.9 | 50.4±3.7[b] | 49.2±3.6 | 15.51±1.38 | 15.27±1.40 |
| 4.5~<5.0 | 18.7±2.8[c] | 17.9±2.3[c] | 109±5[c] | 109±4[c] | 62.4±2.6[c] | 61.6±2.4 | 54.2±3.2[c] | 52.6±2.8[c] | 51.0±4.1[c] | 49.7±3.6[c] | 15.55±1.52 | 15.18±1.37 |
| 5.0~<5.5 | 20.0±3.1[c] | 19.1±2.7[c] | 113±5[c] | 112±5[c] | 63.8±2.7[c] | 63.1±2.5[c] | 55.2±3.5[c] | 53.5±3.2[c] | 51.9±4.6[c] | 50.5±4.0[c] | 15.58±1.70 | 15.17±1.52 |
| 5.5~<6.0 | 21.3±3.3[c] | 20.3±3.2[c] | 116±5[c] | 115±5[c] | 65.3±2.6[c] | 64.4±2.7[c] | 56.3±3.6[c] | 54.4±3.6[c] | 52.8±4.8[c] | 51.1±4.5[c] | 15.68±1.75 | 15.25±1.72 |
| 6.0~<7.0 | 23.3±4.0[c] | 22.0±3.5[c] | 121±5[c] | 120±5[c] | 67.2±2.8[b] | 66.4±2.7 | 57.9±4.1[c] | 55.8±3.7[c] | 54.2±5.4[c] | 52.0±4.7[c] | 15.80±1.96 | 15.24±1.74 |

# 中英文名词对照索引

# 参 考 文 献

1. 崔焱，仰曙芬.儿科护理学.第6版.北京：人民卫生出版社，2017.

2. 崔焱.儿科护理学.第5版.北京：人民卫生出版社，2014.

3. 范玲.儿童护理学.第3版.北京：人民卫生出版社，2017.

4. 臧伟红.儿童护理学.第2版.北京：人民卫生出版社，2014.

5. 王卫平.儿科学.第8版.北京：人民卫生出版社，2013.

6. 张玉兰.儿科护理学.第3版.北京：人民卫生出版社，2013.

7. 张玉兰，卢敏芳.儿科护理.北京：人民卫生出版社，2016.

8. 江载芳，申昆玲，沈颖.诸福棠实用儿科学.第8版.北京：人民卫生出版社，2015.

9. 高凤，张宝琴.儿科护理.第3版.北京：人民卫生出版社，2017.

10. 叶春香.儿科护理.第2版.北京：人民卫生出版社，2013.

11. 张玉侠.实用新生儿护理学.北京：人民卫生出版社，2015.

12. 张学军.皮肤性病学.第8版.北京：人民卫生出版社，2013.

13. 张学军.皮肤性病学习题集.北京：人民卫生出版社，2005.

14. 罗先武，王冉.2015护士执业资格考试轻松过.北京：人民卫生出版社，2014.

15. 祝益民.儿科危重症监护与护理.北京：人民卫生出版社，2014.

16. 中华医学会儿科学分会新生儿学组.新生儿机械通气常规.中华儿科杂志，2015，53（5）：327-330.

17. 周文浩，程国强.新生儿神经重症监护单元的建立与应用.中华实用儿科临床杂志，2016，31（2）：84-89.

18. 仰曙芬，吴光驰.维生素D缺乏及维生素D缺乏性佝偻病防治建议解读.中国儿童保健杂志，2015，23（7）：680-
683.